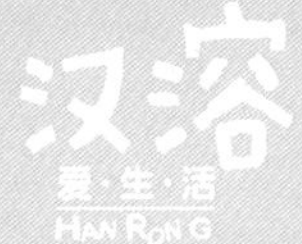
汉溶
爱·生·活
HAN RON G

U0364583

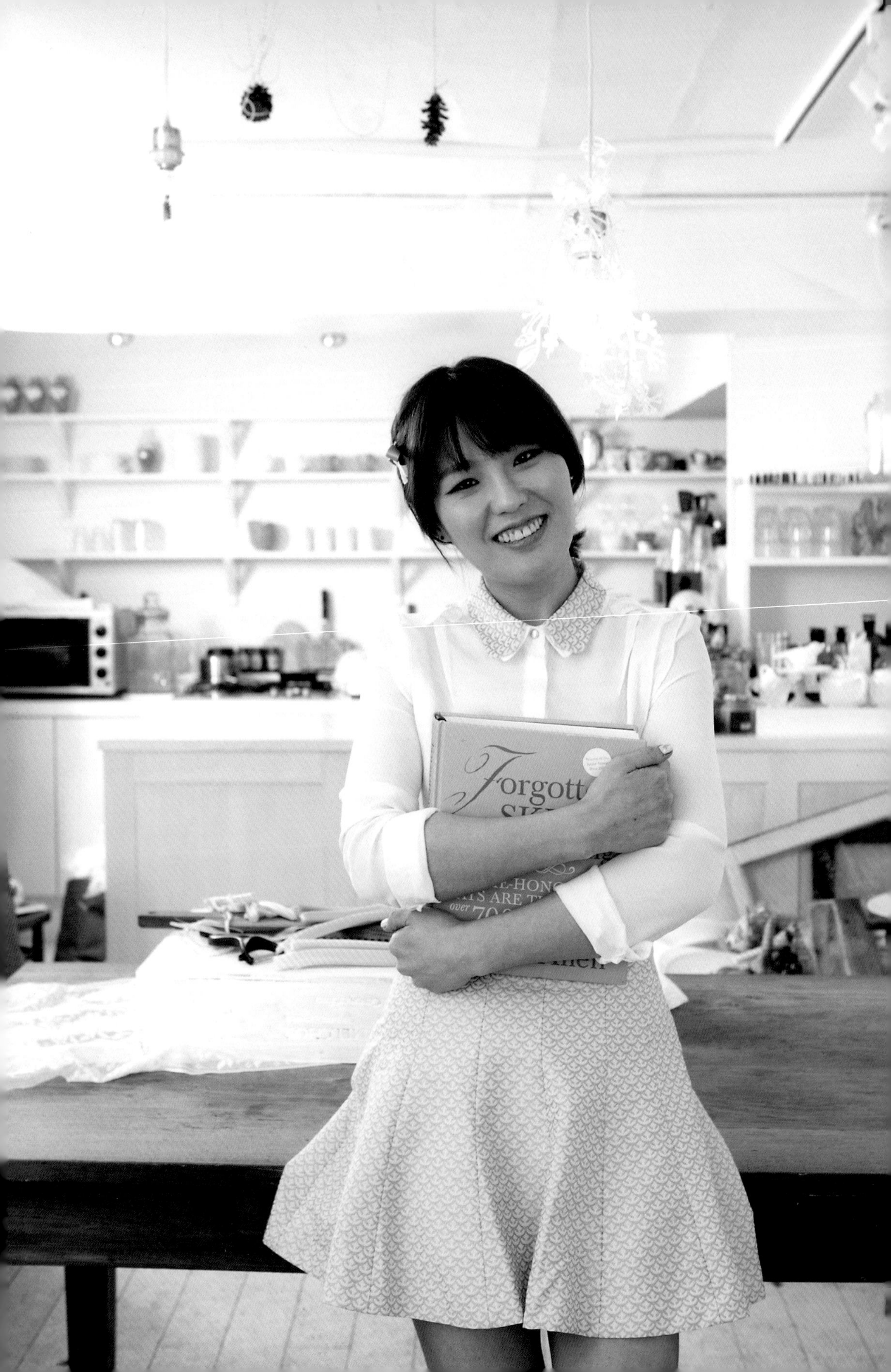

我瘦了50公斤

减肥不反弹

[韩] 权美珍◎著　林育帆◎译

化学工业出版社
·北京·

韩国"减肥女孩"权美珍从103公斤瘦到50.5公斤，五年过去了，她仍旧50.5公斤，没反弹。

只能让一个人瘦的方法不是好的减肥法。此次，实录了5名粉丝的减肥历程，无论是风华正茂的少女，还是年过半百的大妈，全部都在"权式减肥法"的帮助下变瘦了。没吃药、不节食、没整形，100天瘦20公斤，不是梦。瘦下来的是实实在在的肥肉，流过真实的汗水，见证蜕变后无比美丽、自信的自己。

22招无需器械的家庭快瘦操，50道健康低卡的权式减肥餐，8款排毒蔬果汁，瘦得享受、瘦得健康。

别再羡慕别人瘦身成功，你也可以在"权式减肥法"的帮助下成功瘦身，永不反弹。

图书在版编目（CIP）数据

我瘦了50公斤减肥不反弹／［韩］权美珍著；林育帆译.—北京：化学工业出版社，2016.5（2017.5重印）

ISBN 978-7-122-26483-1

Ⅰ.①我… Ⅱ.①权… ②林… Ⅲ.①减肥－基本知识 Ⅳ.①R161

中国版本图书馆CIP数据核字（2016）第046870号

北京市版权局著作权合同登记号：01-2015-0382

责任编辑：丰 华 李 娜　　装帧设计：北京水长流文化
责任校对：陈 静

出版发行：化学工业出版社（北京市东城区青年湖南街13号 邮政编码100011）
印 装：北京方嘉彩色印刷有限责任公司
710mm×1000mm 1/16 印张15 字数500千字 2017年5月北京第1版第2次印刷

购书咨询：010-64518888（传真：010-64519686） 售后服务：010-64518899
网 址：http: // www.cip.com.cn
凡购买本书，如有缺损质量问题，本社销售中心负责调换。

定 价：49.80元　

从小胖到大，连我都能瘦50公斤，你一定也可以！

不久之前，在我身上发生了一件令人哭笑不得的事——找我拍摄广告的厂商强烈怀疑“你真的是权美珍吗？”因为在我身上，丝毫没有留下103公斤时的痕迹。他们甚至很严肃地问我：“你根本不是本人，对吧？可以让我们确认身份证吗？”我、经纪人哥哥、造型师姐姐，甚至是摄影师，都感到十分慌张，担心这些人会以为我们是一群冒充“瘦身女孩权美珍”的诈骗集团。

曾经103公斤的我，已成功瘦身两年八个月（到现在差不多快四年了）。这段期间，我写了第一本书《我瘦了50公斤——比整容更有效的减肥法》，与大众分享我的瘦身经验与方法，也因此荣获了“减肥瘦身类畅销书作家”的头衔；另外，我开设了微博，与网友分享“权式瘦身秘诀”，并进行“寻找第二个瘦身女孩”的计划，帮助五位女性成功减重。

最初，我的体重是103公斤，属于高度肥胖；减肥时也曾面临停滞期，不论怎样少吃多动，都瘦不下来，为此对“吃”这件事情还感到恐惧；成功减肥后，我与其他减重者一样，也面临“反弹”的困扰，产生体重不断上下的“溜溜球效应”。正是因为至今为止我碰到的所有减肥难题，都被成功克服了，而且我保持在50.5公斤的体态，所以我相信“没有做不到的事”，也很乐于分享自己的经验。

瘦身后，“如何维持体态”比体重还重要

身边的人经常跟我说：“如果你瘦下来，一定很漂亮。”因此我一直以为，只要我瘦下来，就会像全智贤、宋慧乔、金泰希一样，变成超超超超超级大美女。但是，我发现从103公斤的大美珍变成50.5公斤的小美珍，只是“体积缩小”了，体态、气色都比以前差，显得有些弱不禁风、没精神。更令人难过的是，我还听到有人说“你胖胖的比较可爱”“你看起来好老”之类的话。

我可是拼死拼活，瘦了50公斤啊！为什么都没人跟我说“你真的很漂亮”呢？

我也曾接到许多整形医生的电话，对方说：“假如你愿意成为我们医院的模特，我们会支付所有医疗费用，为你做全身的整形手术。”老实说，刚开始听到时有些心动，或许“单纯减重”根本无法变成美女，需要靠一些其他的方法才行。

可是，我问自己："以前胖嘟嘟的时候都不觉得丑，为什么瘦下来后，反而觉得自己奇丑无比呢？"我想应该是心态上出了问题。

虽然羡慕天生丽质的人，但是不应该因为没有这样的条件，就哀怨。因为我是"天生不美丽"的权美珍，所以，"美"在我身上有许多定义与可能性。"整形"并不是不好，而是一旦动了手术，就再也无法回到原来的那个自己了。我想挑战自己，看看权美珍的极限到底在哪里。

为此，我定下目标：为"漂亮"尽最大努力！我开始研究比减重更困难的"体态维持"，尝试各种健身运动与健康减重食谱，虽然更辛苦，但我反而感到更幸福。看着每日努力多少，就漂亮多少的自己，相当快乐，生活也更充实。如今，有没有人称赞我"变漂亮"，变得一点也不重要，而是我真的开始改变，向美丽迈进。

停滞期不代表失败，流下的汗水绝不会背叛你

虽然当初参加《瘦身女孩》的减肥节目，纯粹是为了"减轻体重"，但额外的收获却超乎想象，我成功瘦了50公斤，世界也变得不一样了。记得有一次上电台节目时，主持人问我："瘦身后心情如何？"我回答："好像重生一样，我开始明白活着的理由。"成功减重的我，身体就像是被按了重新设定键，一切归零重新开始。如今的我，正在享受这不可思议的改变，但愿更多人能体验这样的奇幻旅程。

减肥期间，尽管我对自己的变化感到兴奋，却也因过于劳累而哭过许多次，甚至想要放弃。然而，我不仅熬过来了，还找出了解决问题的对策与方法。停滞并不代表减肥失败，只要突破难关，一定可以跟讨人厌的脂肪说再见。

如果说IU（韩国歌手李智恩的艺名）有三段高音，那我权美珍就有三段变化。从103公斤的超级肥胖女，变成58.5公斤的平凡女孩；再从58.5公斤变成50公斤的健美女孩；没有整形，也能变美丽、健康。

如果瘦下来的你不想听见"你以前比较漂亮……"，就请熟读我的两本书吧！我的第一本书《我瘦了50公斤——比整容更有效的减肥法》是解决减肥时会遇到的基本问题；这本《我瘦了50公斤减肥不反弹》，则是收录权美珍的减肥心路历程，与减肥后如何保持体态与美丽的方法。这些文字都是我减重过程中的最大支柱，是它们让现在的权美珍得以存在。

在减肥、瘦身、变漂亮的这条路上，我仍处在不熟练且不够完美的现在进行式，

因此，若想要和权美珍一起成为绽放奇迹花朵的主角，就快点打开本书，从现在开始努力。走！我们出发啰。

但愿我用心分享的故事，能化作各位的力量，我做到了，而正在读这本书的你，一定也能做到。

权美珍

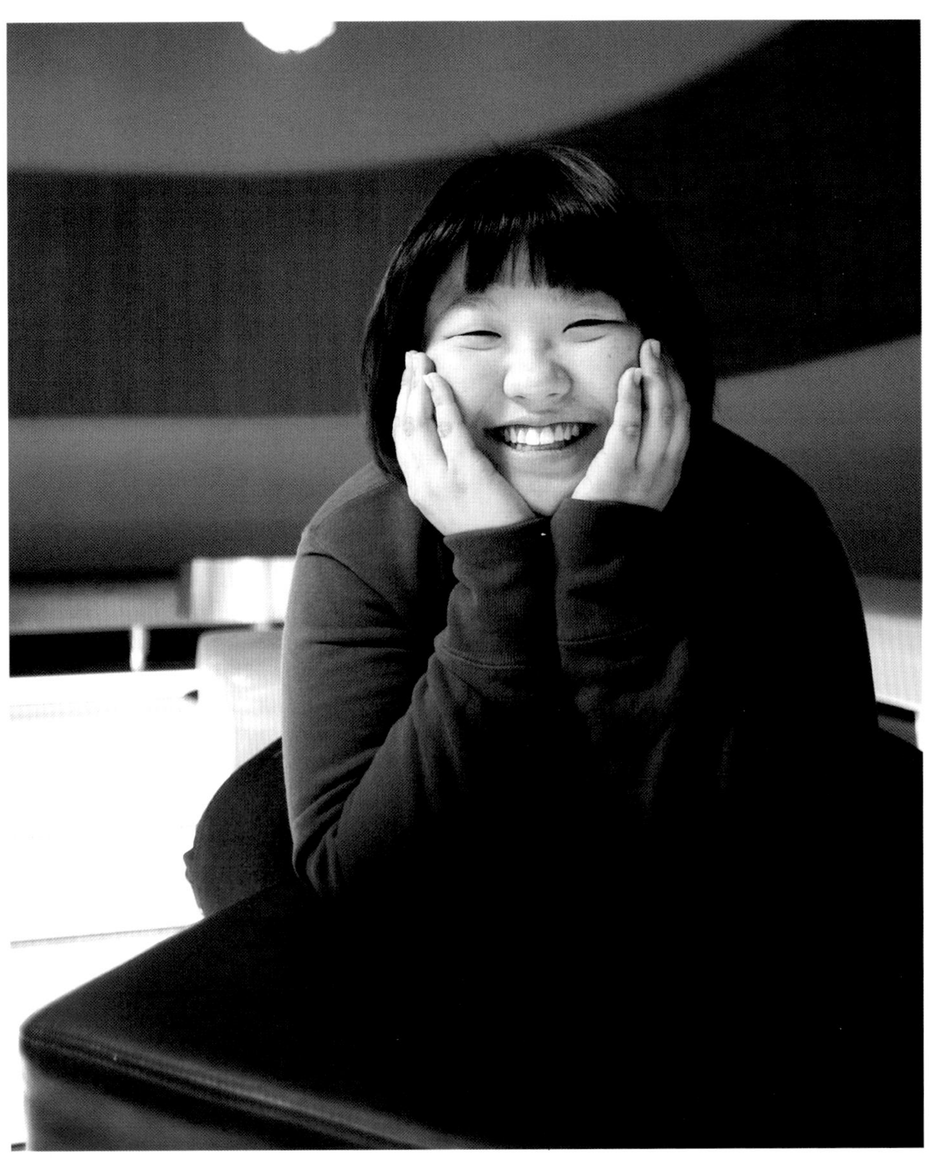

CONTENTS

我瘦了50公斤不反弹

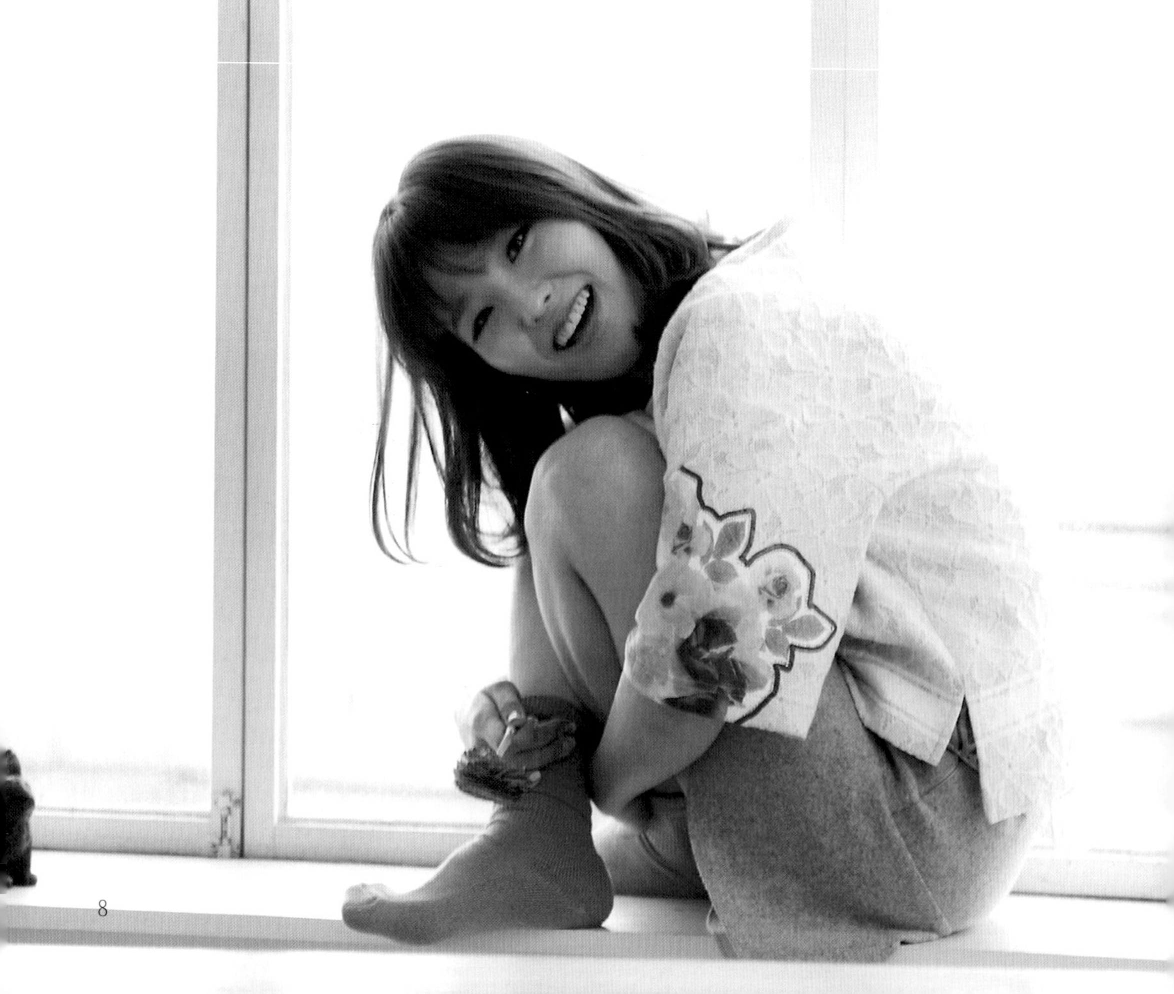

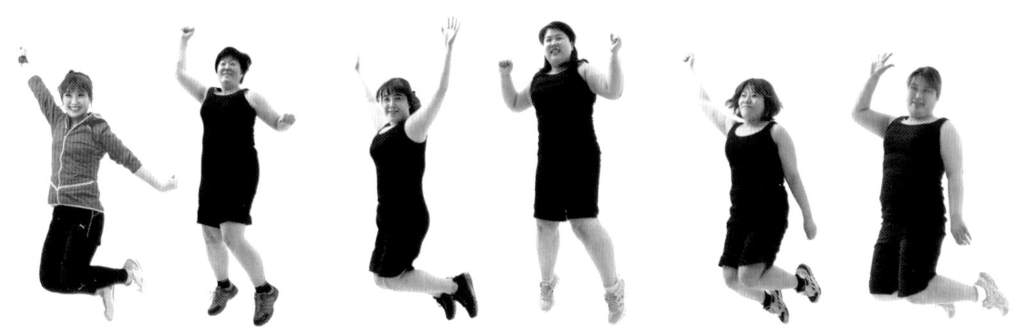

Prologue
从小胖到大，连我都能瘦50公斤，你一定也可以！

Chapter 1

寻找第二个瘦身女孩，五名读者亲身体验“权式瘦身法”

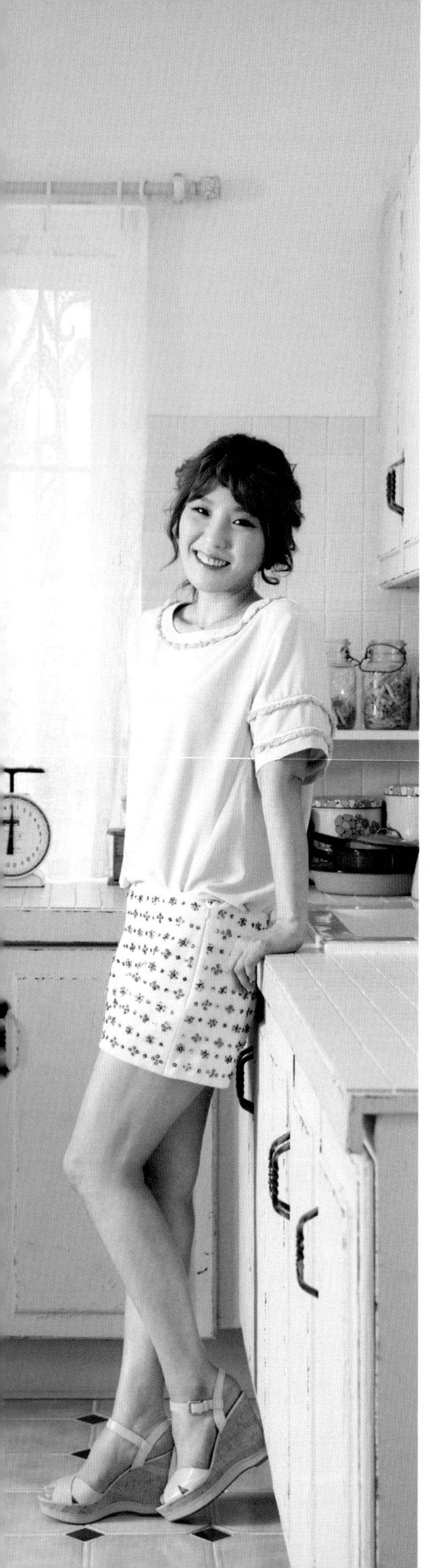

Chapter 2

绝不整形！28招减肥秘技，教你永不反弹

Chapter 3

打造韩星好身材！
22招快瘦操，练出最想要的S曲线

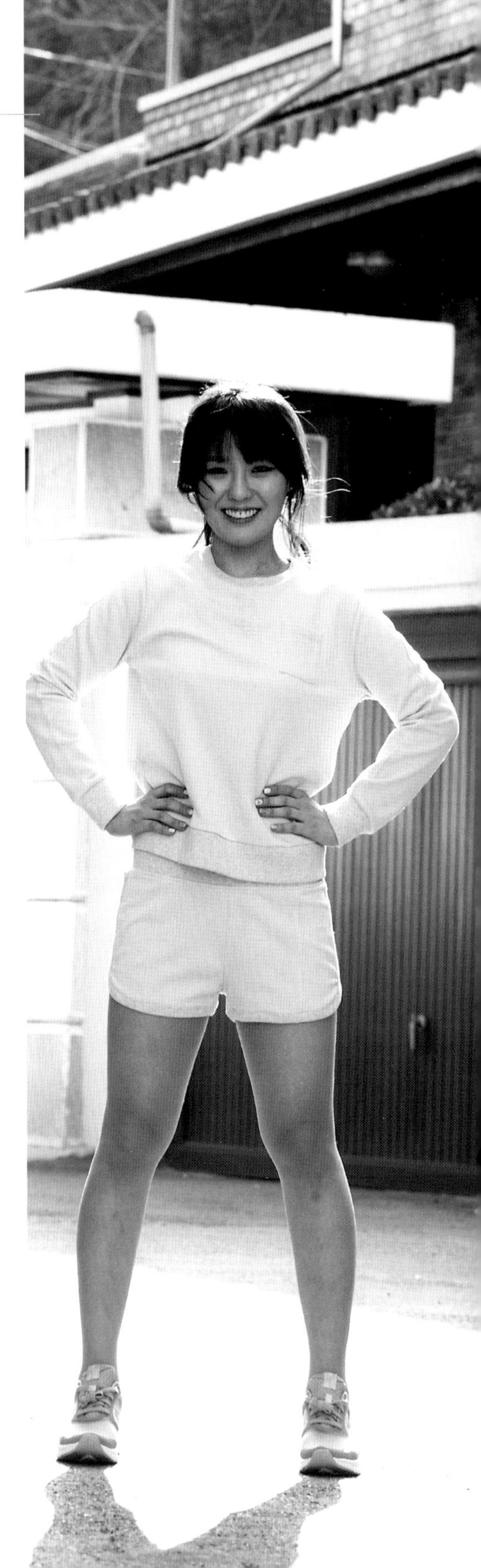

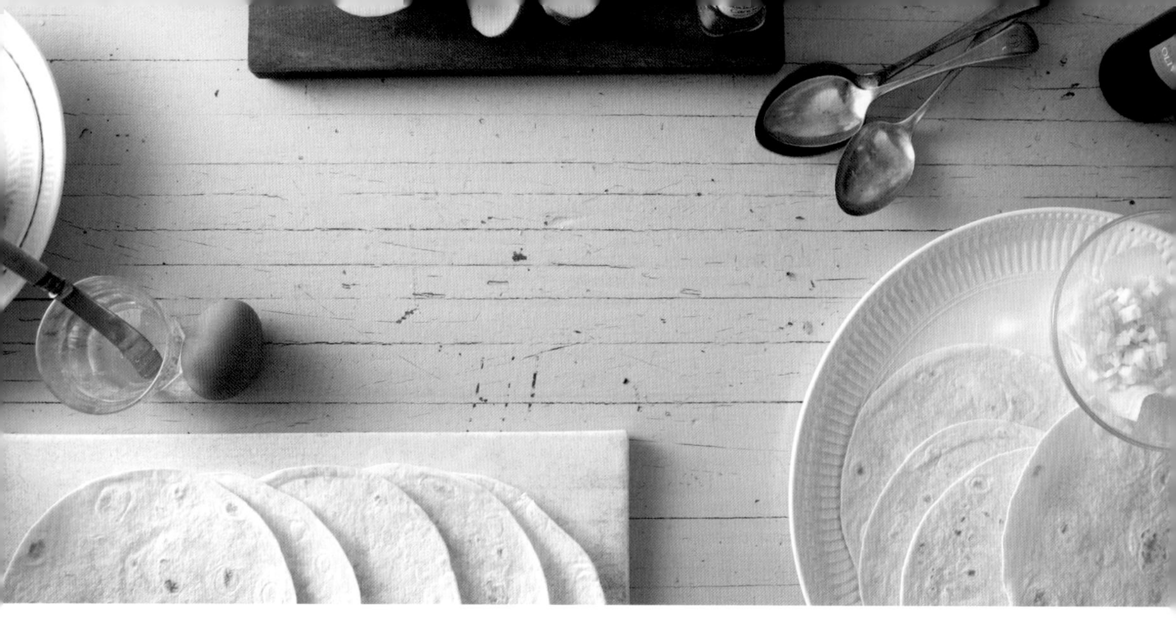

Chapter 4

饱足感UP！越吃越瘦的50道超燃脂料理

当你开始吃减肥餐时，人生也跟着改变了！

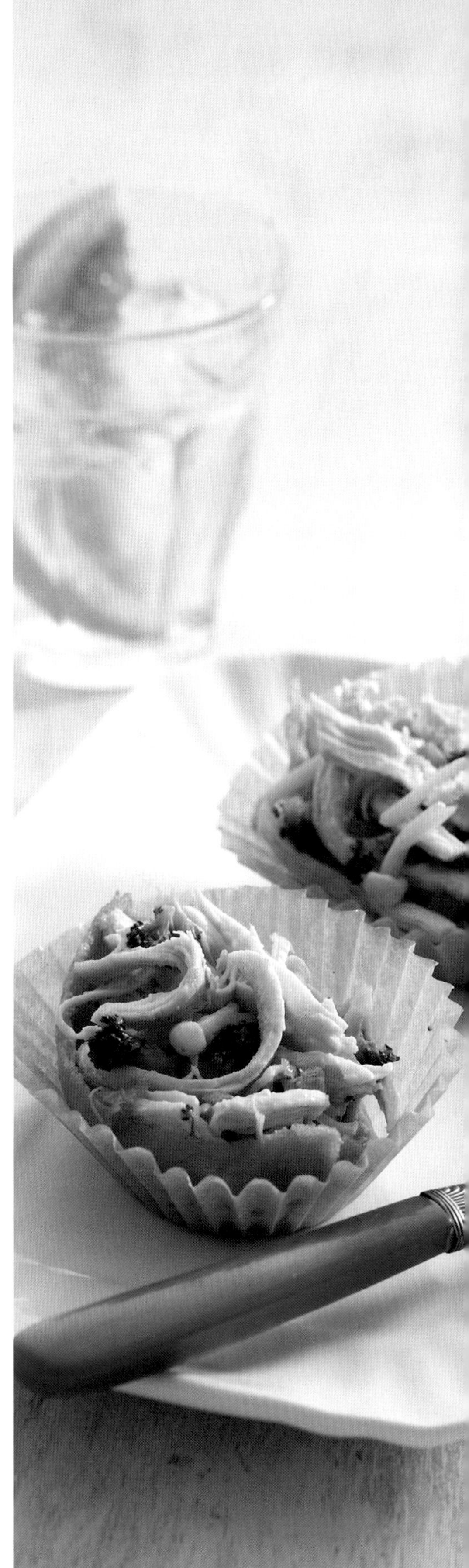

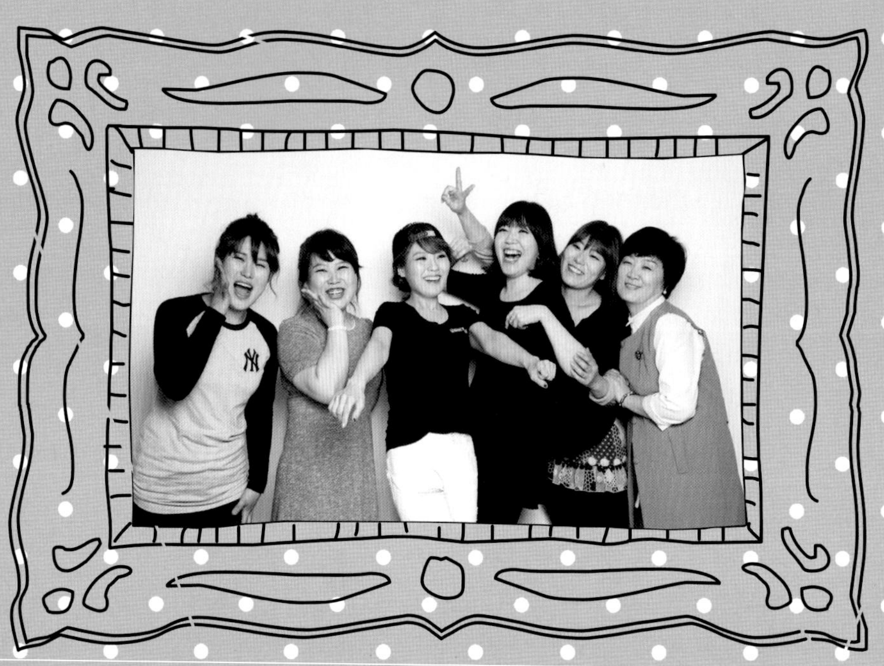

Chapter 1

寻找第二个瘦身女孩，五名读者亲身体验 “权式瘦身法”

挑战不可能！100天瘦20公斤，你也可以

2013年12月，我再次和《女性朝鲜》的杜景雅记者见面，因为我想写第二本瘦身书。我是在2009年认识杜记者的，那时我正出演《搞笑演唱会》的“单身上天堂，情侣下地狱”单元，而杜记者前来采访我和两位学姐。这是我人生的第一场采访，我紧张到前一晚根本睡不着，所以印象深刻。之后，我以“瘦身女孩”的身份成功甩肉后，杜记者向我提出在《女性朝鲜》杂志上连载瘦身专栏的建议，并且在看到我上传至网络上的插画后，更建议我亲自绘制插画，于是我成为业余的图文专栏作家。

更重要的，杜记者是参与《我瘦了50公斤——比整容更有效的减肥法》的编辑，对于我们而言，这本书是我们共同的礼物，因为它实在是卖得太好了！出版至今，不知道已经几刷了，现在仍稳居减肥瘦身类书籍的销售冠军。也因为这本书，我得到来自世界各地的鼓励与询问，除了英文，也包含中文等语言，于是我拿起翻译机，忙得晕头转向。当然，这是甜蜜的负担，非常感谢各位。

某天，我向杜记者提出“寻找第二个瘦身女孩”的计划，因为我想证明，只要采用“权式瘦身法”，（当然，必须有坚强的意志力！）任谁都能变得跟我一样。杜记者对于我的想法相当感兴趣，于是，我们立刻开始进行“寻找第二个瘦身女孩”计划。

虽然计划看似吸引人，但我们也有所顾虑。成功瘦身后，我受邀参加过许多节目，减肥需要“强烈的意志力”，往往节目一播完，挑战者就回到原来的模样了。但这次不同，是以“权式瘦身法”为号召，万一失败，我可是背负着极大的责任。

于是我们决定征选五名挑战者，只要这五人中，有一人能减肥成功、维持体态，和我一样过着幸福的人生，我就心满意足了。

只招募五人的计划，却涌来两千多人报名

“瘦身女孩”的招募是通过我的微博跟《女性朝鲜》完成的，没有任何广告，招募时间也仅有短短的一周，却有两千多人报名，相当惊人。光是审核书面资料，就花了不只十天时间。就连讨论第二阶段的面试人选，也花了许久时间，因为每一位的故事都相当诚恳，我可

以看出大家的用心与努力。

终于，我们从两千人中挑选了三十人，又通过打电话和发短信等方式，挑出二十名。最终的面试时间是2014年1月18日，在新沙洞的C1摄影棚举行。审查委员包括Parkview医院的赵晟均院长、清潭Heal微整形（Cheongdamheal）医院的金敏英院长、安镇弼教练，还有我。他们同时也是这个计划的导师，将协助管理被选出的五名瘦身女孩的健康、运动及饮食等事项。

由于无法打断挑战者们的话，以至于最终面试时间比预期超出了至少两小时。虽然，我很想牵着所有人的手一起冲刺，却碍于所需的空间、时间、物质等因素限制，我只能忍痛选出五位挑战者。从与我妈妈同龄的53岁金喜玉女士，到26岁的老幺朴世姬，虽然她们因胖而幸福，却也拥有变美的无穷可能性，因此，才会从两千人中脱颖而出。

从现在起，我要她们五位做好准备，和吃不停的日子告别；也拜托她们，抛弃想要“快速变瘦”的急躁心态，当个糊涂懵懂的减肥笨蛋就好。

尽管会有人打退堂鼓，但我们约好，一定要坚持下去，打造出成功且令人感动的人生佳作。就这样，交织着汗水与眼泪的100天，就此揭开序幕。

瘦身女孩 权美珍

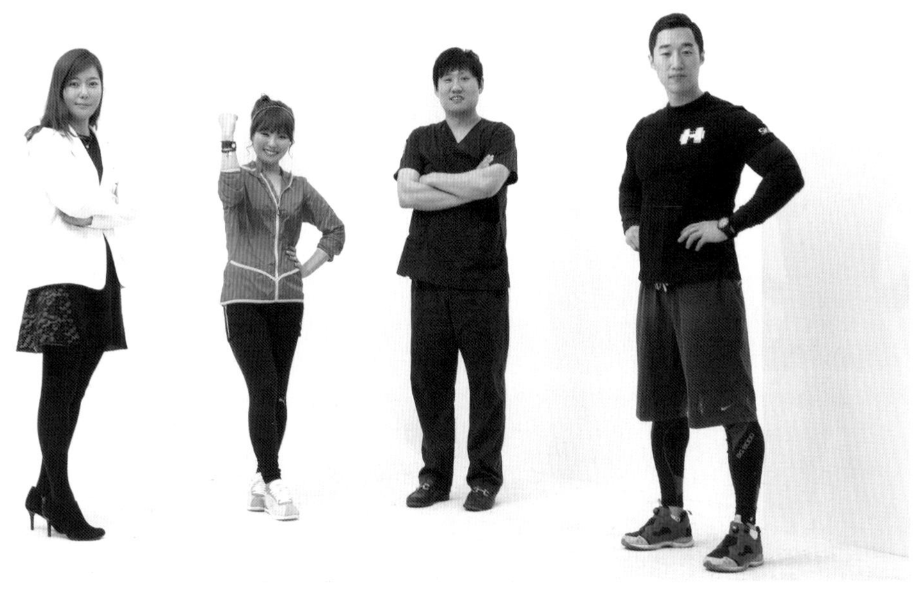

Case 1

产后急速发胖，甚至罹患“社交恐惧症”

不知道大家有没有看过电影《真爱至上》，还记得经典的告白桥段？我人生中的第一个浪漫告白，就是媛熙姐姐。她怀着诚恳的心，将想对我说的话亲手写在素描本上，再一页一页地翻给我看，眼泪也滴滴答答地落下。而她胖嘟嘟的手，正颤抖着。虽然很感动，但是内心还是默默地OS一下，“什么？跟我告白的竟然是女生！”但一听到姐姐说，“权美珍是我的理想目标”时，我立刻竖起耳朵，仔细聆听。

虽然媛熙姐姐生产前的身材也很丰腴，但产后却急速发胖，超过100公斤。她说，随着自己越来越胖，也变得越来越讨厌自己，不想出门，每天面对的只有先生和女儿。原本比谁都还要开朗、乐观的媛熙姐姐，因为肥胖的身材，将自己封闭了。

我非常明白这种心情，因为我也从58.5公斤反弹到69公斤过。当时，我向所有人撒谎，只想一个人独处，不想与任何人接触。我讨厌、嫌弃自己，觉得自己是全世界最丑的人，也因此得了“社交恐惧症”，使父母伤心，让身边的亲友们感到不愉快。

媛熙姐姐这30年的人生都在与减肥斗争，因为实在太了解那份心情了，所以很想帮助她；同样曾经因肥胖而失去开朗与乐观的我，已经战胜重重关卡，比以前更加快乐幸福。因此，我也想让媛熙姐姐见识一下，经历磨炼看见雨后彩虹的快乐。

“瘦身女孩”计划进行一个月后，虽然媛熙姐姐的体重仍超过80公斤，不过已经脱胎换骨，且在持续改变中。媛熙姐姐还跟我开玩笑说：“我变回积极正面的人了！现在只要我稍微晚归，先生就会一直打电话给我，说担心别人以为我是小姐，把我拐走！哈哈哈……”姐姐还说，她一定会成功，然后再帮助那些和她有相同烦恼的人。

现在轮到媛熙姐姐来帮助其他人了！姐夫，请好好看管姐姐，别让任何人拐走她喔！

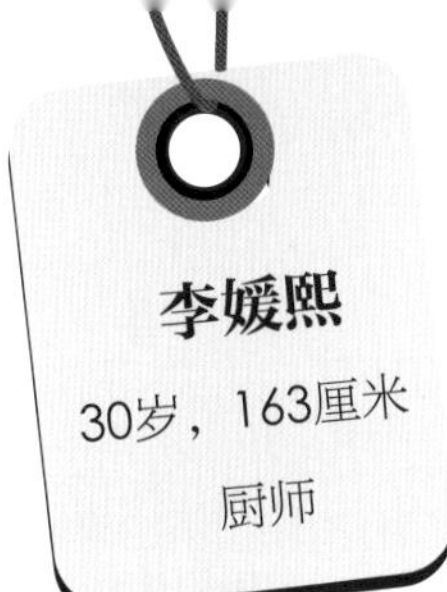

胖到破百后，开始变得自闭、讨厌自己

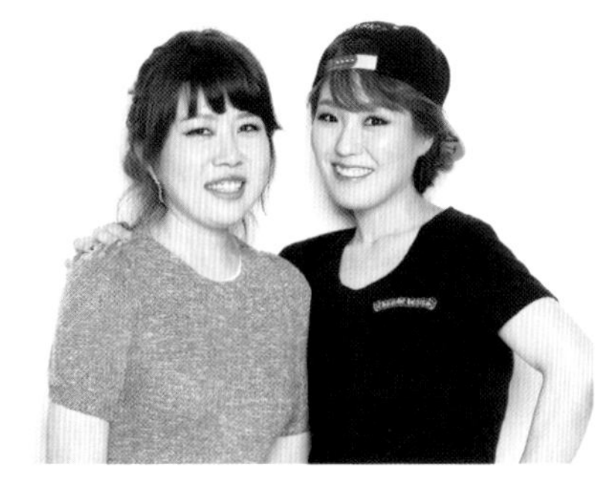

我的体型本来就很丰腴，生完小孩后，体重更是超过100公斤。我开始变得讨厌自己，足不出户，生活中只有我的先生和小孩。原本个性开朗、乐观的我，却度过了将近一年的封闭人生。机缘巧合下，我得知“瘦身女孩——权美珍”，这是我第一次看到体重曾超过100公斤，却在没有动手术的情况下，成功瘦身的案例。我本来的体重与美珍相同，都是103公斤，因此我燃起希望，美珍成为我的理想目标。

每天读着美珍的《我瘦了50公斤——比整容更有效的减肥法》，我下定决心，2014年一定要减肥，我想变得跟美珍一样，于是我坚持学习她的日常生活和饮食习惯。看到“瘦身女孩”计划的招募消息后，我苦思了好几天，最终鼓起勇气交出报名表。

我顺利通过第一阶段的资料审核，进入第二阶段的甄选。看到权美珍本人既苗条又有自信，我更加坚信，如果我成为“瘦身女孩”，一定也能变得和她一样。

在甄选时，我才发现原来有许多人因肥胖而饱受折磨。听着他们的故事，我感同身受，并在心中许下愿望，“这次一定要减肥成功，我想活得更有自信”。

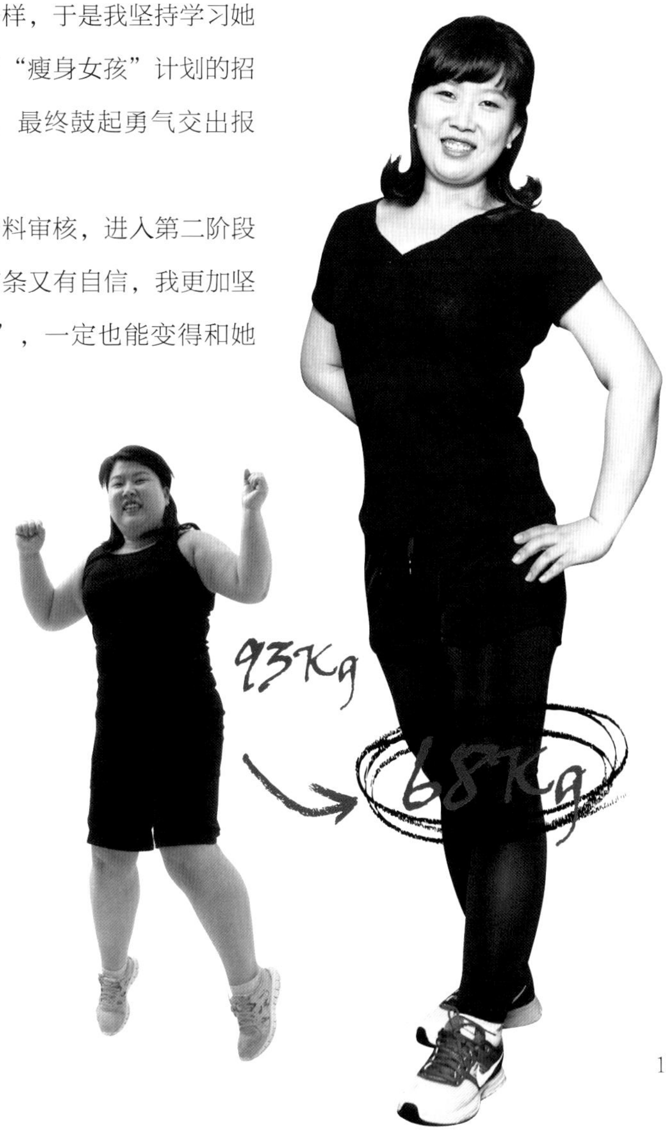

93Kg

68Kg

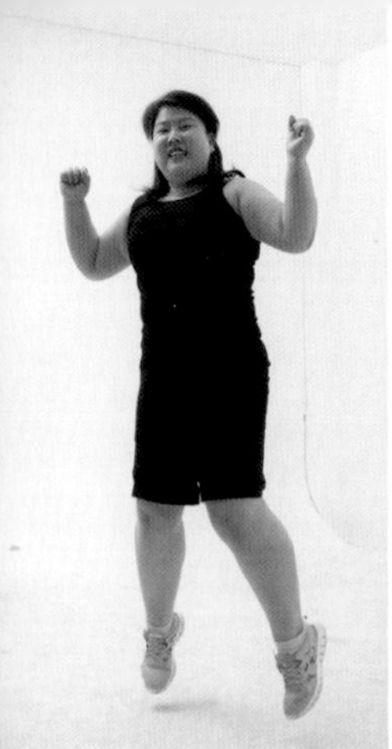

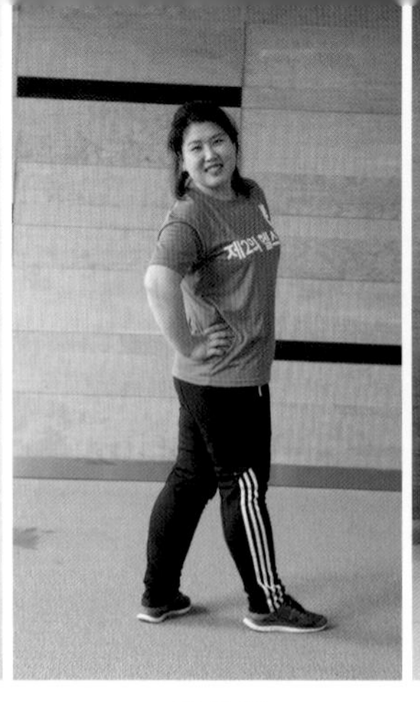

1个月后

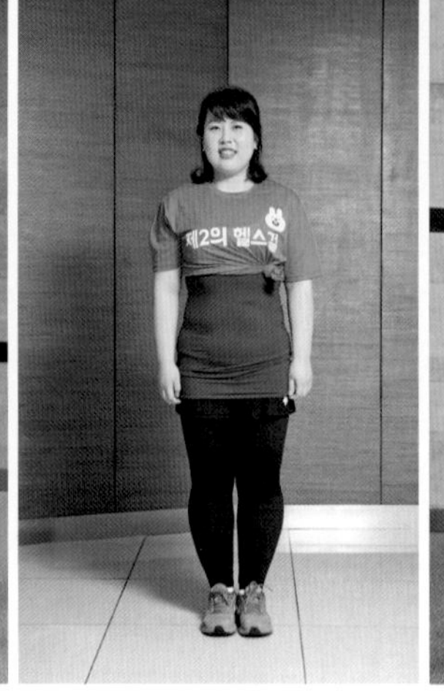

2个月后

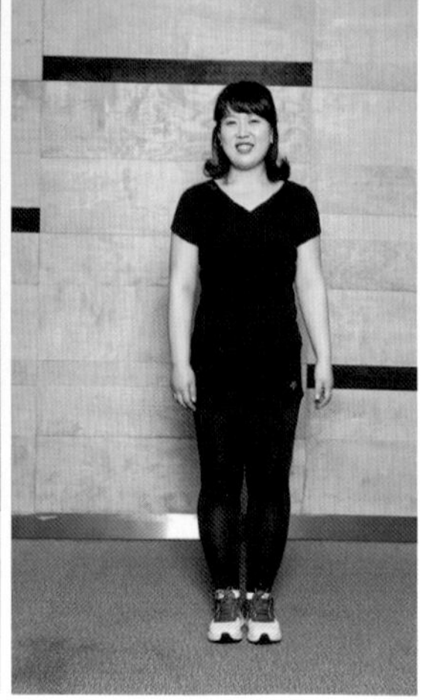
After

在专业医师及教练的帮助下，我开始产生信心

甄选前一天，由于担心自己会过度紧张而无法完整传达心意，所以我将想说的话写在素描本上，就像电影《真爱至上》里的桥段，将想要瘦身成功的决心，一字一字写下，传达给美珍。发布结果时，我内心默默祈祷，突然听到我的名字！简直难以相信，这是我这辈子最快乐的瞬间，心情既激动又感谢。

即使征选结束，我依然觉得这一切不太真实，现在，我一定要认真减肥，因为我代表着许多无法入选的人，我想告诉大家，意志薄弱的李媛熙也做得到。瞬间，我想瘦下来的想法更加迫切了！

成为“瘦身女孩”后，每周肥胖专科医师会进行一次诊断，每天都有由专业健身教练指导的课程。我还记得第一天进行“基础体能检测”时，由于我的血管被肥肉压住，根本没办法抽血检查，隔了一周后，才找到我的血管，现在回想起来，真的很不可思议。

肥胖专科医师金敏英院长，有系统地向我讲解营养和激素的知识，让我重新认识自己的身体。每次光看着院长，就会对减肥产生许多希望，因为院长好漂亮啊！

安镇弼教练则是从甄选现场开始，便展现出压倒性的迷人魅力，我至今仍忘不了他的眼神！他用眼神告诉我，只要照着他说的话做，就能甩掉肥肉。或许是因为他有许多瘦身技巧与经验，一眼就能看出我的状况，让我从此改变了对运动的心态。

2个月后，我居然能穿M号的衣服了！

第一个月，我感到幸福又享受。托《我瘦了50公斤——比整容更有效的减肥法》的福，我完全没感受到减肥期间饥饿带来的压力，每天都吃得美味又饱足。不过，从第一天起，运动就是我的死穴，感觉“这辈子的汗，现在全部留完”了。

第二个月，正式进入减重期，减肥的甜蜜期已经过了，随之而来的是排山倒海的痛苦。因为饮食受限，我不仅会梦见自己在吃大餐，还会盯着美食节目望梅止渴。每天吃着一模一样的减肥餐，真的好痛苦！看到家人们享用美食时，我都会委屈到流下泪，但是我不能吃，绝对不能吃！

最痛苦的莫过于，日复一日的运动时间，那简直是地狱。运动次数与强度，在第二个月增加了许多，做完两百下深蹲后的隔天，走路时大腿生疼；做完卷腹运动后的隔天，腹部疼痛欲裂；跑完倾斜度设定为16度的跑步机后的隔天，迎来的是有如激烈登山后的痛楚。即便如此，看着自己被汗水浸湿的美丽模样，这些都值得！

某天我去逛街，其实只是站在外面看看，店员竟然叫我进去试穿！我吓了一大跳，因为以前绝对不可能发生这种事情。现在，我竟然穿得下M号的衬衫和连身裙！真的太神奇了，我实在难以用言语表达那份感动，于是这件事成了我再累都要努力减肥的契机。

只要一有空，我就会穿上运动鞋健走，在日常生活中落实书中提到的运动。减肥第一个月时，先生还不太打电话给我，但第二个月则是天天打电话，让我感觉到他的不安。身为女人，先生对我展现的爱意，令我幸福极了；在女儿就读的幼儿园里，妈妈们对我的提问也变多了。她们通过网络向我咨询减肥知识，拜此所赐，我身边开始吹起减肥风潮。她们都说，看到我之后，受到许多刺激。

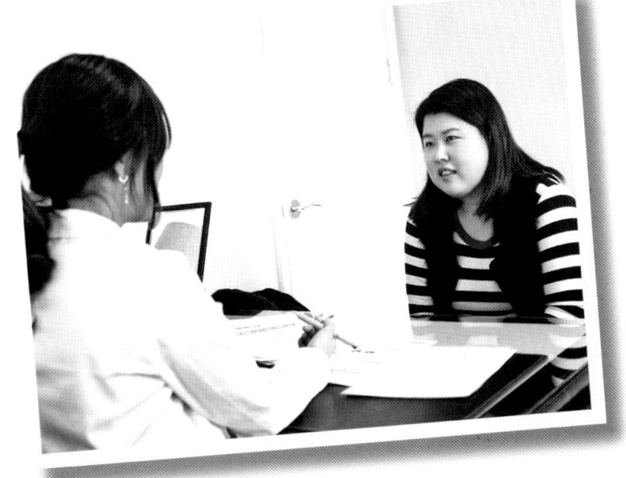

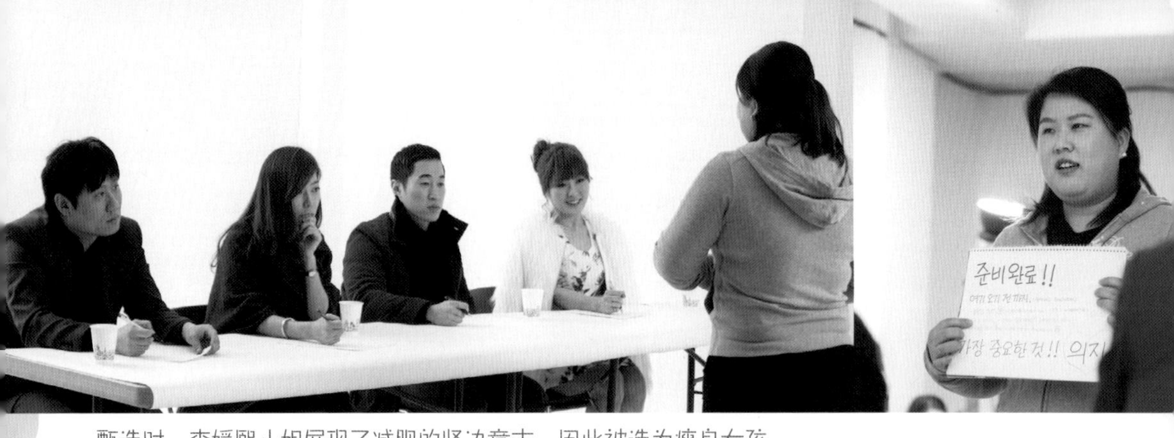

甄选时，李媛熙小姐展现了减肥的坚决意志，因此被选为瘦身女孩。

但是，最令我震惊的是家人的变化。我们只是将米饭换成糙米饭，早餐改吃苹果和酸奶，我先生竟然瘦了5公斤，我妈妈则瘦了3公斤。他们没运动，却还是瘦了！不仅是我，我周围也发生了许多幸福的事，所以我不得不更努力减肥。

我的目标是变得跟权美珍一样，而现在刚好完成了一半。尽管“瘦身女孩”计划结束了，但我的减肥计划现在才开始。我会继续实践并珍惜自己得到的一切，我想和更多人分享当“瘦身女孩”时的满心谢意，并和他们共度减肥生活。

我希望不要再有人因“肥肉”而感到痛苦。从现在起，我要更努力，直到体重变成5开头为止，我会一直努力下去！现在，减肥已经变成我的日常习惯和娱乐了。

关于减肥，媛熙这样说

1. 进行“瘦身女孩”计划时，让你感受最深的是什么？

让我反省这些日子以来，为何没有好好爱惜自己的身体。我依赖减肥药和减肥食品瘦身，导致“溜溜球”现象，搞得自己筋疲力尽，身体状况一团糟。通过这次的经验让我知道，身体也会自行调节食欲。“瘦身女孩”计划是一套有效管理“运动、健康和心理状态”的系统，甚至让我一度觉得这样纵容自己好吗？和大家一起瘦身，我减得很幸福，从不觉得累。

2. 因运动感觉疲累、想放弃时，你会怎么鼓励自己呢？

我会看着镜子对自己说，“我要活得比现在更迷人”“虽然现在很辛苦，但结束后，我一定会改头换面”，借此燃起斗志。我也会和当时落选的朋友们联络，相互勉励，连同大家的份一起努力。

3. 因为调整饮食觉得很累时，该如何控制体内的大食怪呢？

肚子太饿时，我会先等10分钟，确认是否真的是肚子饿，还是嘴馋。如果还是一直想吃东西，我会喝水和绿茶；如果肚子依旧很饿，我会吃小黄瓜和小番茄，并催眠自己，“东西吃下肚了，现在别再讨吃的了”“只要现在忍住，我就可以享受更多事物”，如此洗脑，克服自己薄弱的意志力。

4. 面对停滞期，你使用的独门技巧是什么？

虽然每天吃一模一样的减肥餐，但我会苦中作乐，稍微改变烹调方式，变换餐盘，或更换蔬菜，制作专属的减肥餐，减少调整饮食后带来的压力。如果觉得运动很辛苦，我也会对自己说：“这段时间终将过去！享受它吧！”然后更卖力、更专心地减肥。因为工作的缘故，我每天都要下厨，所以经常受到食物的诱惑，每当这时，我就会告诉自己，“这些我全都吃过了”“我就是因为这些食物才变胖”，告诉自己，要坚持下去。

5. 可否推荐运动或减肥小技巧，给那些说“没时间”的人？

这些日子以来，碍于育儿、家务和工作，我真的没时间运动。但是成为“瘦身女孩”后才发现，说没有时间运动，根本是借口。尽管比任何时候都要忙碌，但是运动时间却增加了。就连等地铁时，我也会反复做踮脚尖的动作；只要有能倚靠背部的空间，我就会做卷腹运动。只要把握通勤时间，随时都能运动。

6. 减肥期间，自己最骄傲的是什么地方？

因为要兼顾工作、育儿及减肥，因此总是被时间追着跑，但我却无法疏忽任何一项。我这辈子似乎不曾如此认真地生活过，对于完成所有行程的自己，感到十分佩服。减肥不仅治疗身体，也疗愈了心灵。

安镇弼教练的评语

对跑步机极度反感的李媛熙，在肌力运动方面有极佳的意志力；但对有氧运动却感到相当吃力，对跑步机的倾斜度调整，也十分畏惧。我告诉她有氧运动的重要性，并重新调整搭配倾斜度与作息比例的有氧训练，让她克服恐惧。最后，她成功达到跑步机倾斜10度、一小时跑6.5公里的水准，进步非常多。

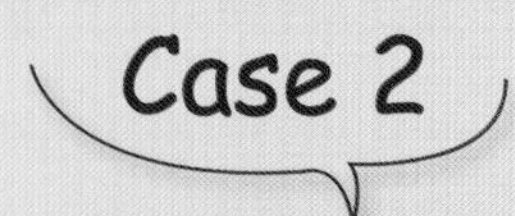

上半身很胖，腿却非常细，身材比例不匀称

当惠妍姐姐站在我面前时，我立刻缩小腹，并将随意摆放的双腿并拢。因为姐姐拥有一双超级漂亮的腿，并散发出美丽的气质。接着，她开始用如同美腿般的美妙嗓音自我介绍。

“我是美甲师郑惠妍，今年刚满30岁。30岁是一个新的开始，我希望拥有崭新的人生。除了家人外，我似乎不曾和谁真正相爱过，我想谈一场真正的、浪漫的恋爱。”

惠妍姐姐其实相当有女人味，身高167厘米，体重80公斤，虽然以一般女性的身材标准看，稍嫌过重，不过在“瘦身女孩”中，却是相当苗条且令人称羡的。其他挑战者都问她：“惠妍小姐为什么要减肥呢？如果是我，应该不会减肥才是……”“这样看起来刚好，我的身材要是这样，就不用担心了。”以前的我一听到体重80公斤的女生要减肥，觉得她简直疯了。不过现在，我非常能理解惠妍姐姐想要瘦下来的心情。

困扰惠妍姐姐的问题是“上半身肥胖”，导致她的身材非常不匀称。因此我特别提供“雕塑上半身”的方法给她。由于姐姐非常努力，在第一个月的期中检查时，就有相当亮眼的成绩与改变，让众人大为吃惊。

我曾多次和惠妍姐姐单独聊天，她说她一定做得到，因为她十分相信自己、相信美珍、相信医生、相信教练，还有爸爸跟妈妈，也相信说要陪她一起努力，却在一旁吃泡面的男友，所以她才会表现得这么好。

就让我们试着相信自己，还有相信我，以及相信那些用爱协助我们的人吧！当我们付出全部的信任时，对方也会回报我们，大家一起加油吧！

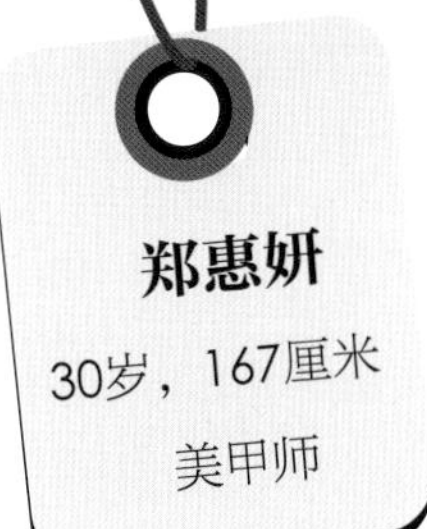

虽然很想变瘦，我却总是忍不住狂吃

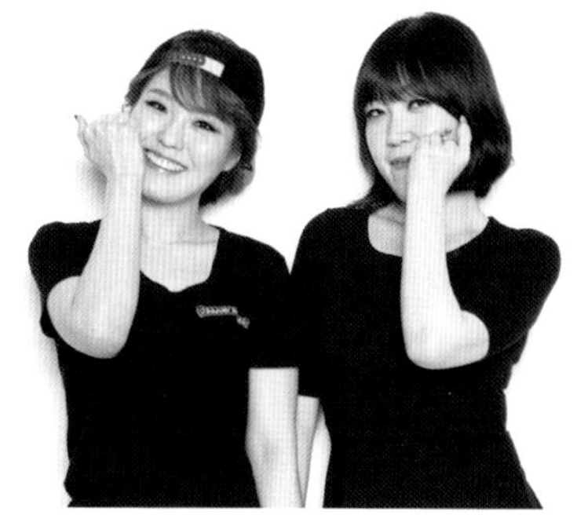

我是偶然浏览到权美珍的微博，立刻被她吸引，成为她的忠实粉丝。我也想跟权美珍一样，变得美丽又苗条。我每天怀着一颗羡慕的心，观看权美珍改头换面后的样子；但我手里却总是拿着零食、不停地狂吃。自己那副无比懦弱的模样，令我感到遗憾又气愤；而我就是一个超级大笨蛋，只顾着伤心和羡慕别人，多么希望有人可以拉我一把，脱离这可怕的脂肪圈。

这时，我看到招募第二个“瘦身女孩”的公告，它犹如巨大而强烈的光芒，给了我希望。于是，我开始认真用心地准备书面资料。在等待第一阶段合格名单时，对我而言，每一天都是漫漫长夜；不过也感到相当兴奋，感觉幸运即将降临在我身上。

公开甄选面试时，我是倒数第二个，等待时间很长，也因为这样，让我听到其他挑战者的报名动机与意志。我也拥有类似的苦恼，才会带着壮士断腕的决心前来挑战，因此非常了解她们的心情，并心有戚戚焉，听着他们与减肥奋斗的故事，我竟然默默流泪了。因为我完全能够体会她们的心情与伤痛，在那瞬间，更加坚定成为“瘦身女孩”的决心！

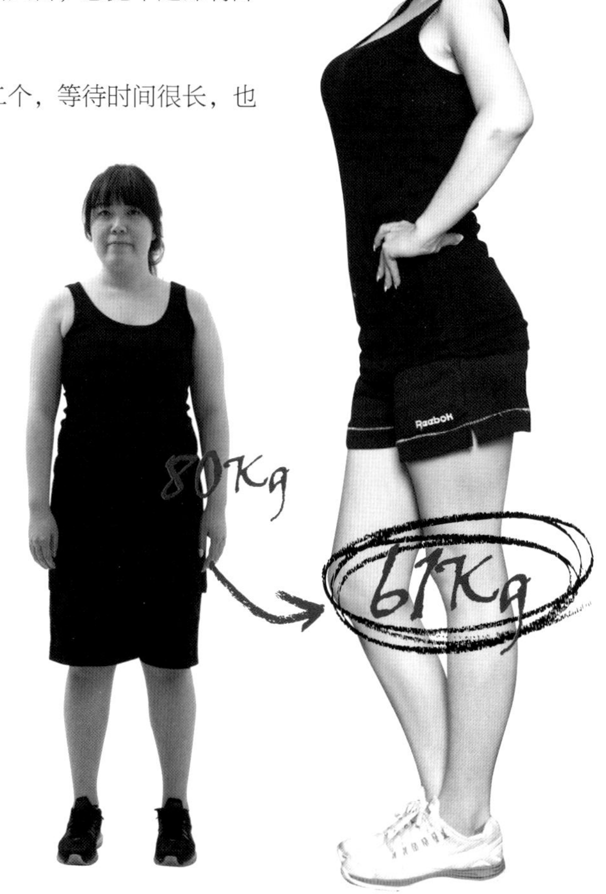

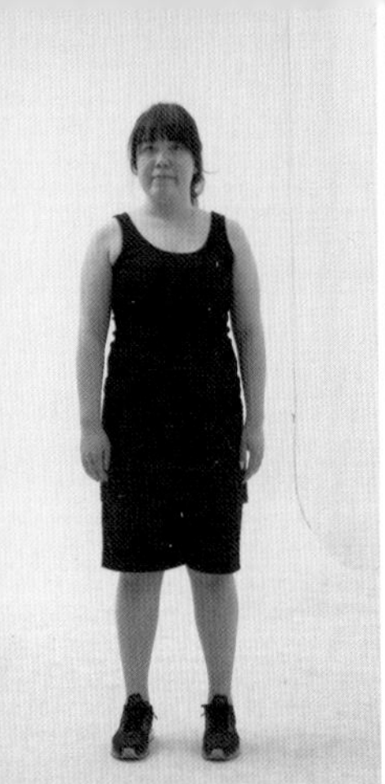
before

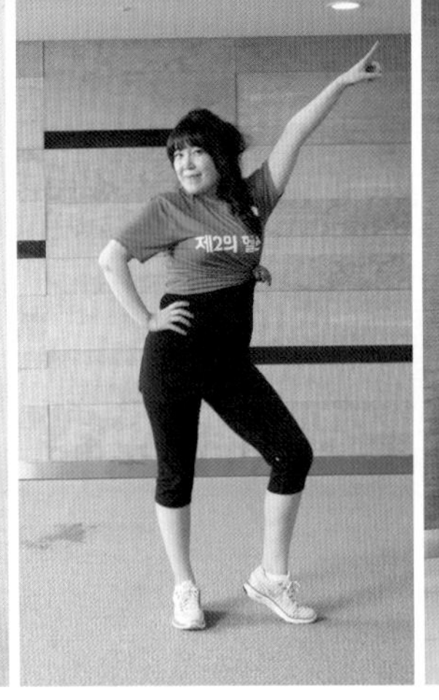
1个月后

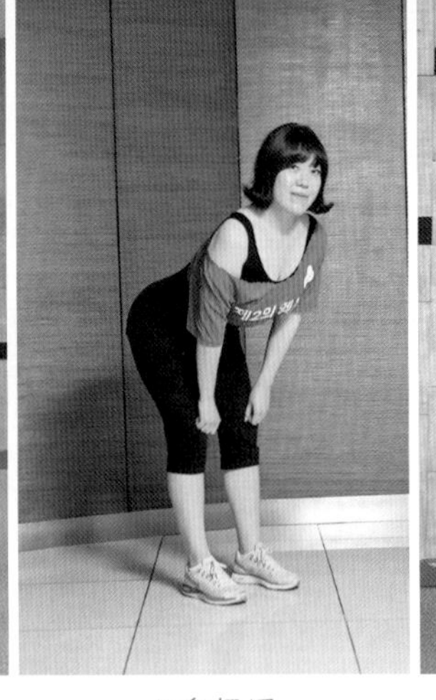
2个月后

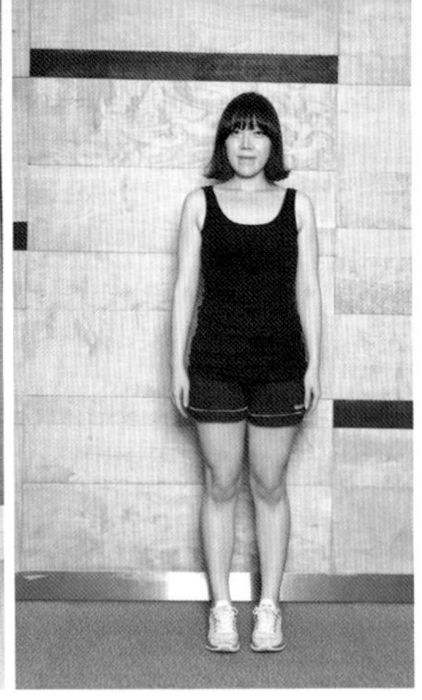
After

只要拥有意志力，一定能减肥成功

当公布结果并喊到我的名字时，我没有任何反应，双手却颤抖不已，我竟然被选中了。在迎接喜悦的同时，没被选上的挑战者们失落的神情，让我无法自顾自地大声欢呼，却在心中暗暗发誓，“我一定会连同你们的份儿，一起努力，这是老天赐予我的珍贵机会，我一定要减肥成功！”

满心期待“瘦身女孩”的日子，终于来临了。在首场运动说明会上，安镇弼教练说：“帮助因肥胖而饱受痛苦的人健康瘦身，并让他们找回自信、拥有第二个人生，是他身为老师的使命。”另外，第一次的医院诊疗，赵晟均院长也说：“我会和你们一起减肥，并在计划进行期间，一同全力以赴、真心体谅并鼓励你们。”

我充分感受到安镇弼教练和赵晟均院长的期待与真心，也让我对老师们产生信赖感。他们为我而努力，我也下定决心，要健康美丽地瘦下来，好好报答他们。

开始减肥的第一个月，受限的饮食是我最大的罩门，以前我常吃高钠、高糖、高油等刺激性食物，以至于吃无盐无油的减肥餐时，相当的痛苦；而运动课程，对我而言却是全新的学习与尝试，因此我很兴奋并感到快乐。

第二个月起，减肥餐变得更严格了，运动强度也增强了许多。因为我的肌肉量低于平均值，肌力不足，所以每当进行肌力训练时就感到极其艰辛与痛苦。可是，越是这样，我就越想战胜它，既然其他同伴都做得到，没理由我不行。我用尽200％的努力，一边哭，一边将所有的训练完成。

来到第三个月，每天进行高强度训练，但是我却感到比前一个月轻松许多，因为我的肌肉量在慢慢增加，不论数值检测，还是身体的实际感觉，体力在逐渐增强，变得更有力量。

知道我正在减肥的友人经常问我："会不会很辛苦呀？"我都是这样回答："不是辛苦，是很痛苦。"享受美食、发胖是一瞬间的事，但是减肥却需要比吃东西多10倍、100倍的时间、努力。没有减过肥的人，是无法体会这是一件多么辛苦的事情；但并非是做不到的事情，只要有坚强的意志力，就能战胜肥胖。

然后最意外的收获是，我得到了身边友人的赞美和积极反响，诸如"也跟我分享一下减肥餐嘛""该运动几小时呀？""你是怎么瘦下来的？""你整个人瘦一圈耶""我也想减肥"等。因为减肥，让我得到了更多的关注，而我也乐于与大家分享成功的秘诀。

另外，由于成功瘦身，我开始享受照镜子这件事儿，也更有自信。以前都穿超大尺码的长版上衣，现在则想尝试能展现身材的衣服。

以前，每次走路摇来晃去、彼此相撞的大腿，现在不会擦撞了，更多了线条和弹力；曾经肥润的臀部正逐渐变成如苹果般的漂亮翘臀；象征女人苗条又性感的锁骨，以往被肥肉盖住，任我再怎样摸也找不到，现在即使不刻意出力，也可以看到锁骨漂亮的凹陷处；当然就更别提我的腹部赘肉，都不见了！

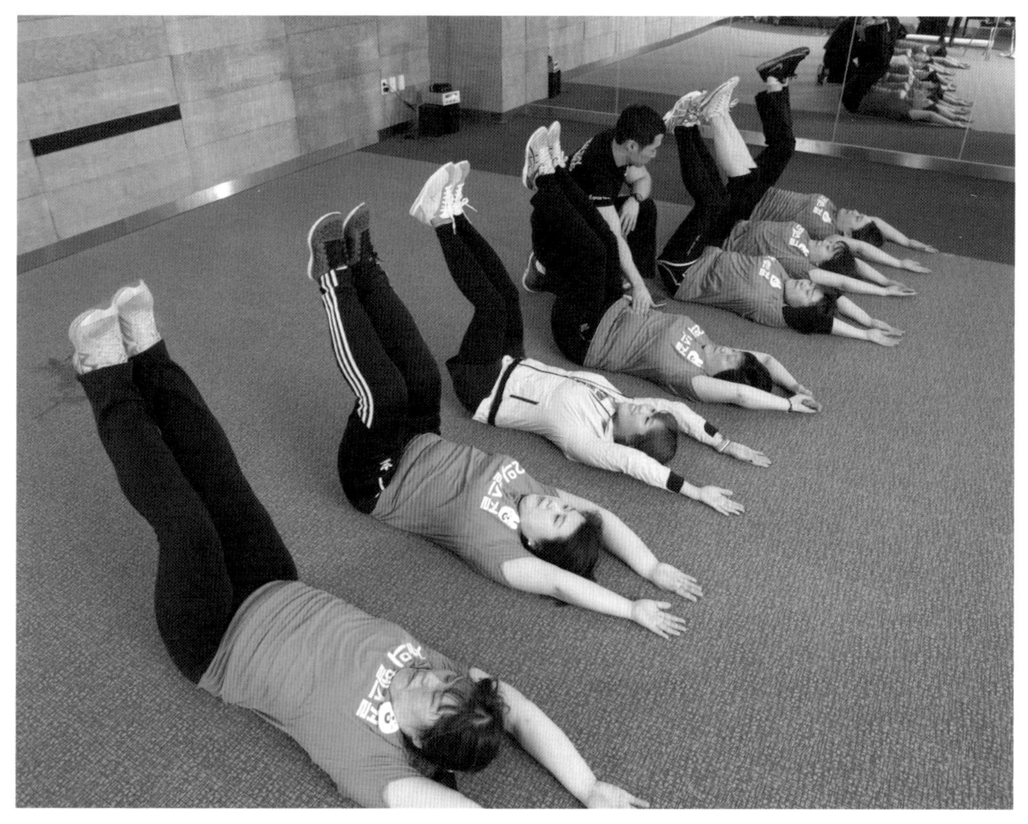

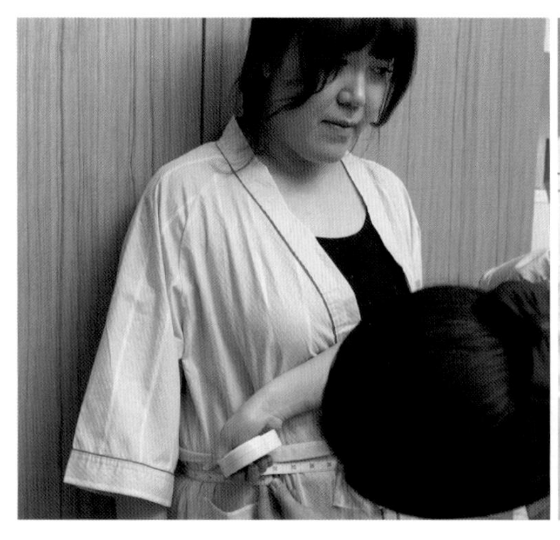
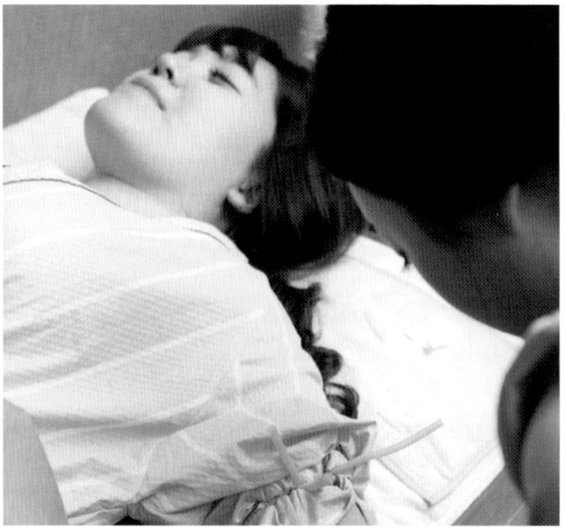

借由这次减肥，我学会珍惜、爱护自己的方式。过去，因不良的生活习惯，我对自己的健康坐视不管；现在，我想用健康美丽的模样，守护自己一辈子。“瘦身女孩”计划结束了，但并不代表我的目标就此结束，我仍有更多的目标，为了继续维持健康生活，我不会停止，我会继续执行从老师们身上学到的减肥饮食与运动，更加努力不懈、好好爱惜自己、保持窈窕身材！

关于减肥，惠妍这样说

1. 进行“瘦身女孩”计划时，让你感受最深的是什么？

赘肉一瞬间就能长出来，但减肥却是一件需要耗费长时间且艰难痛苦的事儿。

2. 感觉疲累、想放弃时，你会怎么鼓励自己呢？

“这次一定要减肥成功”的意志十分坚决，所以我从未想过要放弃（笑）。不过，每次面临痛苦不堪的关头时，我就会向上帝祈祷，“上帝拜托您，协助我战胜减肥吧！”此外，我也会想到关心我、为我加油打气的家人朋友，还有想起我因为肥胖所遭遇的悲伤处境。只要想到这些，我就会产生一股力量，让我能再次咬紧牙关撑下去。

3. 因为调整饮食觉得很累时，该如何控制体内的大食怪呢？

面对极度想吃，却又不能吃的食物时，我会用闻的，或者请爸爸代为品尝。我会直接将自己想吃的东西，放在爸爸的碗里，然后在一旁看着他吃，好像光用看的就能感觉到美味，开心无比。不过，爸爸吃得津津有味时，如果我问他味道如何，他都会说：“难吃死了。”安慰我，哈哈哈……

4. 可否推荐运动或减肥小技巧，给那些说“没时间”的人？

不久前，我因为工作缘故，下班回家都已经晚上10点了，可是我还是会运动。如果拿太劳累而无法运动当借口，一直对自己的身体置之不理，脂肪就会悄悄找上门。减肥能否成功，关键在于意志力。如果你能下定决心、稍微勤奋些，只要比平常早起一个小时，利用早晨空腹状态下，轻松慢跑一小时左右，对减重就会有极大帮助。

5. 减肥期间，自己最骄傲的地方是什么？

我曾因为减肥太累而感到极度痛苦，也曾独自一人躲起来哭泣。可是，不论再怎么辛苦、再怎么艰难，我从没想过要放弃。我对自己想要挑战并达成目标的意志力感到佩服，这也是为什么我可以走到现在的原因，我想对我的“意志力”拍手加油。

6. 请为正在减肥的朋友们，加油打气吧！

如果没有去尝试，就不会知道自己的极限在哪里。尽管害怕失败，还是得“开始”，才会知道什么是成功及失败。纵使失败也别气馁放弃，一定要再次挑战。因为不断尝试与挑战后，健康苗条的身材就是最美好的回馈，这份喜悦只有亲自体验才会明白。

安镇弼教练的评语

上半身肥胖的惠妍，因为下半身的肌肉分布太少，导致她无法适应大量的下半身训练课程，因此刚开始的减重进度严重落后。为提升她下半身的肌力和肌肉量，我加了更多训练下半身关节的训练课程。最后，她终于达到上、下半身能保持平衡，并能连续做深蹲动作100下以上的水准。

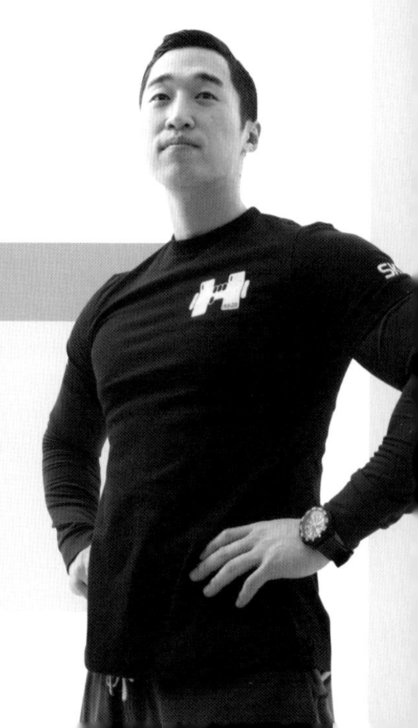

Case 3

试过各种减肥法，不但没瘦还越减越肥

首次见到秀仁姐姐，我便从她身上感受到坦率与单纯。谈到自己的故事时，她哭得十分伤心，似乎是所有挑战者中，哭得最悲伤的一位。

她说，学生时代因肥胖的缘故，内心留下阴影，那些伤口变成疤痕，就算没犯错，她也总是畏畏缩缩、没自信，渐渐开始不爱与人打交道。如果在外面受气，她总会迁怒在妈妈身上，因此经常和妈妈争吵，并为此感到难过。自年幼起，因为爸爸总爱说“多吃一点儿才会长大”“有什么就吃什么”，让她从小就很爱吃，她的家人也都很爱吃。长大后，和朋友的饭局让她开始变胖。会喝酒的场合更不用说了，从第一摊吃到第五摊是家常便饭。

丹麦减肥法、柠檬排毒法、中药、西药、健身等，号称能变瘦的减肥法，她全试过了。就算瘦下来也难以维持，最后总会反弹，甚至比之前更胖。就这样，减肥次数越多，要甩掉的肥肉也越来越多，一而再再而三地反复后，她胖到92公斤。

秀仁姐姐是幼儿园老师，孩子们天真无邪，总是不当一回事地说出令她受伤的话，像是“老师你为什么胖胖的啊？”她还说，孩子们都喜欢漂亮苗条的老师，所以不论你对他们再怎么好，孩子们总会围着漂亮苗条的老师。秀仁姐姐说，她在幼儿园里的绰号就是“胖胖老师”。

秀仁姐姐成为“瘦身女孩”后，彻底改变了。本来从第一摊吃到第五摊的喝酒聚会，现在则只吃一到两摊，且还能拿捏恰当。她说，喝酒时，会小酌一杯来取代吃下酒菜。（当然，进行“瘦身女孩”计划时，几乎滴酒不沾。）家人们也不再说“有什么就吃什么”，并减少叫外卖的机会，全家一起改变饮食。她说，虽然幼儿园的孩子们还是叫她“胖胖老师”，但有些孩子会问，“老师，你是不是变瘦了？”令她十分开心。

祝乐观的秀仁姐姐能变成“苗条老师”，独占孩子们的爱！当然，也要独占男人们的爱喔！

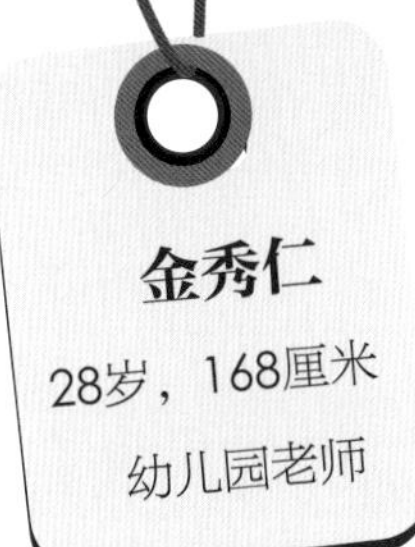

曾经想放弃减肥，最后还是撑过来了

学生时代，朋友曾介绍我到餐厅打工，但老板却抱怨，为何介绍那么胖的人来。从那之后，我就再也不去应征打工，因为害怕再听到相同的话；和朋友一起出去玩，也因为常常被投以异样眼光，让我渐渐拒绝与朋友聚会，把自己封闭起来。

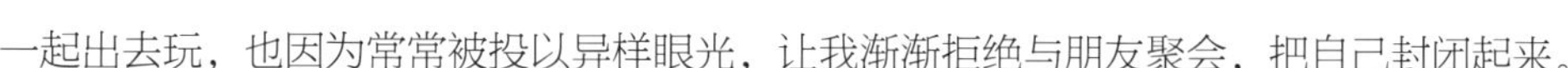

看到权美珍减肥成功的模样，老实说，刚开始我的感觉是“电视节目这样帮她，谁办不到”。但是，后来在网络搜寻到权美珍的微博，看着她的减肥日记，我才知道，原来是我误会她了。

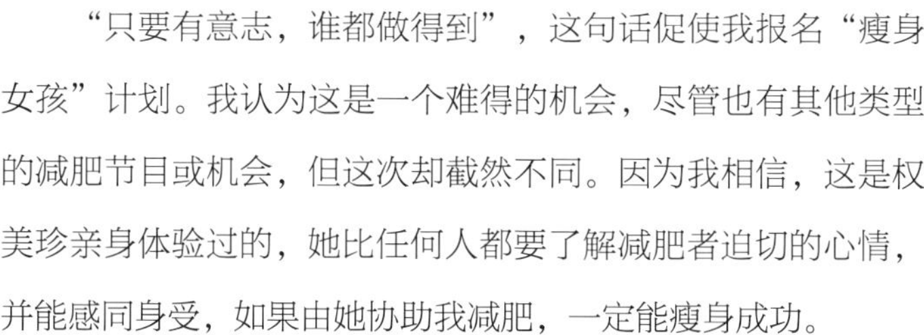

“只要有意志，谁都做得到”，这句话促使我报名“瘦身女孩”计划。我认为这是一个难得的机会，尽管也有其他类型的减肥节目或机会，但这次却截然不同。因为我相信，这是权美珍亲身体验过的，她比任何人都要了解减肥者迫切的心情，并能感同身受，如果由她协助我减肥，一定能瘦身成功。

面试甄选时，我是第一个，虽然很紧张，但我还是用开朗的嗓音，有条不紊地传达我的决心与动机。结束后，我留在一旁观看甄选，我感到十分难过，因为每则故事都令我心有所感。

当结果发表，喊到我的名字与号码时，我的心脏仿佛要爆炸一样，好像做梦，幸运竟然会降临在我身上。同时我看见其他落选者的表情，我心想“如果没被选上，我肯定也会摆出同样的表情；既然要代表这些人减肥，那我一定要成功。”

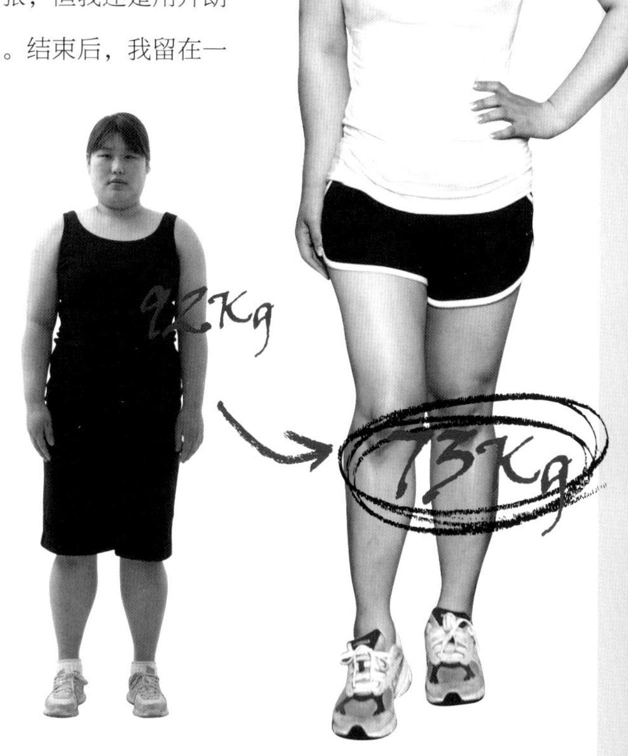

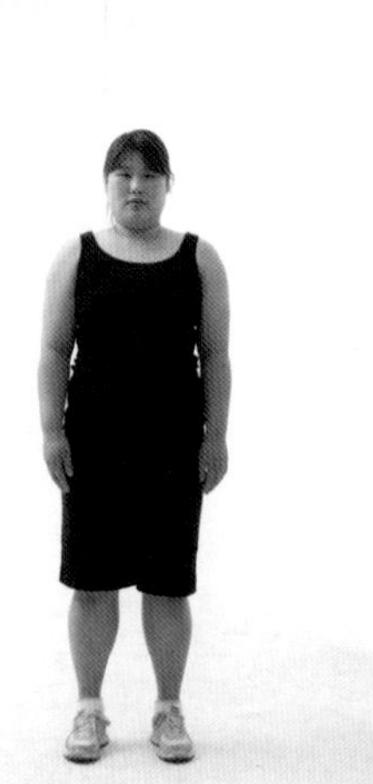

before

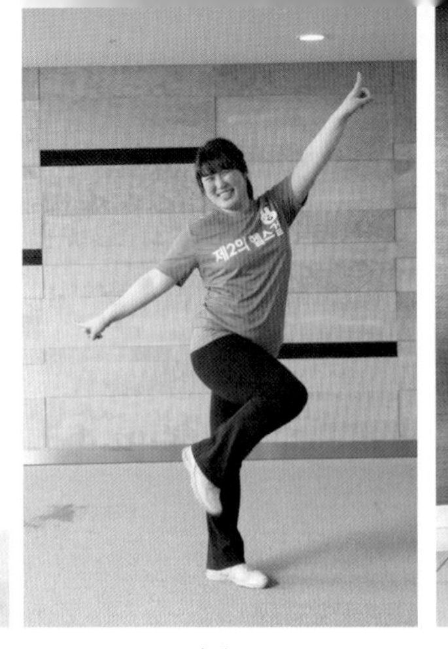

1个月后

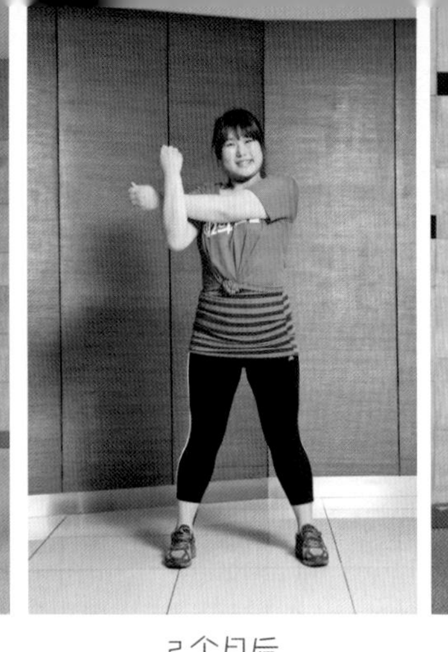

2个月后

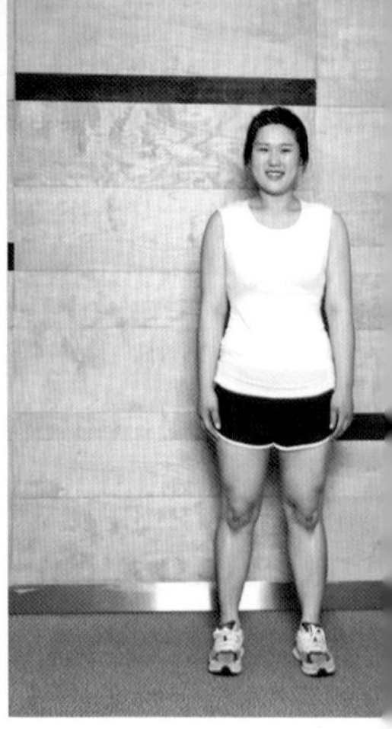

After

因为生病，差点想放弃减肥

第一个月，或许是正向力量使然，任何事都令我感到快乐与新奇。发现自己稍微瘦了一点儿，就得意洋洋，更喜欢运动，连减肥餐也觉得美味。尤其是照着权美珍的食谱做菜，让我感受到烹饪的乐趣，她的料理不仅不会变胖，还能填饱肚子。觉得运动吃力，或想吃高热量食物时，我总会想起甄选当天，不断高喊的咒语“这一切终将度过！”

可是进入第二个月后，艰辛时刻来临，我再也想不起那句咒语和初衷了。运动量变大，我觉得根本没办法负荷，整个身体都很痛。每次进行运动课程时，都好想大啖烤五花肉，想念没减肥、恣意享用美食的时光，脑袋一片混乱。后来因为身体不适，整整躺在床上五天，前往医院检查，医生竟然说我得到“H1N1新型流感”。

那时，正好是第一次减重任务的验收时间。瞬间，自己可能被淘汰的想法浮上心头，我才惊觉。一想到相信我的意志而选择我的权美珍、老师们及其他“瘦身女孩”们，我告诉自己“不可以放弃”。因此，即使身体不适，我也尽可能做一些简单运动，只吃减肥餐，度过那段生病的日子。

安镇弼教练说，相较于其他人，我的肌肉量充足、肌力好，拥有很棒的体能条件。不过，在加强耐力的有氧训练上，我却表现得很差，每当摇摆不定想要放弃时，教练都会对我说：“想维持窈窕体态，有氧运动是关键。”一听到这句话，我就会立刻摆动双臂和双腿。更开心的是，我在第二次的减重任务中，得到第一名！

就这样度过了数次难关，不知不觉来到第三个月。第三个月起，我开始逐渐适应，不仅能开心享用减肥餐，运动能力也进步许多，一般强度的运动都能顺利完成。甚至，被冠上“肌力王”的封号。因为我可以连续做300下深蹲，连我自己都觉得不可思议，我真的很厉害，对吧？

经过这几个月的训练，我发现身体出现了许多变化。最大的变化就是，原本静静待着也会气喘吁吁的喘息声，竟然消失了，甚至连一般运动，也不会上气不接下气。藏在肉肉脸下的颚骨开始现出原形；如细针般的小眼睛，变得像虾一般大；鼻子也变高了；出生后，首次穿上腰围29寸的裤子，或许29寸对其他人来说不足为奇，对我而言，却是泪水跟汗水换来的珍贵数字。此外，连肤质都改善许多，原本黝黑黯淡的脸变得明亮，现在才真的像是28岁，走在路上，大家都叫我小姐，而不是大婶。

以前只要放假，就会赖在家里看电视、吃东西；现在只要一有空，我就会出门健走或登山，生活习惯完全改变；以前，犹如战场的家再次找回和平，过去总是和妈妈争吵不休，现在她甚至会不时为我添购美丽的新衣服，因为减肥，母女关系也改善了。不只我的饮食习惯改变，全家人也跟着改变，像是将米饭改为糙米饭、冰箱的五花肉都变成鸡蛋、水果和蔬菜。以上都是这三个月间的可贵变化。

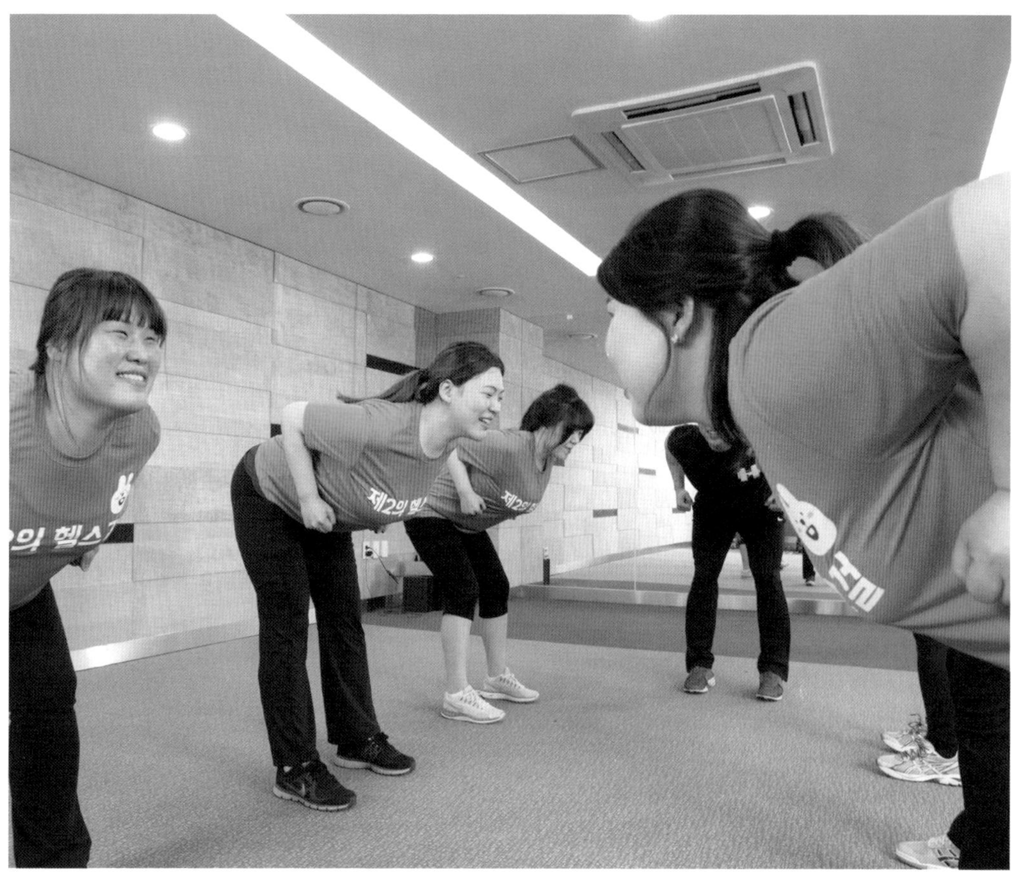

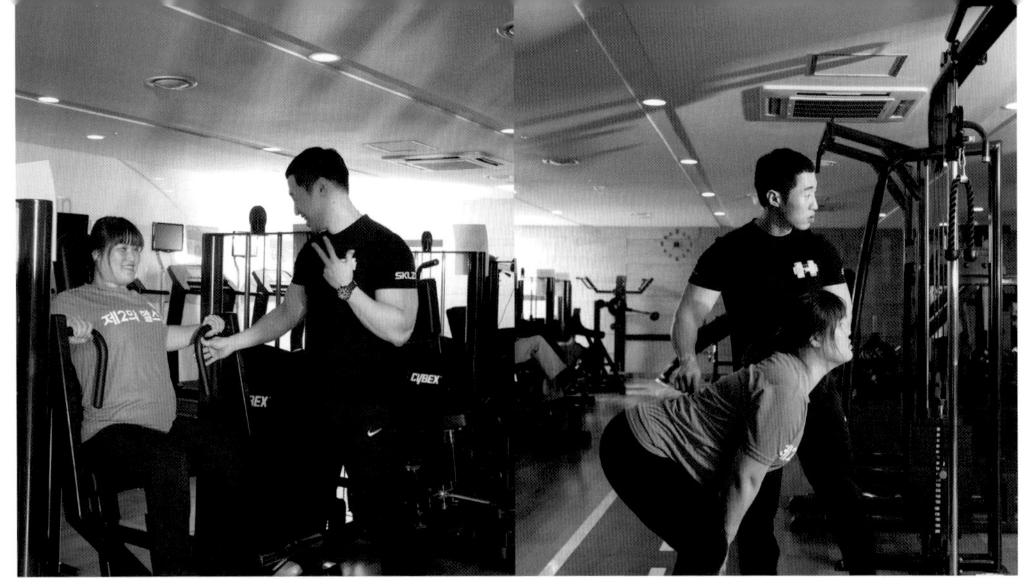

金秀仁的肌肉量充足、肌力好，但在有氧运动上的表现，相对较差。

我要再次对让我重生的“瘦身女孩”计划的相关人员致谢。刚开始，我为自己订的目标是体重变为6开头，而现在距离那个目标也不远了，但就算达成目标，也绝不表示一切结束。我已订好全新目标！现在要朝向5开头迈进。似乎该轮到我将这三个月所学到的东西，以及现在的身体状态化为自己的产物。意志力比减肥更重要！希望一年过后，能以“瘦身女孩”续集的主题，再次与大家见面！在那之前，我会更加爱惜自己，也会更认真努力。

关于减肥，秀仁这样说

1. 进行“瘦身女孩”计划时，让你感受最深的是什么？

当“瘦身女孩”期间，似乎是我从出生以来，头一次生活得如此规律而勤奋。通过规律生活，我重拾身体健康，更获得健全的心灵。借由遵守减肥餐和运动，得到无比的成就感，更因此获得许多赞美与鼓励，找回自信。

2. 感觉疲累、想放弃时，你会怎么鼓励自己呢？

我会告诉自己莫忘初衷，唤醒当初想要成为“瘦身女孩”的渴望，并在内心不断高喊“这一切终将度过”，然后一直对自己说：“就算辛苦仍要减肥，既然要减，看你是要全力以赴还是应付了事？”

3. 因为调整饮食觉得很累时，该如何控制体内的大食怪呢？

我会吃松仁或杏仁，只要吃一颗，马上就能消除饥饿感。另外，我也会像权美珍一样，喝大量热茶，似乎只要喝热饮，马上就会有饱足感。我听说橘子茶香气好、又能分解体内脂肪，只要感觉很饿时，我会多喝橘子茶。

4. 如何战胜最煎熬的时刻，顺利渡过难关？

我开始减肥没多久，就碰上过年，那时最痛苦了。我担心自己一个人会乱吃东西，所以会请别人（通常是妈妈或同事）监督我；尽量出门走走，像是登山、散步或健走。由于住家附近有许多餐厅，我会尽量避开这些地方，以免引起食欲。

5. 面对停滞期，所领悟的独门技巧是什么？

午餐时，喜欢吃的蔬菜就多吃一点儿，我很喜欢香菇和大蒜，常趁午餐时吃很多，如此一来，可稍稍摆脱食物受限的压力。另外，我也会看美食节目并做笔记，借此忍住食物的诱惑。只要想着减肥成功后就可以去吃了，多少会得到一些安慰。

6. 可否推荐运动或减肥小技巧，给那些说“没时间”的人？

我强力推荐“颈部运动”，慢慢地将颈部向左、向右环绕，画一个大圆。这个运动随时都能做，做完后，从脖子到肩膀都会很舒服，不仅能消除疲劳，还能美化颈部线条。另外，搭公交车时，不妨提早下车，步行前往目的地，或是尽可能绕远路，增加走路机会。

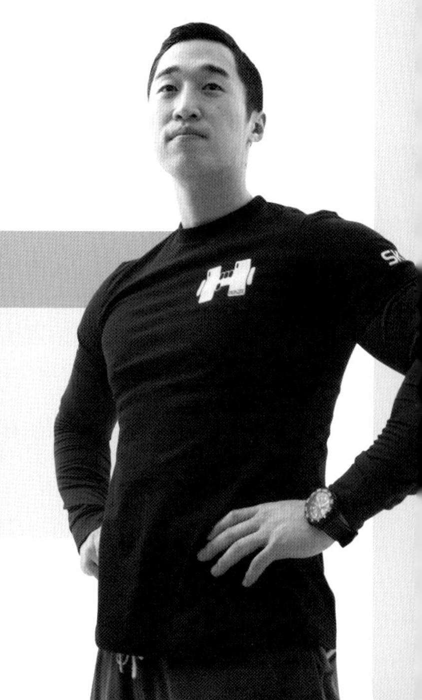

安镇弼教练的评语

比起同龄女性，金秀仁小姐的肌肉量多，肌力水准与力道极佳，但是缺乏女性独有的曲线。于是，我特别为她设计“雕塑身材曲线”的有氧运动。最后，不仅顺利维持她的肌肉量，也重拾凹凸有致的美丽曲线。

Case 4

年过五十，生完第一胎就胖到现在

喜玉姐姐1963年出生，是挑战者中年纪最长的韩国大婶，她有一位小我一岁的女儿和一位就读大学的儿子。喜玉姐姐是在女儿的推荐下前来挑战，看得出她的意志坚决。我向其他挑战者发问，却无法对喜玉姐姐开口提问。因为看到她，就会想起我妈妈。

喜玉姐姐和我妈妈年轻时一样，都很苗条，但生完第一胎后，便逐渐变胖。喜玉姐姐希望能在瘦下来后，和女儿一起逛街，买母女装来穿；也想拍全家福。听她说减重后想做的事情，竟然和我妈妈有许多相似之处，让我听着听着都哭出来了。

很开心喜玉姐姐成为“瘦身女孩”，但是也有一些担心，因为她年纪较大，激素分泌不足，体能较差。因此我事先告诉她，她会比其他挑战者更辛苦。她却说：“这样反而让我更有斗志，能好好表现。”

她也确实充当起妈妈的角色，无微不至地照顾大家。采买甜椒、西蓝花等食材时，她也会帮其他人买；运动后，她总是将点心分给大家。简单来说，她是连花生都会剥一半与人分享的迷人姐姐。

尽管要拿出勇气挑战自己过去不曾尝试的东西，有些困难，但千万别觉得羞愧。看看52岁的喜玉姐姐吧！她用不屈不挠的意志与韧性，战胜岁月，减重成功，连健康也改善了。

喜玉姐姐亲自验证了“挑战失败不可耻，逃避挑战才可耻”这句话的真谛，我衷心敬佩她。

人生中，年龄没有所谓的“太晚”或“太早”之分，只有“做”与“不做”之别。

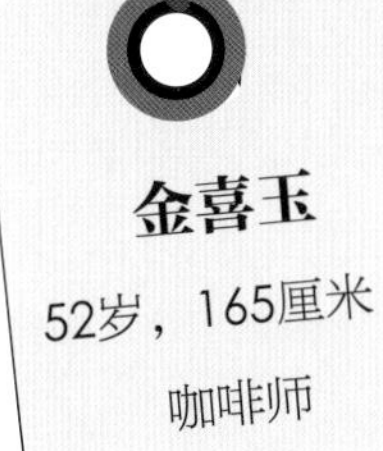

就算年纪大，我还是想减肥

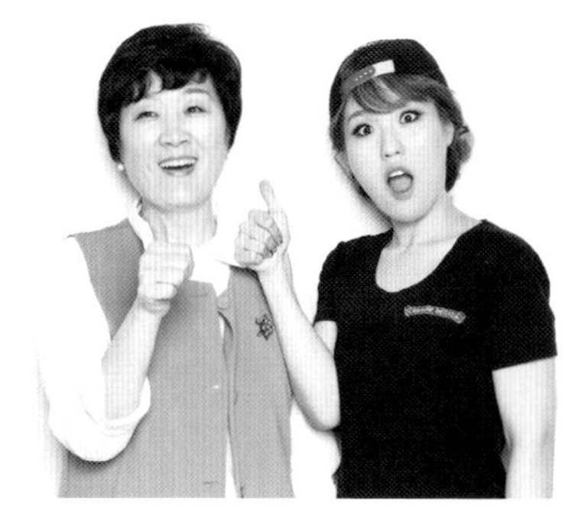

我是《搞笑演唱会》的忠实观众，那时我就对权美珍瘦身有成的结果，留下深刻印象。某一天，我女儿秀出寻找第二个“瘦身女孩”的招募公告给我看，要我也去挑战。

权美珍还很年轻，想要挑战成功应该不困难；但已我超过50岁，并不容易挑战。过去，我的上腹突出，上下楼梯相当吃力；膝盖也十分疼痛，走起路来一跛一跛的。尽管如此，我还是抱着挑战看看的决心申请，且极其幸运能参加第二阶段的面试。

参加甄选面试的当天，除了工作人员，我是第一个到场的，看着挑战者们陆续抵达现场，全是与我女儿年纪相当的年轻人，顿时让我觉得很丢脸，一把年纪了，还跟人家竞争参选什么“瘦身女孩”，让我感到相当难为情。

但是，当甄选开始后，听着大家述说自己的减肥经验与动机时，我相当感动，原来大家都因为肥胖困扰，生活得如此痛苦，听着听着，我几乎快哭了。

瘦下来后，脸部不但没松弛，反而变紧实了

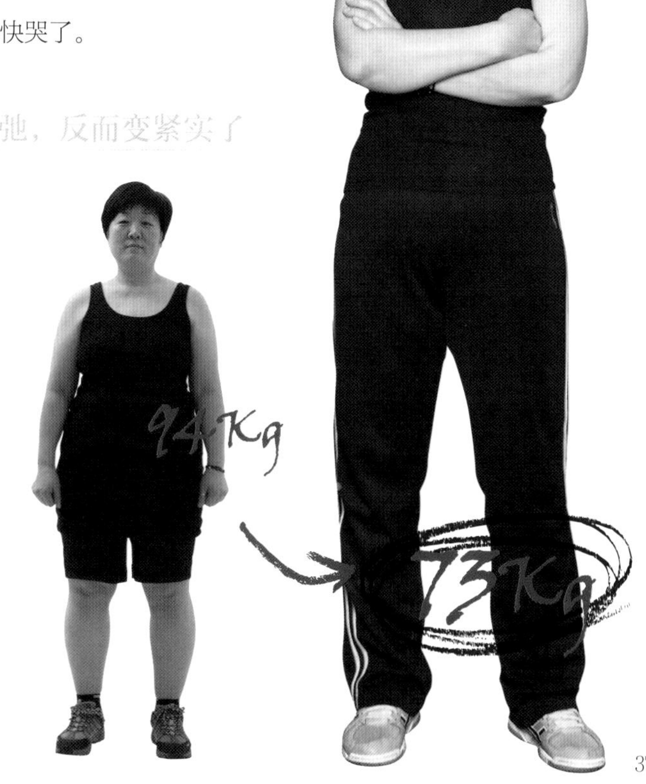

发布结果时，跳过了我的号码，比起失落感，我反而松了一口气，毕竟要和年轻人一起运动瘦身，似乎不太容易。然而，他们竟然在最后一刻，叫了我的名字与号码，告诉我合格，并祝贺我。或许审查委员也因为我的年纪，而伤透脑筋吧！尽管和年轻朋友们一起拥有这

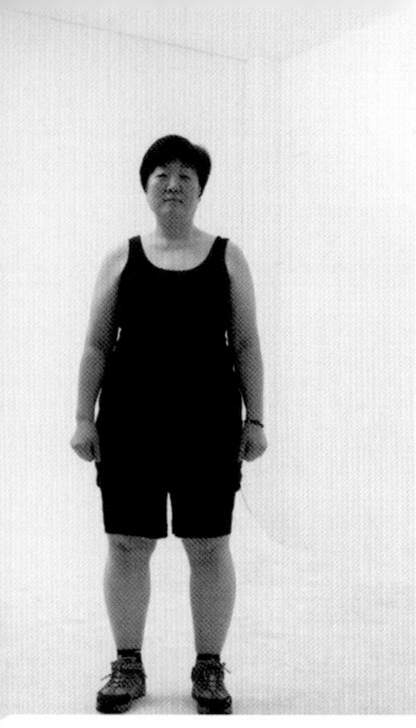
before

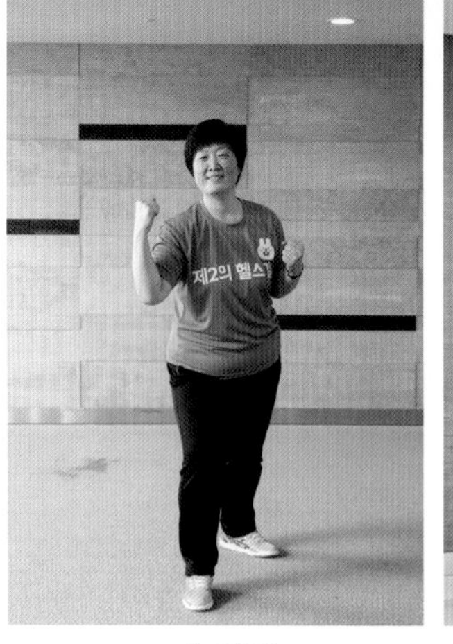

1个月后

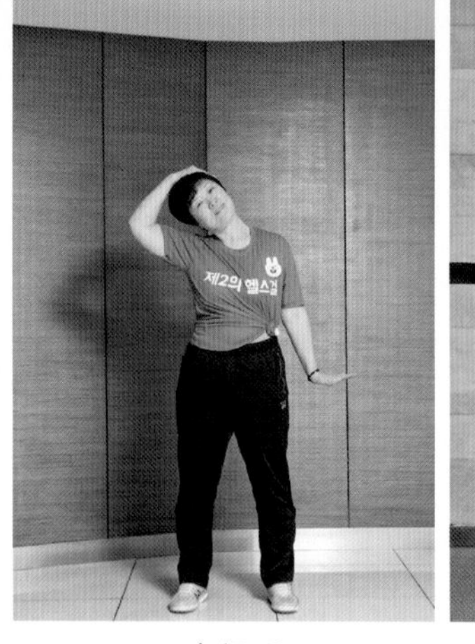

2个月后

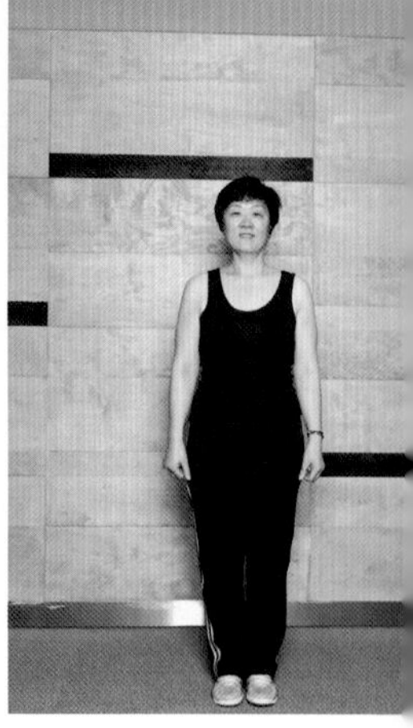
After

样的机会令我有些畏惧，但一想到不会再有第二次，我还是很开心。

结婚后，呼吸就是我唯一的运动。现在，穿上运动服、站在老师面前，才有股“啊，我现在真的在运动”的感受。碍于年纪比别人大，我告诉自己，不要造成别人的困扰，要努力跟上进度。

第一个月是根据《我瘦了50公斤——比整容更有效的减肥法》里的减肥餐进食，同时也开始运动瘦身；对一天只吃一餐的我来说，分量相当多。虽然烹调过程中能减少热量是众所皆知的常识，但事实上，实践起来并不容易。一边看书，一边学习权美珍做的减肥餐，不但有趣，也很好吃，再搭配运动，让我不知不觉就瘦下来了。

我一直谨记教练和医生的建议，将我最爱的泡菜从脑袋中清除，只吃无盐食物；有别于其他朋友，激素不足的我会在饭中混合糙米和富含雌激素的黄豆。刚开始我觉得“吃无盐食物？那要怎么吃？”但尝试后才发现，过去没能体会食物的原本风味，真是可惜啊。

刚开始减肥时，所有人都很担心我，因为我已有些年纪，在体重减少的同时，瘦下来的部位可能会松弛，尤其以“脸部”最为严重。但我真的很幸运，脸不但没有松弛，皮肤反而恢复弹性，肤色明亮许多。会有这样的改变，就如同老师们所说，“减肥不是挨饿，三餐都要吃，且务必摄取蛋白质”，这真的是金玉良言啊！

我也逐渐适应肌力训练，不但体重减轻，身材也变苗条了。约莫过了一个半月，身边友人也为我的改变感到惊讶。减肥期间，我创造了崭新、愉悦的回忆。KBS电视台的《生生情报通》前来拍摄我瘦身后的模样，我觉得相当新鲜与骄傲。节目播出后，许多人看到我上电视的模样，都会向我请教瘦身方法与诀窍。

这一路成功减重，我要感谢的人太多：托安镇弼教练、韩尚熙老师以及各位教练的福，我才能走到现在这一步；是金敏英院长给我建议、为我做好健康管理及调节心态的工作，才能带领我到如今的地步。在其他“瘦身女孩”们的陪伴鼓励下，我才得以成为现在的美丽大姐头。以及《女性朝鲜》的杜景雅记者、策划这项减肥计划的元祖“瘦身女孩”权美珍，真的很谢谢你们。

最后，我要感谢我亲爱的家人，谢谢你们在我身边，接纳我所有的抱怨与脾气。特别感谢鼓励我参加挑战的贴心女儿，代我在咖啡厅认真工作的帅气儿子，在外打理三餐、同时带给我勇气的先生，还有流露不舍眼神、鼓励我的妈妈，我爱你们。

虽然全体“瘦身女孩”一起减肥，既愉快又幸福，却也相当辛苦，我不想再回到过去的模样了。我想维持现在的样子，然后一辈子健康地减肥。纵使无法像现在一样进行多样化的运动和训练，但我会努力养成每天运动一小时以上的习惯，三餐吃得健康，更不会忘记迄今所学会的一切。

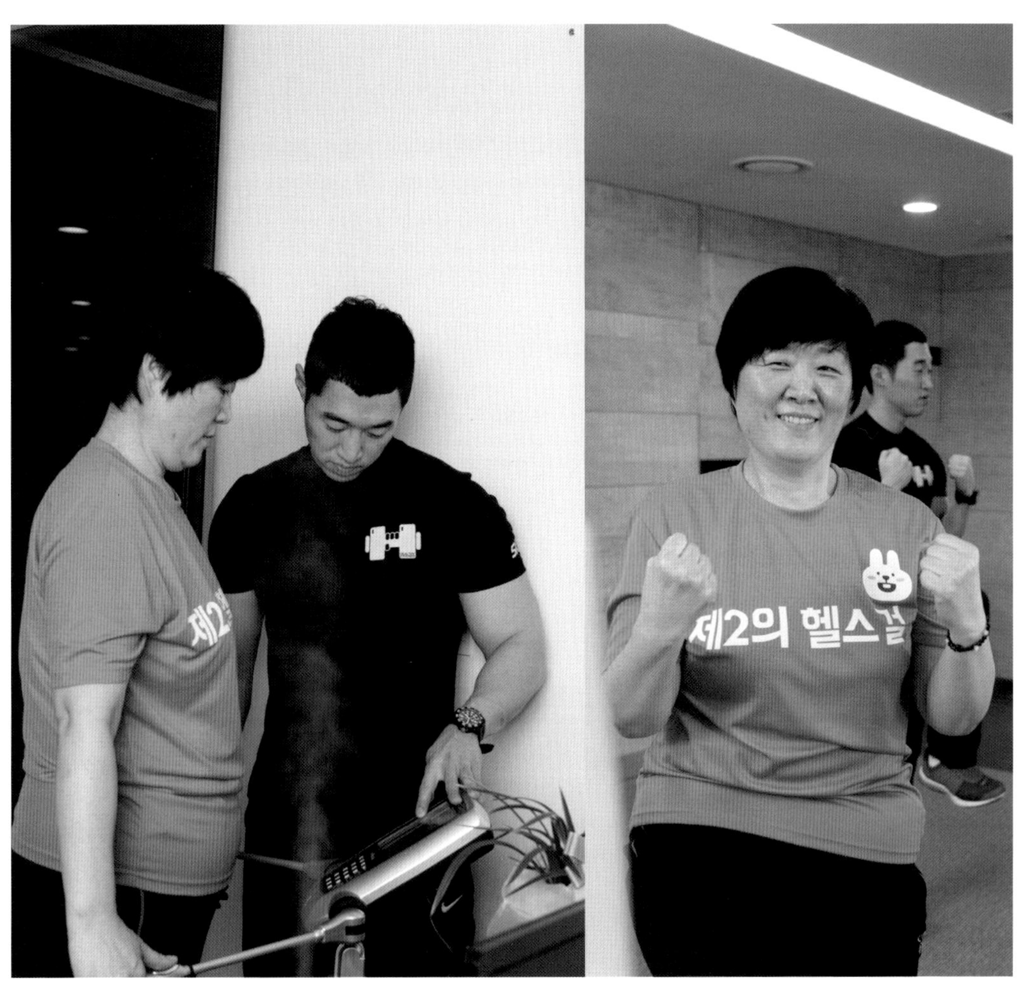

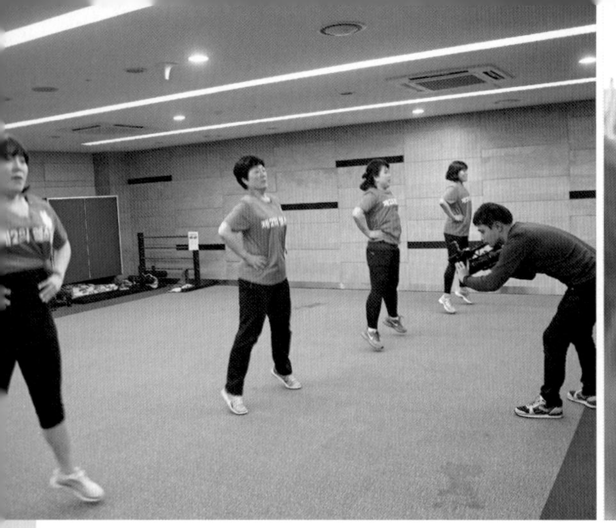

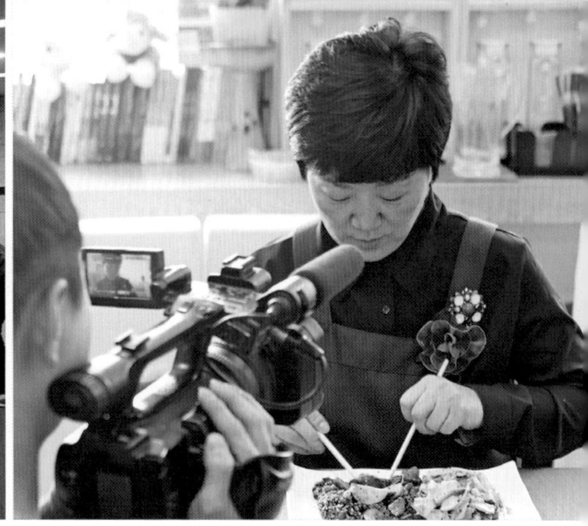

尽管大家一起拍摄，但因为主题是中年女性如何甩掉腹部肥肉，所以我的镜头比较多。

关于减肥，喜玉这样说

1. 进行“瘦身女孩”计划时，让你感受最深的是什么？

一直以来，我尝试过各种减肥法，也相当依赖减肥药或食品；但像这次有系统地调整饮食、运动，还是第一次。和其他挑战者一起减肥，比独自瘦身更有冲劲儿，还能互相帮忙、鼓励，真的很棒。看到自己逐渐恢复窈窕的身材，我十分开心。

2. 因为调整饮食觉得很累时，该如何控制体内的大食怪呢？

忍不住想吃时，我会看美食节目过干瘾，并告诉自己“什么食物该小心”“什么食物可以吃”，用眼睛就满足口腹之欲。

3. 你是如何战胜最难熬的第一个月？

那段时间，女儿代替母职，不论什么事都会陪我完成；儿子打工结束回家后，会牺牲睡眠，继续替妈妈顾店；先生因不忍我受到食物的诱惑，三餐都在外面解决。或许是家人们的鼓励与协助，才让我战胜每个瞬间。

4. 瘦身后，最大的改变是什么？

不知从何时起，我用笨重的身体在生活，忘记了轻松及自由。晚上睡觉时，只要侧躺，肚子就会发麻而睡不着；但现在，那些感觉完全消失了。

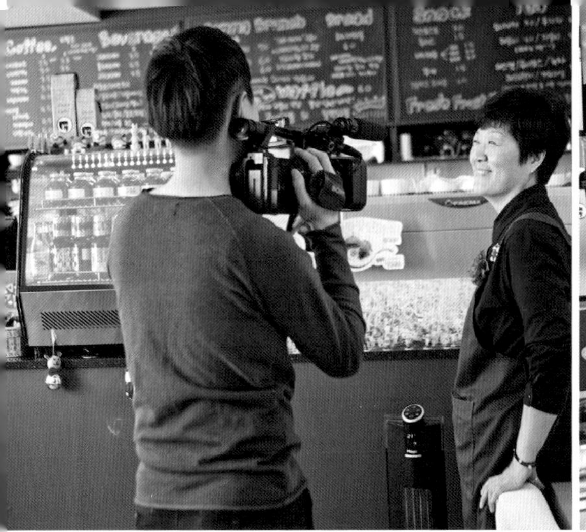

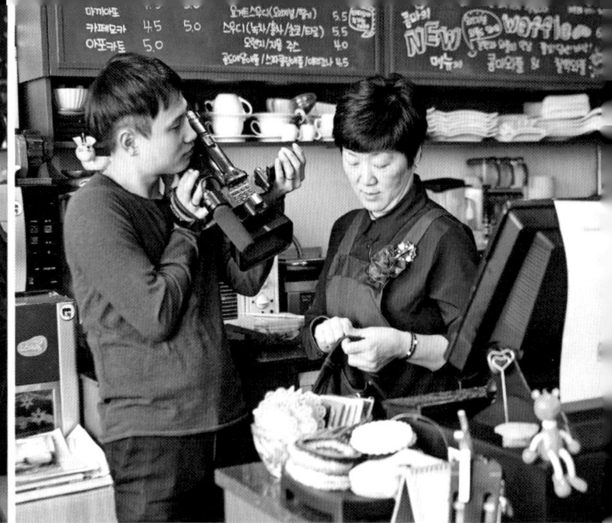

5. 面对困难，你所领悟的独门技巧是什么？

减肥期间，为了庆祝女儿毕业，去了一次自助餐厅。环顾四周后发现，其实我能吃的蔬菜也不少。医生说的话果真没错，“不论什么食物，只要养成细嚼慢咽的习惯，就不用怕胖了”。

6. 可否推荐运动或减肥小技巧，给那些说“没时间”的人？

只要是可独自站立的空间，就能进行深蹲、拉举、伸展操等动作。因为我的脖子常酸痛，所以只要有空，我就会大量做颈部伸展运动。

7. 请为全国正在减肥的朋友们，加油打气吧！

当你想到“我都这把年纪了，还能做什么？”时，就是好的开始时机。挑战看看吧！一定做得到！

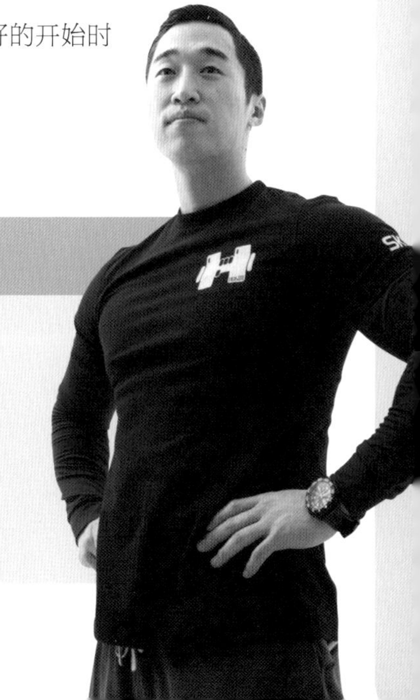

安镇弼教练的评语

起初因为年龄比其他挑战者大出许多，导致体力受到限制，使她丧失自尊心，担心会造成其他“瘦身女孩”的困扰，因而运动的表现有些衰退。不过，通过教练与伙伴的不断激励、咨询与鼓励，渐渐培养出信心，最终得到不错的成绩。

Case 5

患有严重的暴食症，肚子比胸部还大

雅拉年纪和我一样，她扭扭捏捏、双手动来动去，宛如活在自己世界的少女，这使我对她更感兴趣。她在不停地嘀咕，我听不太清楚，于是便拜托她靠过来些。她说，一直以来都在减肥，因为不定期的节食，让她只要一到吃饭时间，就会狼吞虎咽地吃下许多食物，即使肚子要炸开了，也继续塞食物。这是因为她中了“暴饮暴食”的毒。我也经历过，所以相当清楚。明明知道不该这样，也保证这是最后一次，却老是反悔，这就是暴饮暴食。随着身材变胖，自尊心也因此下降，只能躲到自己的世界里。于是，她的生活作息不规律，也鲜少与朋友联络。她的肥肉全部集中在肚子上，相较于其他部位，雅拉的腹部赘肉明显突起，十分显眼。

雅拉说，在《搞笑演唱会》上看着103公斤的权美珍，认为她绝对瘦不下来；现在她却亲眼看到减肥成功、站在自己面前的权美珍，觉得相当不可思议。她说，只想瘦得像权美珍一样，刚刚好就好。

艺人通常拥有完美身材与姣好脸蛋，一般人要和艺人看齐，多少有些不切实际；相反地，她觉得似乎能赶上我，甚至可以超越我，于是，挑战我的意识在她心中熊熊燃起。

如今，雅拉过去比胸部还突出的肚子，已消失得无影无踪。

雅拉，在我的记忆中，你始终就像温暖春日。多亏你说想变得像权美珍一样，我才能努力当个不害羞的权美珍，由衷感谢你。你告诉我，“除了羡慕别人，也要改变自己。”托你的福，从今天起，我决定要羡慕演出《秘密花园》的金思朗了。总有一天，我也会拥有像金思朗一样的身材吧！

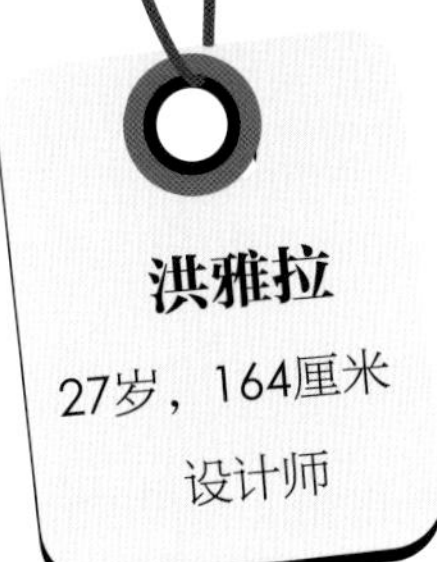

美珍是我的目标，我想变得跟她一样

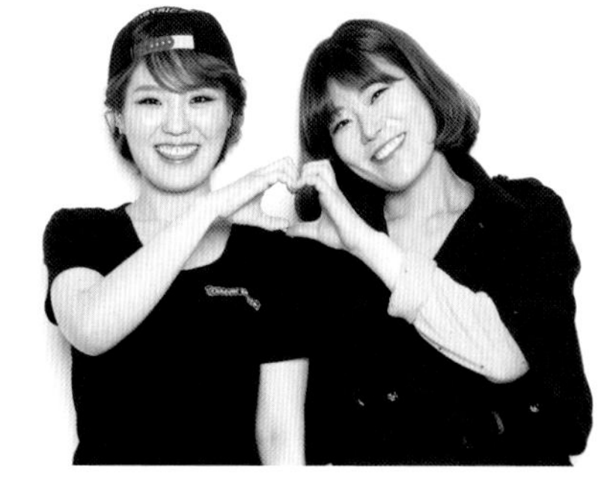

收看《搞笑演唱会》的“瘦身女孩”单元时，我心想，当时比我还胖的权美珍就算减肥，又能瘦多少呢？然而，每周都看到她又变瘦的惊人模样，我既感佩服、又觉羡慕。刹那间，变漂亮的权美珍成为我的理想目标。

我常常觉得，如果我也能像权美珍一样，有人在旁特训，一定也可以变瘦！恰巧看到招募第二个“瘦身女孩”的公示，我毫不犹豫地报名了！甚至连令人羞怯的全身照也一并寄去，希望能被选中。

面试甄选当天，我看见许多和我有相同烦恼、谈论减肥失败经验、因肥肉而受创的人们。听着那些故事，我深刻感受到：“我真的好想健康减肥。”我心想，就算因为紧张而无法完整表达想法，也要用眼神传达我的决心！莫非是我充满意志的眼神，让评审心领神会？发布结果时，竟叫到我的号码，我的心脏跳得好快，外表处于呆滞状态，内心却则大声欢呼“好耶！”

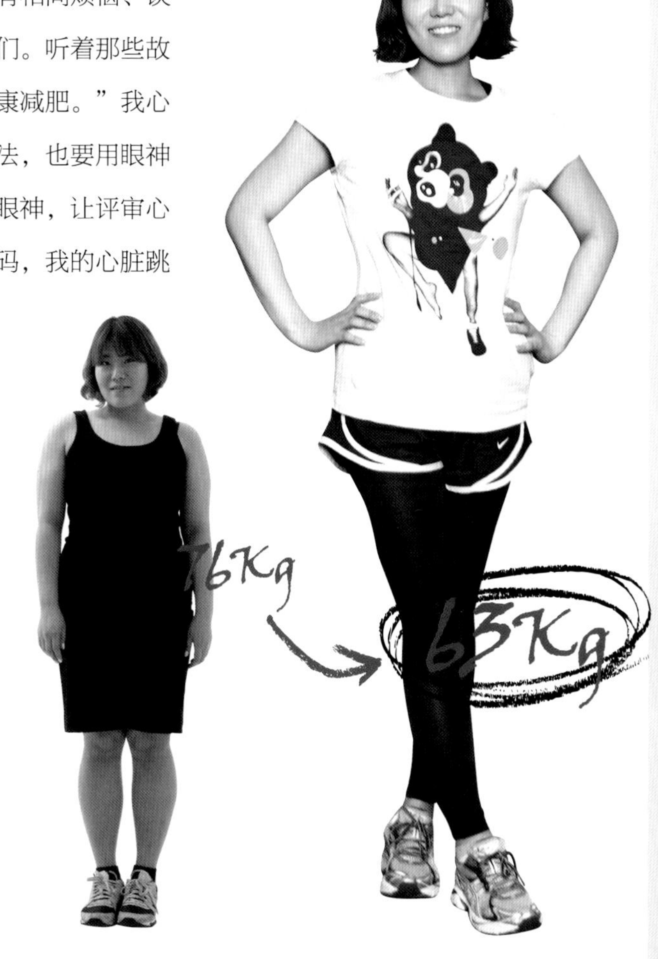

不论是为了淘汰者还是未来即将变美的自己着想，我下定决心，一定要认真减肥。如同我看到权美珍后，受到激励一般；我也希望将来有人看到我后，也能受到激励。

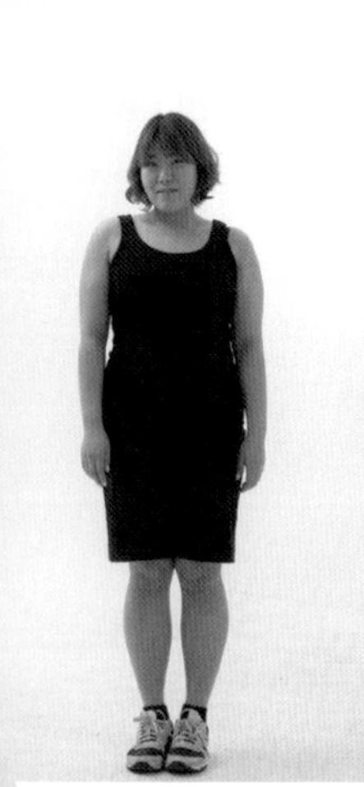
before

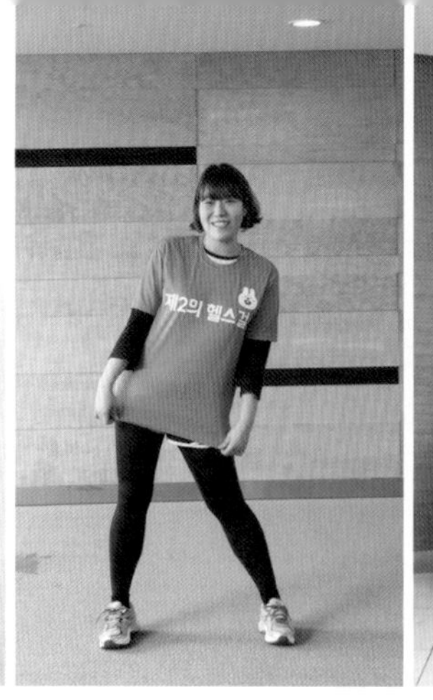

1个月后

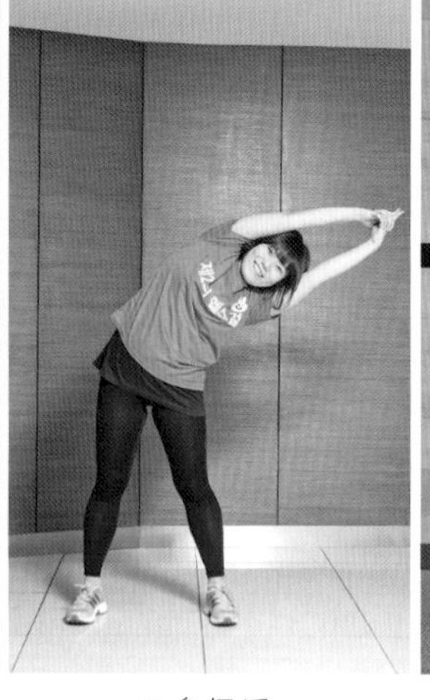
2个月后

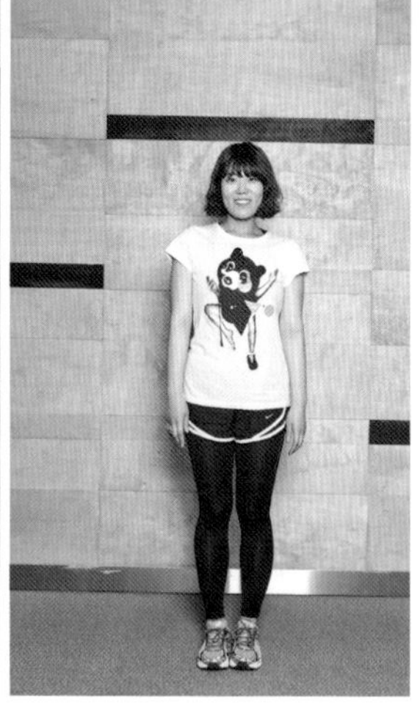
After

变瘦的身体，是减肥的最佳动力

甄选后，第一次和教练与主治医师见面，我才终于有真实感“原来我真的变成‘瘦身女孩’了！”想象着100天后焕然一新的自己，仔细听着老师们说的一字一句，告诉自己相信他们，跟着他们走到最后，绝对没有错。

第一个月，我整顿好过往懒散的生活，全心投入减肥，尽管有些辛苦，却让我头一次亲身感受到“我现在减肥减得很健康，也慢慢了解何谓健康减肥”，我感到非常快乐，且新鲜感十足。以前打死我都不运动，现在一周运动六天；虽然有时也会因食欲难耐，但是我告诉自己现在是最佳机会，非瘦不可。”

之前不规律的饮食生活所造成的胃痛也逐渐改善，连身体也感觉轻盈许多。以前很讨厌活动，最近则老是想到处走走。此外，慢慢适应运动后，我才明白，原来运动也能纾解压力。

迈入第二个月，每个人都有不同的减重任务，减肥餐也更精简；当然，运动不仅强度增强，连时间也增加了。虽然很快就适应减肥餐，但运动真的很累人。有时我会想，“如果能在运动中被溶解，该有多好”。可是，我马上就会清醒，“要溶解的是脂肪，不是我呀！”一边这样想，一边打起精神，完成所有运动课程。

遇到难关只要撑过去，明天就能更苗条，只要看到身材正在改变，自然就会乖乖吃减肥餐，也会努力运动。现在，不用使力也能看到过去被脂肪埋起来的锁骨，或是摸到骨盆，连我自己都吓一跳。

另外，妈妈每天说着“你真的瘦很多耶！”更让我明白，这些日子的努力真的没有白费。以前到服装店时，会担心尺寸不合而犹豫不决；现在则是大大方方地走进去，拿着以前尺寸不合的衣服，故意说这件衣服好像穿不下，而店员就会立刻说，“是您要穿的吗？这个尺寸您一定穿得下”只要听到这句话，我就会更有自信，也更加快乐。减肥的最棒的结果就是，我越来越喜欢有自信的自己。

就算“瘦身女孩”计划结束了，也绝不代表我的健康减肥计划就此结束！我会持之以恒地通过减肥餐和运动，让自己变得更健康。纵使不是和“瘦身女孩”们一起运动，但我依旧希望未来能继续互相扶持。我们的健康减肥计划，没有结束的一天！

1. 因运动感到疲累、想放弃时，你会怎么鼓励自己呢？

想着运动只是暂时的，然后咬着牙撑过去，并告诉自己，一天当中，运动时间再长，最多也只有3小时。稍微忍耐一下，就能安稳躺下睡6小时了！

2. 因为调整饮食觉得很累时，该如何控制体内的大食怪呢？

我没料到自己这么能忍受食欲，甚至让我觉得，过去依赖减肥药的自己像个大笨蛋。现在我反而难以忍受吃太多、肚子太胀，所以会酌量用餐。而且，只要认真运动，想吃的感觉就不会这么强烈。为了不让自己一直狂吃，我不会一直待在家里，会常出门走路、透透气，这是我抑制食欲的最佳办法。

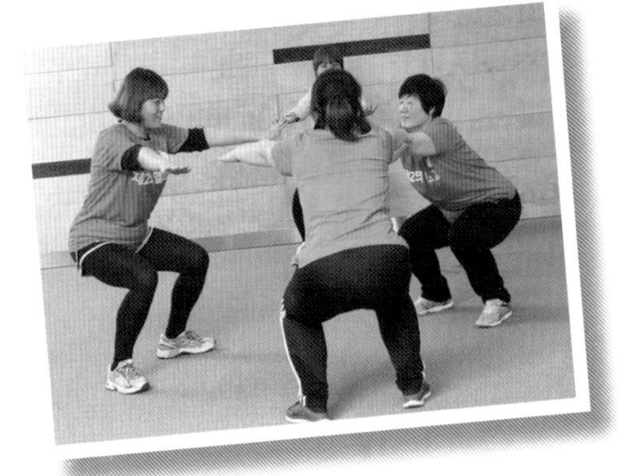

3. 如何战胜最煎熬的时刻，顺利渡过难关？

我有时会突然觉得“我这是在做什么”，我也想跟其他人一样去大吃；也想和家人一起做美味料理；心情不好时，也想喝酒。可是，我又会想，就是因为一直以来都那样生活，身材才会走样。于是，重新打起精神，告诉自己“未来能吃美食的时间还很多，但减肥则一定要现在做”。

4. 面对困难，你所领悟的独门技巧是什么？

减肥时，恰逢亲姐姐结婚典礼，大家都说，“你要怎么忍受美食？”看炸物等美食在我眼前晃来晃去，我赶紧低头看了看自己的身材，“嗯，要甩掉的肥肉还很多”。幸好这些美食中，也有许多蔬菜料理。我忍住诱惑，盛了一盘满满的蔬菜，吃得津津有味，完全不输给肉和炸物。

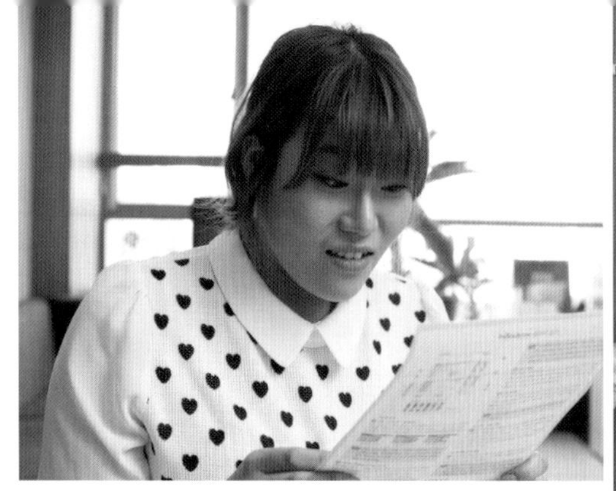

减肥第一天，在医院拿到健康检查结果后才发现，“我竟然如此疏于管理自己的身体！”

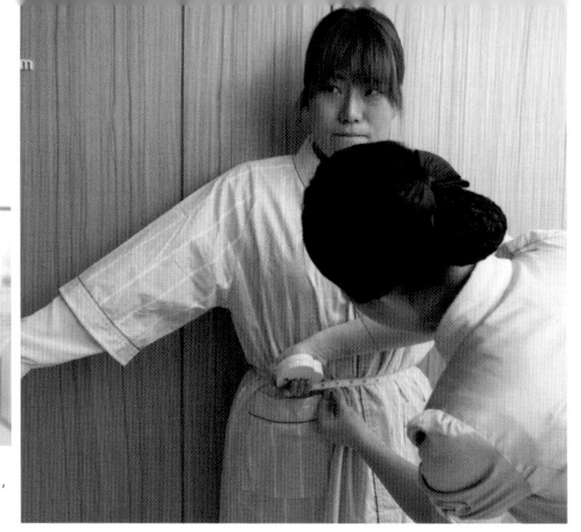

5. 减肥后，身体和周遭的友人有何变化？

以前只要稍微动一下，就觉得好累、好麻烦，不喜欢流汗的感觉。现在完全不觉得麻烦或累人，身体轻盈了许多。以前只想待在家，现在则没事就想出去走走。虽然我也觉得自己变瘦，但似乎是听见身边的人这么说，我才更有真实感。尤其是每天见面的妈妈，她总说“现在那件衣服不会紧了耶”或“身材确实变苗条了”，我才明白，这些日子以来的努力没有白费，我相当开心。

6. 可否推荐运动或减肥小技巧，给那些说“没时间”的人？

日常生活中，搭地铁或公交车时，可以在目的地前一两站下车，步行前往；或是养成以走楼梯代替搭电梯的习惯，及勤奋做伸展运动。我会在等车时，下意识地做小腿肚的伸展运动，帮助活动身体。

7. 请为正在减肥的朋友，加油打气吧！

如果要减肥，就别找一堆借口，何不现在就开始呢？千万不要用奇怪、荒谬的减肥法！借由健康减肥法，让身体、心灵都变漂亮吧！

安镇弼教练的评语

洪雅拉的心肺耐力很好，但因为上半身肥胖，造成膝盖内侧往内倾斜。此外，内侧的大腿肌肉太少，所以我特别为她设计专攻内侧的姿势，进行个人训练。最后，她的完成度高达80%，下半身的肌力也明显改善。

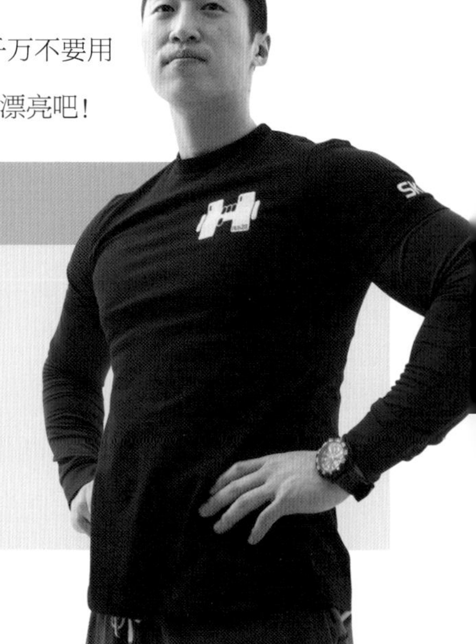

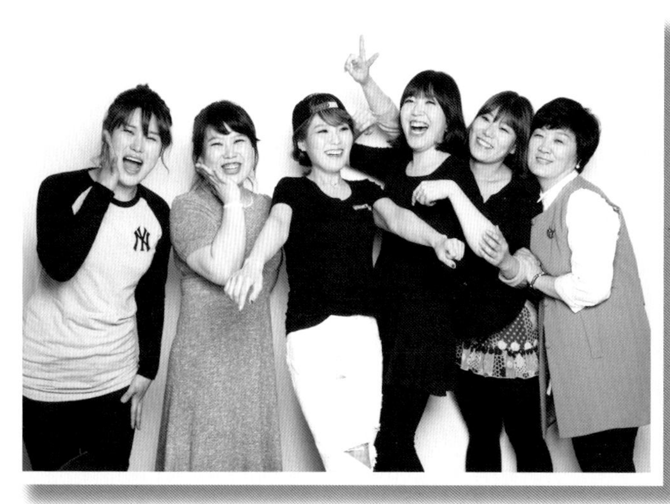

我们都瘦了，你一定也能成功！

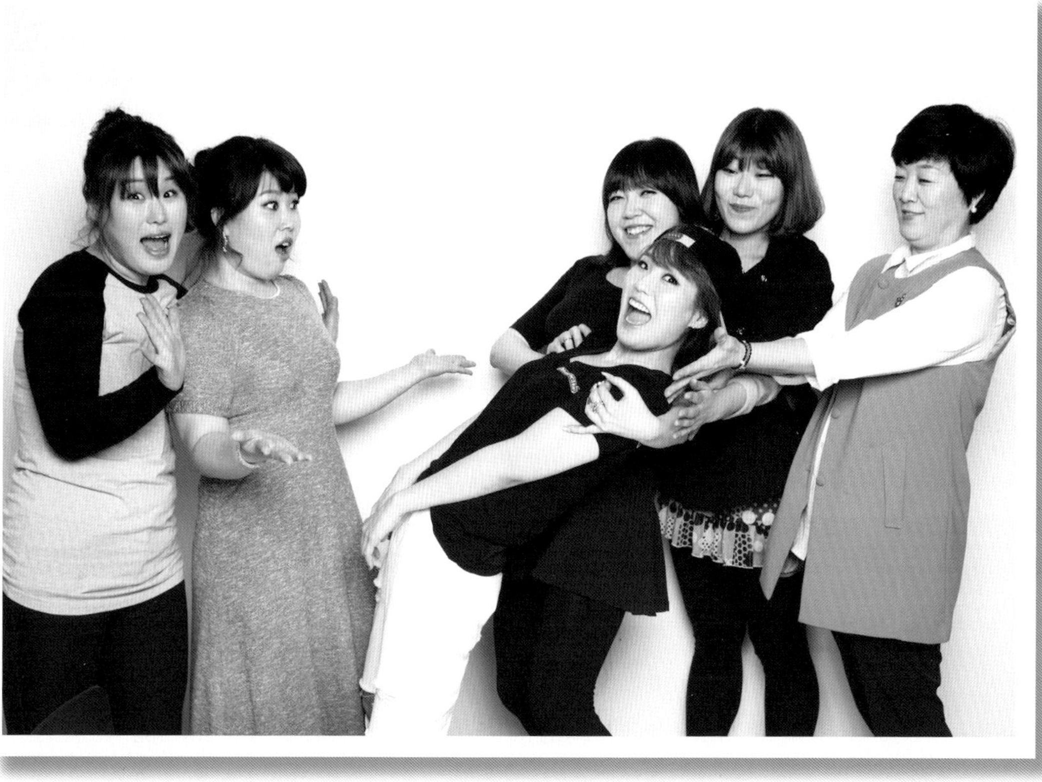

从饮食和运动着手，你就是下一个瘦身女孩

“瘦身女孩”的主治医生 Parkview医院赵晟均院长

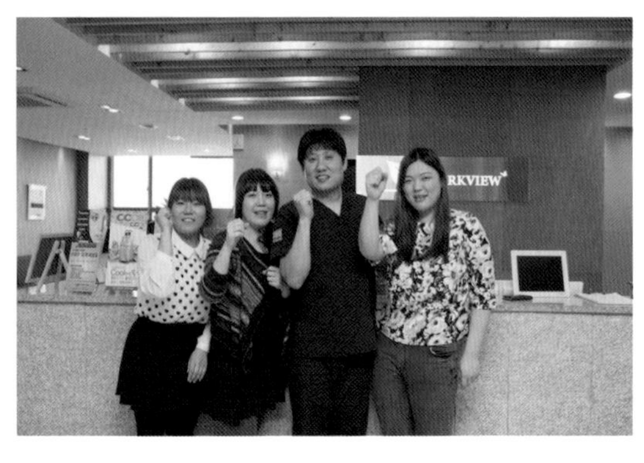

肥胖可说是能量摄取与消耗之间的战争。吃得太饱、活动太少，是许多肥胖患者共同的生活习惯，同时也是导致体重增加的普遍原因。

大家对于减肥和健康的关心度日趋提高，但是，为什么基础代谢量和身体活动量反而持续下降，肥胖人口逐渐增加呢？这可说是现代社会的一大课题。

我与挑战者们面谈、确认健康状态后发现，她们的身体质量指数（BMI）皆是重度肥胖；而且在代谢症候群的多项标准中，她们被归纳于腰围超过80厘米以上、三酸甘油酯数值超过150毫克以上、空腹时血糖大于100毫克以上、高密度脂蛋白胆固醇未满50毫克（女性）的状态。在开始运动及控制饮食前，我向挑战者们确认后发现，她们的共同点都是“饮食不正常及没有运动”。

我分别向挑战者说明她们的血液检查结果及身体组成分析，让她们对“肥胖”有所认识，并强调这是疾病。原因在于，肥胖是高血压、糖尿病、心血管疾病，还有脑中风等疾病的主因。同时，我也告诉她们，太严重的肥胖会缩短寿命。由于挑战者们有肥胖家族史，因此比起其他人，基础代谢量较少，必须付出更多的努力，才会有显著的改善。肥胖患者摄取过多能量，相反地，消耗量却明显不足。与挑战者的谈话中发现，她们习惯食物吃到十分饱，也有些人靠食物纾解压力。随着身体逐渐增重，她们变得更讨厌运动，只能活在觉得“运动很累”的恶性循环中。

“减肥”是一辈子的课题，变瘦后也要持之以恒

“别太晚吃晚餐、避免吃高糖食物、禁酒”，这三项是减肥必要条件，如今已成常识。借由适当的减肥食谱和优秀教练，我们提出摆脱肥胖的计划，并提倡“过去是过去”的理念，秉持为健康而非减重而努力的决心，投入减肥计划。

进行减肥计划期间，若是瘦得太快，身体一定会出问题。因此，跟医生及教练做完专业咨询后，再维持适当速度减重，这点很重要。

其中一位“瘦身女孩”三个月来，从77公斤减到63公斤，BMI则从28.4降回23.4的正常范围；不过，肌肉量却是借由运动来维持。减肥时，如果肌肉量也跟着减少，日后将容易引起“溜溜球”效应，并影响基础代谢率，进而反弹。再者，肌肉量要充足，才能改善身体的弹性，预防皮肤松弛。在体重骤然减轻的情况下，胶原蛋白、水分及蛋白质也会随之消失，导致肌肤弹性衰退。因此，一天需摄取1.5升以上的水分，也要摄取鸡胸肉等丰富蛋白质食物；而富含单宁酸的栗子和苹果等食物，对于补充胶原蛋白也很有帮助。

恭喜所有参与“瘦身女孩”计划的大家，都成功达到自己的目标。看到所有挑战者在这三个月期间体重减轻、恢复自信、变得既漂亮又开朗的模样，是最令人感到欣慰的一件事儿。因以前穿的衣服变大而买新衣，不仅仅代表减肥成功，似乎也象征着崭新人生。

我叮咛她们，体重减轻后，容易引起“溜溜球”效应，因此，无论何时都要保持继续减肥的想法生活。当然，要一辈子远离喜爱的食物并不容易，但我认为，只要养成运动习惯，适量吃些想吃的食物，就没有问题了。

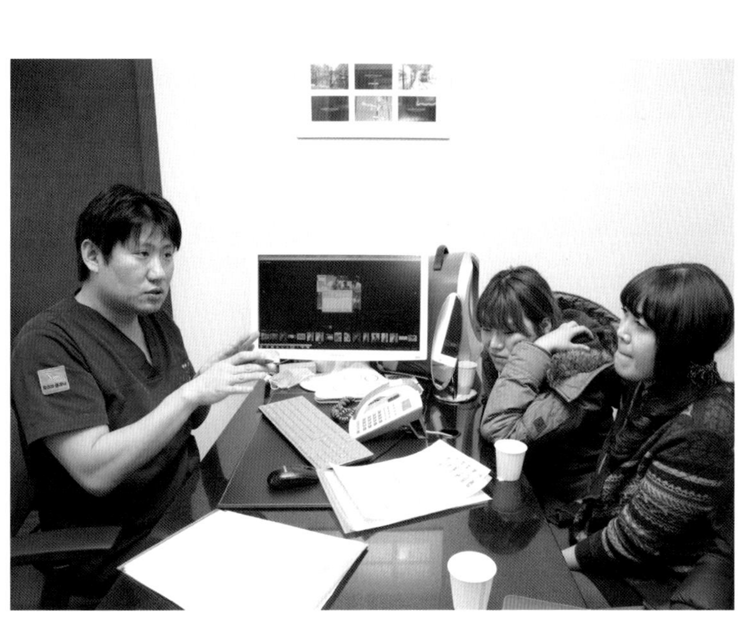

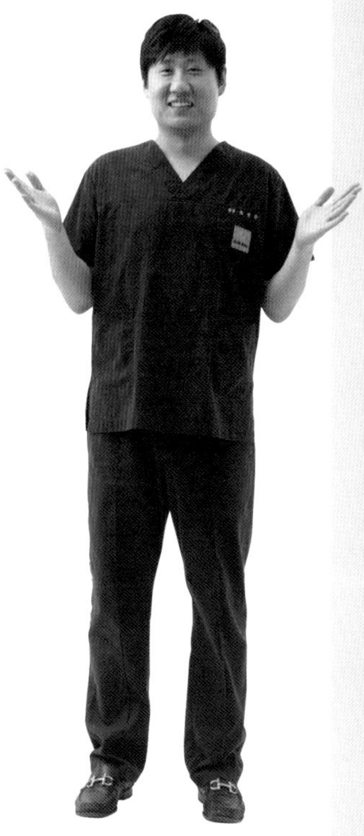

改变吃的食物，是减肥的开始

“瘦身女孩”的主治医生 Cheongdamheal医院金敏英院长

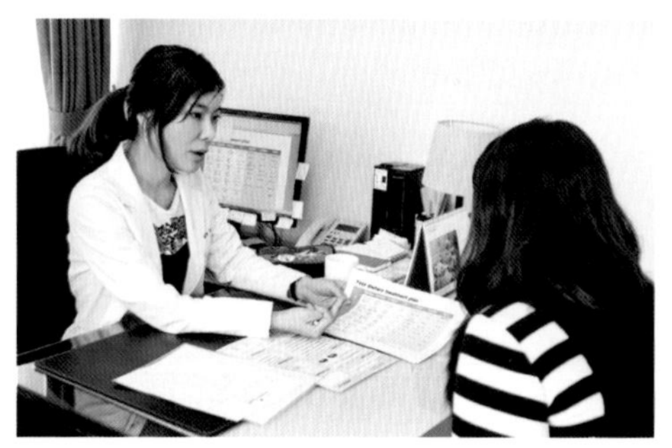

我对“瘦身女孩”们说的第一句话是：“不论谁瘦最多，三个月后，一定要成为最美、最有魅力的人！”还要将此刻想遮掩身材、没自信、只羡慕他人外貌的想法完全抛开；爱惜自己、激起自信心才是最大目标。我在想，或许每次在诊所与“瘦身女孩”见面时，真心祝贺她们改变的面貌，并不吝于赞美，对她们而言，就是最大的帮助。

金喜玉在年龄、体力上很吃亏，而且血液检查中，也有高脂血症、维生素不足、肝指数过高等问题。因此，有效燃烧脂肪的同时，改善营养状态也很重要。于是，我连同能缓解疲劳的维生素C、改善肌肉疼痛的镁也一并让她服用。或许正因如此，在她身上也看得出完全不输给年轻人的体力及减重效果。

金秀仁是典型的夜宵中毒者，习惯吃又辣又咸的食物且暴饮暴食。这种情况下，一旦减肥结束，“溜溜球”效应便会因无法抑制食欲而急速找上门。因此，打从一开始，就需要重新调整心态。一旦想起想吃的食物，就先闭上双眼、想象自己身旁有个又黑又大的黑洞，将那些想吃的食物和正在享用食物的人丢进黑洞中。她说，拜此所赐，每当忍不住想吃时，都能运用这个方法忍住那危险的瞬间。

最后，李媛熙过去习惯吃食欲抑制剂减肥，但只要停止用药，就会面临“溜溜球”效应，接连反复的情况下，导致体重超过界限。反复减重、反弹、又减重的“溜溜球”效应会造成激素失调，不容易变瘦，一旦激素失调，分解、燃烧脂肪的过程就会变慢。减肥时最重要的是“改变饮食习惯”，提供充分营养，以便有效燃烧脂肪及维持身体均衡。考量到她的血液检查及个人病史等因素，我借由静脉营养注射，补充有助维持激素均衡的成分，获得不错的成果。

改变饮食习惯，才有助于减轻体重

运动和饮食是减肥的核心。不过，该进行多久及该怎么做，则需根据个人体力、生活习惯或健康状态等条件来决定。减肥是为了自己的健康，绝不是为了让别人看见。绝对严禁因减肥造成压力、疲劳、危害身体等事情发生。以下教导大家一些减肥诀窍，希望可以帮助各位，迎向美丽与健康。

1. 少吃蛋糕、面包，减少碳水化合物的摄取

碳水化合物会使血糖上升，尤其是单糖类，会使血糖急剧飙升，因而造成胰岛素分泌量及分泌次数急速增加。一再反复这种情况，体内分泌的胰岛素数量便会增多，而细胞接收信号的过程也会跟着大乱。如此一来，血液中的糖分会被拉进细胞中，即使体内在分泌胰岛素，细胞也无法读取从身体传来“将糖分当做能量”的信号，我们将这种情况称为“胰岛素抗性”。

一旦身体产生胰岛素抗性，血糖将无法立即降低，同时也无法在细胞中被当做能量使用，进而变成体内脂肪，且储存速度也会加快，导致脂肪量逐渐增加。因此，我建议各位多吃糙米饭、香蕉、地瓜等食物，避免吃蛋糕、面包及用面粉制成的所有食物。

不妨自行拟定以蛋白质和蔬菜为主的菜单，以减少碳水化合物的摄取，并在菜单内添加牛肉或鸡胸肉、水煮蛋、荷包蛋、鱼等食物；点心则以一杯低脂牛奶或一片芝士代替。

2. 先吃菜再吃饭，颠倒用餐顺序

在减肥过程中，我请“瘦身女孩”们颠倒“用餐顺序”，先吃凉拌菜和青菜，最后才吃糙米饭。这有什么效果呢？

凉拌菜和青菜因不咸、不辣，必须稍微炒过或沾上少许紫苏籽油再食用；饭则是因为用餐时间过了一半后才开始吃，肚子已经开始有饱足感，自然能减少碳水化合物的摄取量。

另外，不沾酱汁或喝汤时只吃里面的料等，这些简单技巧也能产生明显的效果。大家不妨今天就开始尝试。

3. 细嚼慢咽，食物请咀嚼30下后再吃

我一再告诉“瘦身女孩”们，“只要慢慢吃，就能减少进食量”，为什么呢？因为食物在口中不经咀嚼就吞下肚，会造成胃和肠道的负担，且在分解、吸收的过程中，容易产生有害物质。此外，在咀嚼的过程中，信号会传达至大脑，让身体产生饱足感，因此，比起狼吞虎咽，细嚼慢咽有助于带来饱足感。

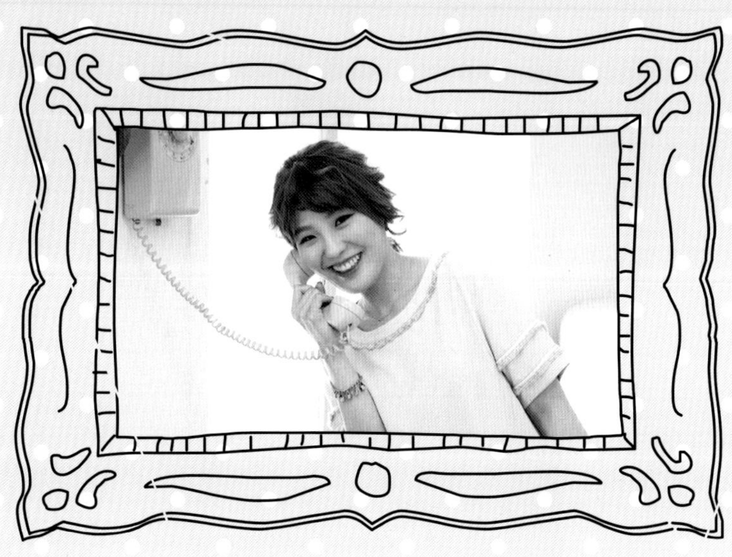

Chapter 2

绝不整形！

28招减肥秘技，教你永不反弹

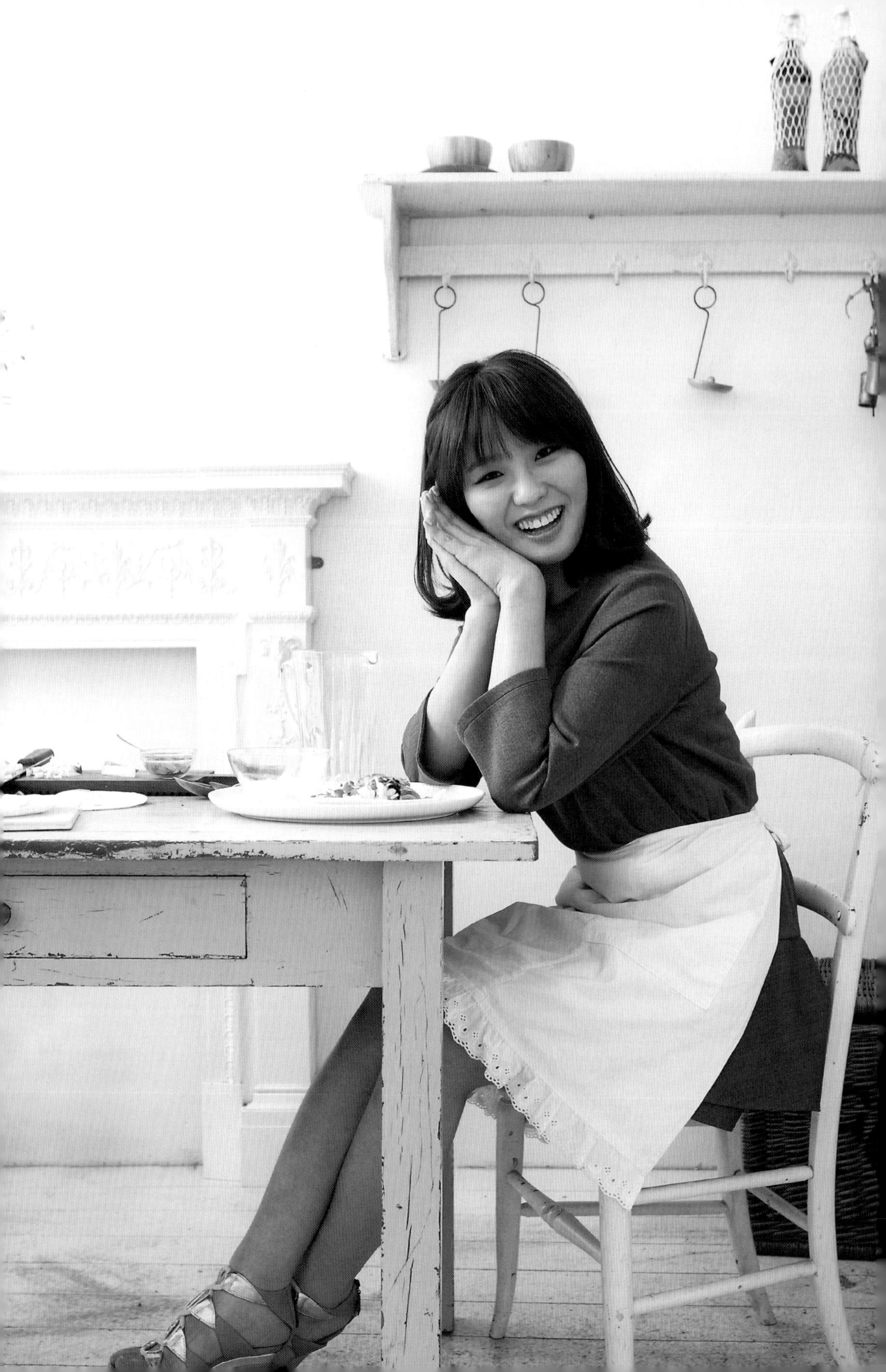

痛苦回忆当经验，美好记忆成故事

有个女孩出生时体重3700克，比其他新生儿稍重些，喝奶量是别人家小孩的两倍；4岁时，一个人吃完整只烤鸡后昏倒，被送进急诊室；一双粗腿怎样也挤不进尺寸最大的童装裤内，只好提早买少女服饰，再剪短裤腿；小学3年级时，因为想吃运动后提供的面包，所以加入田径队推铅球；小学5年级时，觊觎爸爸喝的马格利酒，便偷偷拿来喝，结果不但喝醉，还将电饭锅误当马桶，一屁股坐上去后被烫伤；初中时，别人连穿3年的校服，她却要每年重新定做；埋怨逼迫自己减肥、运动的妈妈，最后愤而离家出走。

想吃什么就吃什么，吃完就平躺；一躺下来便呼呼大睡；睡醒后又继续吃，就算不饿，也会拿嘴馋当借口继续吃；只要食物在眼前就想大吃。她是一个效忠于“人类本能”的少女。

在她的记忆里，最轻的体重是22岁时的88公斤，更从来没有低于40公斤，早在她几乎没有印象的小时候，就已经打破这个重量了。“她”就是我，权美珍。

因为太胖，脚踝卡进栏杆里拔不出来

据说当小婴儿露出天使笑容，拿着手摇铃玩耍时，我也会像其他孩子们一样，露出天使般的微笑，只是我手中拿的不是玩具，而是被我吃剩的鸡骨头。

现在的我，可以走路3小时也不累，这都要归功于小时候的“训练”。妈妈年轻时身高162厘米、体重42公斤，体形纤细，因此根本背不动我。或许小小年纪的我，已经察觉到妈妈的心声？据说，我未满10个月，就开始学走路了。哈哈哈，我根本是超级体贴孝顺的乖小孩。

我也曾因体形庞大而受伤。小学3年级时，和朋友们去游乐园玩，脚踝卡进铁栏杆的缝隙里，因为太胖了怎么拔都拔不出来，只好打119求救。我的脚踝骨裂了，必须打上石膏。只有小学3年级的我，因为丰腴的身材，创造了令人难忘的人生经验。如果只有我受伤，那才真是万幸。小学4年级时，我让小3岁的弟弟坐在自行车上，但在下坡路段时，由于体重缘故，根本刹不住车，导致自行车严重翻滚，害弟弟的重要部位受伤，我差点毁掉弟弟的宝贵人生。

我的裤子中，寿命最长的只有一个月。因为走路时，大腿与大腿间会相互摩擦，导致裤子快速磨损，不论是哪一种布料的裤子都一样，再昂贵的裤子，都只能穿一个月就破了。既然提到裤子，又让我想起一个有点尴尬的回忆。

我参加搞笑艺人公开选拔时，表演了踢腿动作，结果因为裤子太紧而裂开，让我的内裤被评审委员们看光光（羞）。我并不是故意的，因为这条裤子是我全部裤子中最宽松的一件，但看起来仍旧像紧身裤。虽然当时我慌了手脚，却还是用机智的搞笑带过。现在回想起来，或许要好好感谢那条裤子，在适当的时机破掉，抓住评审们的目光，使我顺利当上谐星呢！

再痛苦都不逃避，请勇敢面对

每次搭电梯时，只要发出超载的声响，就算我不是最后一个上电梯的人，大家也会盯着我看，似乎在暗示我"这位胖小姐，你是不是应该主动出去呢？"在众人齐聚一堂的场合，只要有屁味，大家总会将目光投向我，表情像是写着"胖的人好像都比较会放屁？"（即使犯人不是我）虽然我总是很乐观，但偶尔也会因为一般人对胖子的偏见而感到难过。这些不好的经验告诉我，既然瘦了，我就绝对不要再回到过去，即使给我一千万，我也绝对不要。（如果是十亿元，我倒会考虑看看）

就算此刻受委屈，就算此刻很痛苦，我都不会再逃避，而是努力改变现状，创造更美好的回忆。只要站在美好的结果面前，就能笑着看过去的辛酸记忆了。我想说的是，我们不是做不到，只是一直没尝试罢了。在我身上所发生的每一件事，都是我的宝物，谁也带不走。

∴ 美珍想对你说

好好拥抱，并接受现在的自己吧！

某天，我进到大众池里，水却没有溢出来，

又是一个小奇迹

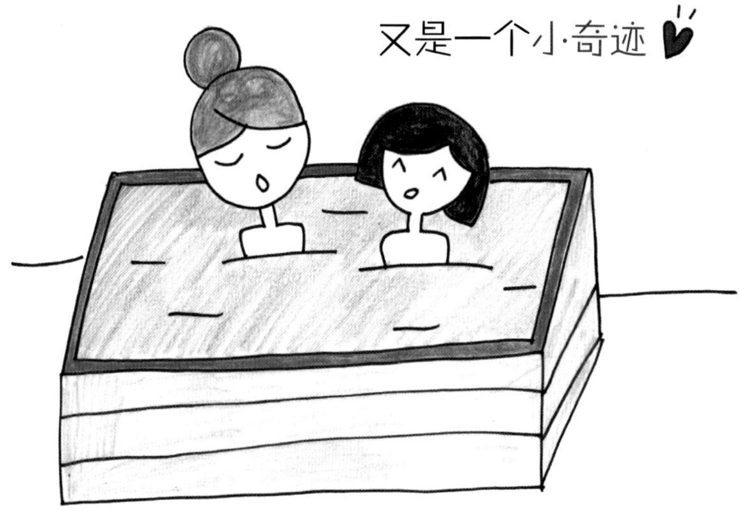

瘦瘦的女生说“好冷”，

并不是在装模作样

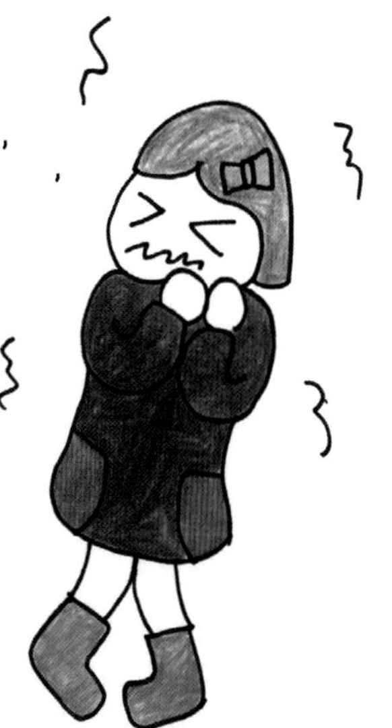

任何困难都不怕，我就是拼命女孩

我是KBS公开选拔的第25届搞笑艺人，这只是我其中的一个身份。

最近经常被问起："为什么你现在没有在《搞笑演唱会》表演了？"没错，我是女谐星，但我现在却没有演出《搞笑演唱会》；因为《瘦身女孩》的减肥企划单元结束后，我便和吴娜美、朴智宣、朴昭英、成贤珠一起参与《Beauty School》的搞笑单元，大约有三周的时间。虽然我瘦下来了，但对我而言，《搞笑演唱会》才是至高无上的舞台，即便没有参与演出，我仍会和前辈、后辈及同事们开会，并兼任该节目的舞台监督；瘦下来的我没有就此松懈，持续天天开会，不分昼夜地想新点子，反复彩排。

除了原先的工作，因为"变瘦"而增加的工作机会也越来越多。我开始尝试其他类型的工作，也体验更多全新的事物，建立崭新的目标计划；一旦目标达成，我又会产生新的梦想，并为新的梦想努力奋斗，持续接受挑战。

虽然我是搞笑艺人，却有机会接触各种不同类型的工作，包括演讲、咨询、连载专栏、主持广播节目、拍摄广告、上电视购物节目、当模特、成为知名博主、写书等，并因为《我瘦了50公斤——比整容更有效的减肥法》这本书，成为减肥瘦身类图书的畅销作家。现在，我仍旧持续写作。

尽管我的本职工作是谐星，但我期待日后还能尝试更多元的新事物，为我的人生写下更精彩的一页。我想说的是，这就是我面对人生的"热情"。不论是喜欢或不喜欢的事情，都要努力完成，因为这些"过程"都会成为你的一部分。

∴ 美珍想对你说

在充满爱与努力的条件下，

先拼拼看再说吧！

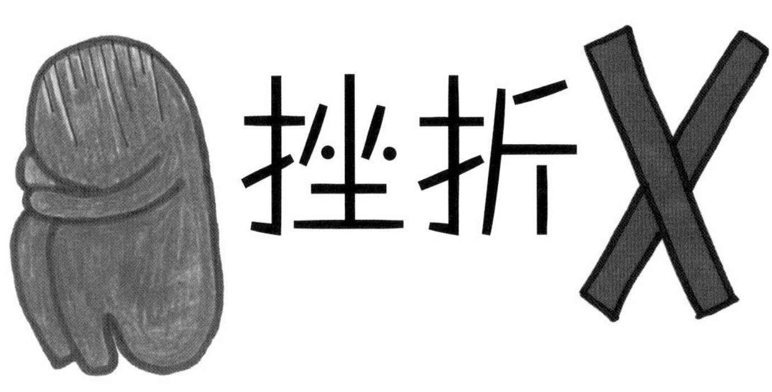

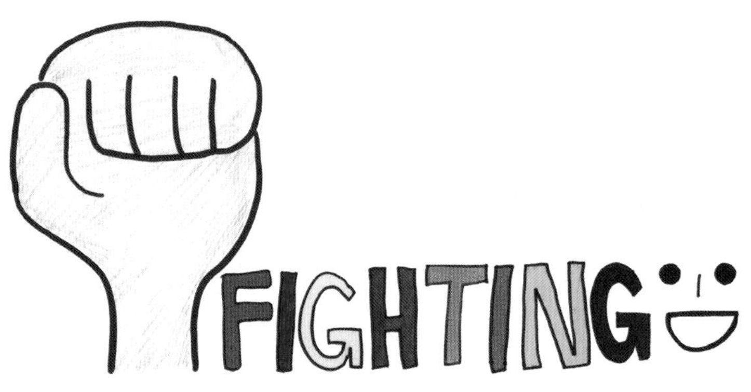

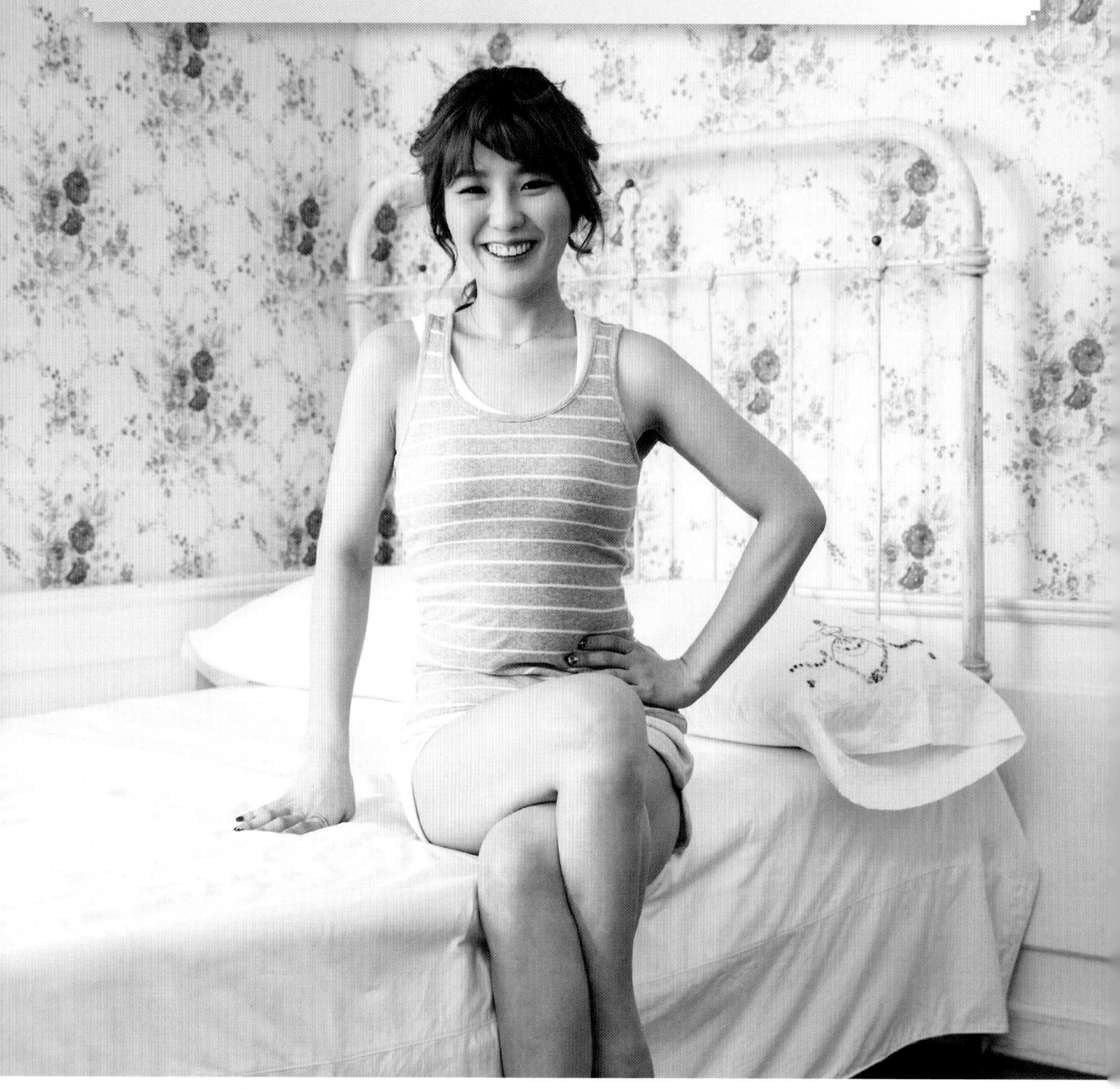

|103公斤时，做梦也没想过的跷脚姿势|

人气逐渐高涨的柳根知哥哥，是身高187厘米、拥有强壮身材及暖男外貌的美男型谐星。我与他曾一起度过刚入行时的岁月，简单来说，就是该看的、不该看的我都看过了，甚至连哥哥的小秘密也了如指掌。虽然这么说，但也不是真的全都看过啦，我只是想要表达我们的交情深厚。根知哥住在大学路小剧场的附近，所以我经常跑到他家玩，也曾给他添了不少麻烦。不知道为什么，每次去他家，我都会莫名地闯祸。

事件1 连大象都能走过的床，却被我压垮了！

根知哥的家位于顶楼，且没有电梯，每次我都要费尽力气爬上楼。某天，我好不容易爬上楼、气喘吁吁地坐在床上休息，却发生意外。床突然发出“啪滋滋”的声响，同时传来弹簧崩裂的声音。

“糟糕！死定了！”我连呼吸都要停了，一心巴望着哥哥没听见那声响。可是，他怎么可能没听见？我还理直气壮地问他：“是不是床太老旧了才会这样？”哥哥冷冷地说：“床才刚买不到4个月”，而且，“它还是广告中即使大象走过去，仍完好不损的品牌”。害我直到今日，仍被根知哥叫“连大象都甘拜下风的权美珍”。

根知哥跟我说：“每天晚上睡在被我压坏的床上，发出啪滋啪滋的声响时，就觉得是权美珍压在他身上。”哥，你结婚时，我打算送你张床当嫁妆！

事件2 一个喝得烂醉的穷酸胖子，还是只记得吃！

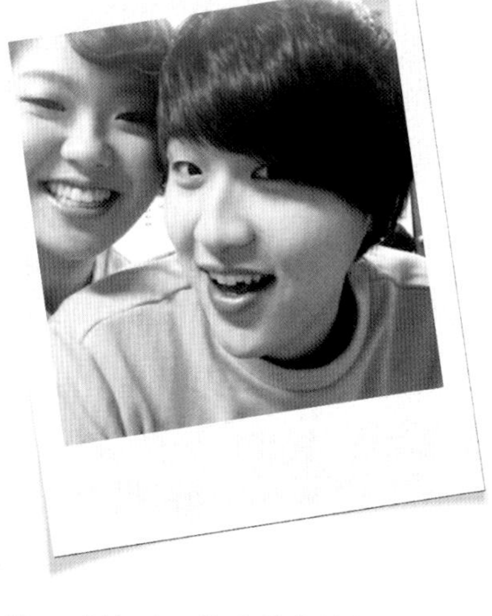

现在回想起来，由于我当时的行为实在太失礼，以致连发生日期都记得一清二楚。2008年7月24日，星期四，发愿当谐星时的穷困潦倒岁月，那天是小剧场的聚餐，不知道为什么我喝得超嗨，灌下一大瓶酒。喝醉的我如同一摊烂泥，根知哥不仅背不动，也扛不起来，于是我就连滚带拖地被搬回他家。

我哭闹着说想吃汉堡，他劝了又劝，终究行不通，只好从存钱筒里抖出几个硬币，给了我50个100块和20个50块（约33元）。他想说，难不成我有办法拿着硬币去买？然而，我连一秒都没考虑，就走出门了。我跑到麦当劳，点了汉堡套餐。为了算钱，我让后面排队的人等很久，店员则用异样眼光一直盯着我看。就这样，我和哥哥一起享用买回来的汉堡。一个汉堡都不够一个人吃，还分着两个人吃！于是吃不够的我，继续缠着哥哥，要他叫炸鸡外卖。

他将存钱筒里剩下的硬币通通拿出来，有100块、50块、10块，终于，凑齐买一份炸鸡的钱。我内疚地数算硬币，将它们放进塑料袋内，并写了小纸条，“大叔，我真的很想吃炸鸡，可是只有硬币，下次订我一定会付钞票的，你肯定会有好报。”

“叮咚”门铃响起，根知哥躲进厕所，我则将门开了一个小缝，收下炸鸡，随即递上装钱的塑料袋。往后我的人生中，究竟会不会吃到更好吃的汉堡与炸鸡呢？

再见了！ 20岁的胖美珍

最近，我中了电视剧《请回答1994》的毒，整个人入戏很深。

虽然看这出戏时很轻松，每次看的哈哈大笑；但更多时候，却令我回想起年少时的苦涩岁月。原因在于，剧中主角们所经历的大学生活是我未从拥有的，令人既羡慕又忌妒。

20岁高中毕业后，我只身北上首尔，在大学路的小剧场寻求工作机会。当然这是为了完成我的梦想，所以当时的我很幸福、很快乐。可是，回想那段辛苦的岁月，还有那些不会回来的20岁时光，一想到从未拥有大学生活和回忆的自己，我就悲从中来，暗自落下两滴泪。紧接着，又看到电视剧中的另一个场景，闯入我几近崩溃的心……

那个画面是大伙围坐在寄宿家庭的客厅中，吃着寄宿妈妈做的泡菜煎饼。由于演员们精湛的演技，仿佛我也正吃着那美味的泡菜煎饼，心中不断浮出"好烫啊！无所谓啦，真的好好吃；哇！泡菜腌得好入味啊！"看得我口水直流，好想冲进电视里和他们一起吃。突然，出现的某句台词打断我享用美食的思绪。

"妈，太多了啦。"什么？他们竟然不是抱怨煎太少，而是煎太多。那瞬间，我竟然模仿起剧中角色都熙的口气，对着电视说："煎得多就要心存感激多吃些呀！为何要嫌东嫌西，有病喔！"

于是，在看完电视剧后，我以"纪念20岁的青春"为借口，立刻动手做泡菜煎饼，味道至今仍令我回味无穷。若是从前的我，吃完煎饼后，铁定还会依照咸、甜、酸、辣的顺序，再吃上一轮，接着再懒洋洋地躺着吃冰淇淋。但现在，我是吃完煎饼后会乖乖运动的权美珍。我为自己如此上进的模样所感动，权美珍真的不一样了！

尽管怀念20岁，但如果有人问我，想不想再回到20岁？我肯定连0.1秒都不考虑，就回答"不要！"因为比起那时的美珍，现在的美珍心境更加成熟饱满，外表也更漂亮、更有自信了！

就用电视剧来填补我的遗憾吧！

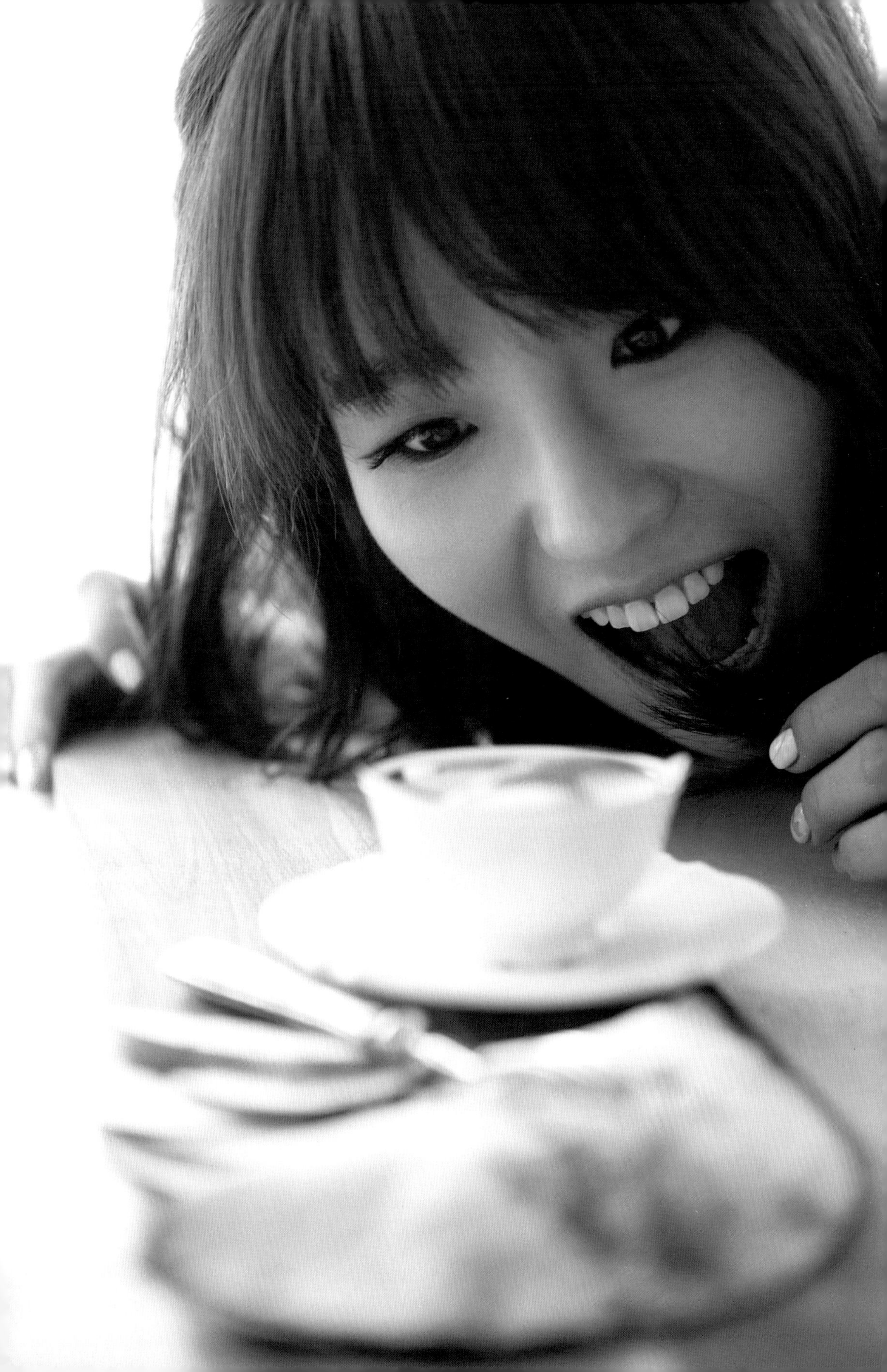

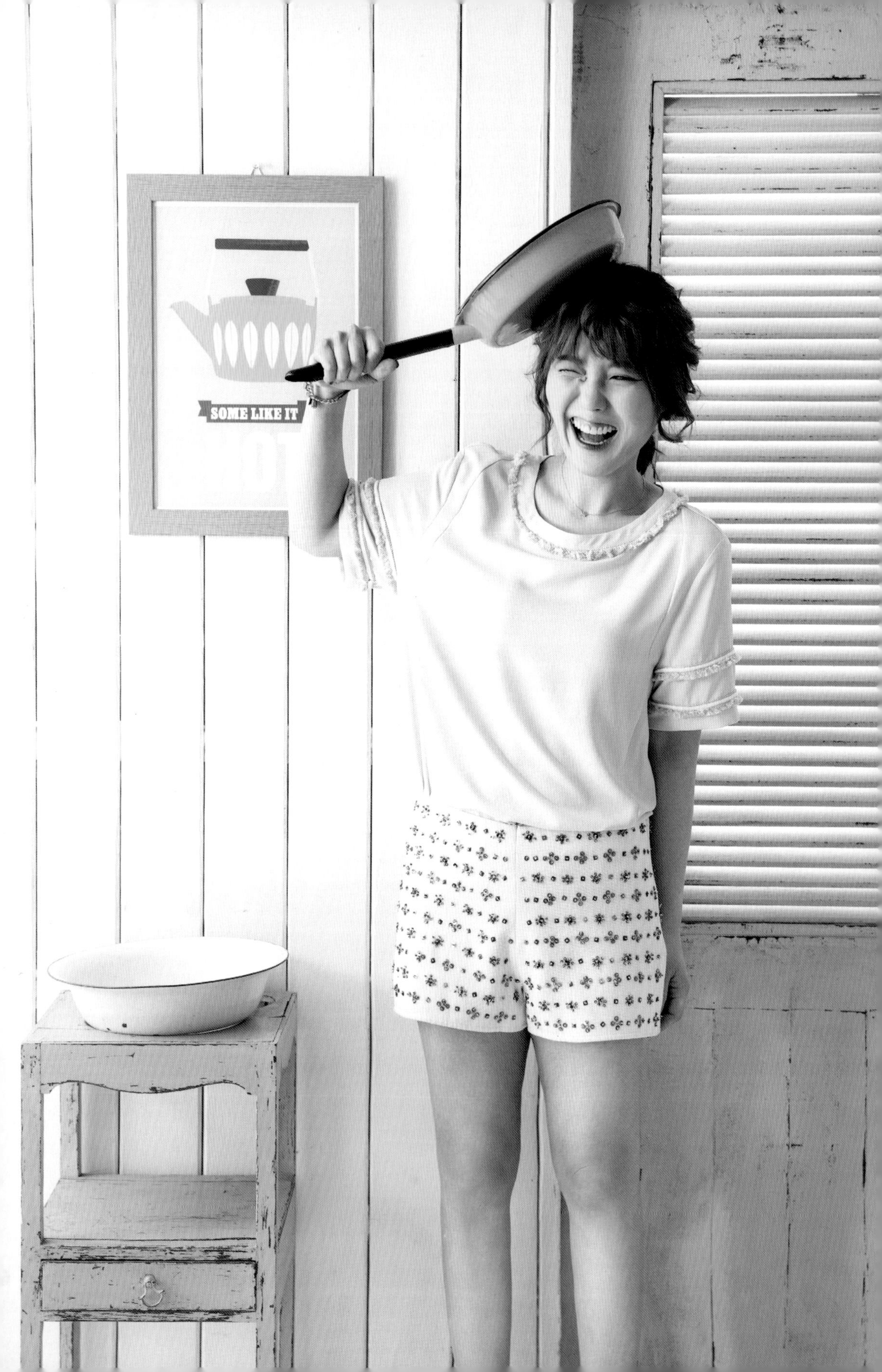
SOME LIKE IT

感谢脂肪！谢谢你们救了我的命

虽然“脂肪”是令人讨厌的东西，但不讳言，这些年来脂肪也曾多次保护我，所以，还是要谢谢它们，得以让我安全生活到现在。

1. 差点摔成脑震荡，幸好脂肪救了我

《搞笑演唱会》的制作团队每周四都会验收新的节目单元，只要通过甄选，就能获得在数千名观众前录影的机会。那是2011年，我赢得公开选拔头衔后，成为新人时所发生的事情。

我和同届的李盛东以“体育舞蹈”为主题，共同演出。当时我还是新人，心中充满热情，很积极地向学过体育舞蹈的盛东哥学习，一遍又一遍地练习。练习时，我将自己的身体完全放心地交给哥哥；而他则使尽吃奶的力气，支撑着比其他女生胖三倍的我。

终于来到验收的日子。我们顺利地做出练习时的各种舞蹈动作；接着，我们自认最高难度的动作终于要来了！这是一个“我要帅气下腰，哥哥则要用手臂接住并举起我”的动作。

本来希望能做出一个完美的ending，但天晓得，哥哥居然漏接了我！将自己完全托付给哥哥、猛然向后躺的我，就这样“砰”的一声，脑袋直接撞到地上，失去了意识。我的后脑勺肿了一个大包，吓坏了所有人，被紧急送往医院。

幸好，检查结果并无大碍，甚至在听取检查报告时，我及身旁的同事们还有医生、护士们，全都忍不住笑了起来。因为医生说：“幸好你有大量的脂肪支撑颅骨，所以只有轻微的脑震荡。”

谢啦，脂肪！如果没有你们，我大概不只是脑震荡而已，应该是脑袋破掉吧！多亏你们，我才能活下来！我爱你们。

2. 如果没有脂肪保护，手臂一定会骨折

某天，金在煜前辈突然说，他要成立轮滑俱乐部，希望大家加入。不过，我不是为了轮滑加入的，而是因为前辈说，溜完轮滑后可以找时间聚餐，一起吃炸鸡或猪脚。我完全没听见“轮滑”这两个字，我脑中的关键词只有“炸鸡”和“猪脚”，便猛然举手说“我要加入”。

有一天，我溜到下坡路段时，轮子终于敌不过我的体重，失去了方向，导致我撞上铁栏

杆。尽管当时手臂痛得无法动弹，我却因为自己的模样太可笑，而笑得无法自拔。“手好像肿起来了？”虽然心里这样想，但我的手臂原本就肥肿，实在看不出区别，大家也不以为意，觉得“应该本来就长这样吧？”。于是结束后，我还跟大家一起吃夜宵，根本将手臂摔伤的事儿忘得一干二净。

直到隔天早上，我因为手臂的剧烈疼痛而清醒，前往就医。天哪！我的肌肉竟然裂开了。医生说，当撞到连手臂肌肉都裂开时，通常会造成骨折，但托肥肉的福，才没有骨折，真是万幸。脂肪啊，真的很谢谢你们，再次大声说“我爱你们”。

3. 如果没有厚厚的背部脂肪，掉到桥下的我早就重伤了！

尽管现在我已经不会和弟弟吵架，但小时候，我们可是走到哪吵到哪。

那是某一年的暑假，去奶奶家玩时所发生的故事。弟弟时俊频频招惹我，不断地先偷打我，再逃之夭夭。一般情况下，即使他再怎样烦人，我也不会在意，但他今天却一再地捉弄我。于是，我忍无可忍，决定给他一点儿颜色瞧瞧，便追了上去。

“喂！你给我过来！要是被我抓到，我绝不放过你！”

弟弟迅速逃跑，跑到溪水湍急的桥墩下，然后在桥下唱着“啦—啦—啦—你是猪—你是猪，所以下不来！”的歌，把我彻底惹毛了。虽然我很想冲到桥下，但是，就如同弟弟所哼的歌一样，对于体形和猪一样的我来说，真的是……强人所难啊！

我思索着该如何教训他，最后决定“吐口水”。“呸！”吐是吐了，却飞不到弟弟所在之处。我心想，那从后面助跑再吐好了，应该可以吐比较远。

于是我跑到远处，待口水集到一定程度后，再哒哒哒地往前冲，正当我要“呸”的瞬间，我竟敌不过自己的体重，砰一声！坠落桥墩下，水花四溅。

“姐，你还好吧？醒醒呀！”我听见弟弟的声音。

我大概昏迷了一分钟吧？在那一分钟里，我只想着“躺在水床上，莫非就是这种感觉？”一会儿，我才若无其事地爬起。幸好那只是乡下的小溪，水不深，石头也不多。

这天，我背上的脂肪又救了我，让我毫发无伤地走回家。脂肪，真的很谢谢你，托你的福，我才能活下来。

多吃橄榄油、菜籽油等好油，少吃肥肉

由以上三个“权美珍VS脂肪”的小故事发现，脂肪对人体而言，相当重要。但是脂肪也有好坏之分，像五花肉是在常温状态下凝固的脂肪，对身体有害；不过，适量摄取在常温下以液态形式存在的橄榄油、菜籽油、芝麻油、花生油等优良脂肪，则对人体有益，大家要聪明地摄取优良脂肪哦！

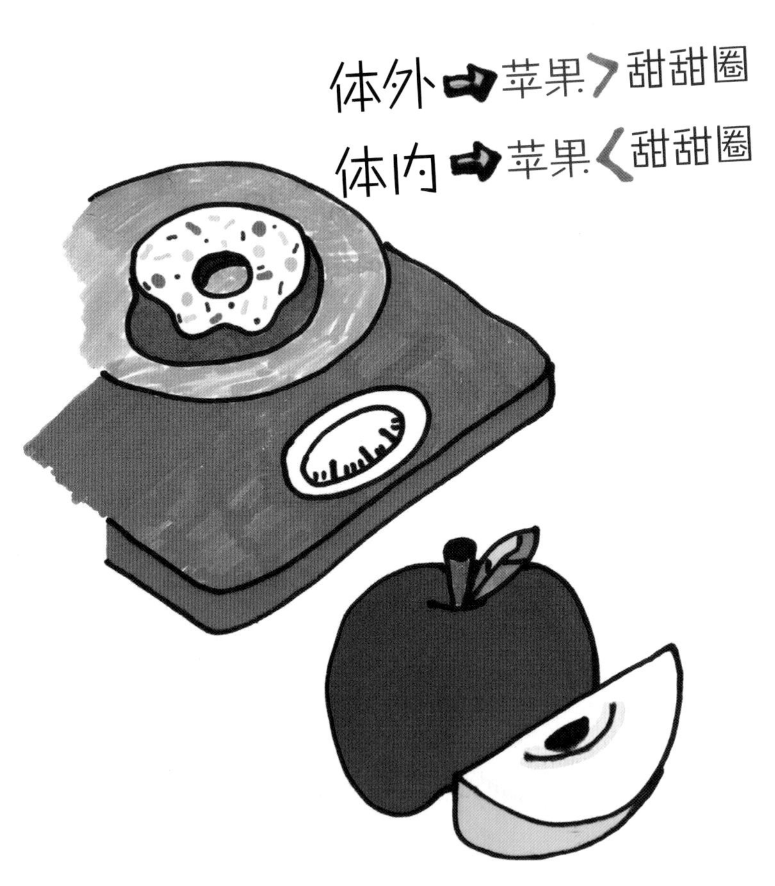

唯有努力，幸运才会从天而降

命运是什么？它是隐形的支配者，一切事物的超自然力量。就算是人类，也躲不过“命运”的安排。以下这些，都是发生在我身上的奇迹命运：

- 中了两亿分之一的奖，诞生在这个世界上，比中乐透还难
- 中了每25人里，就有1人是高度肥胖的命运
- 突破200：1的竞争率，成为KBS搞笑艺人
- 在无数的小狗中，只有“小可爱”映入我的眼帘，成为我的家人
- 尝试一辈子也不一定会成功的减肥，我第一次就成功了

顺利进入电视台工作后，我在《搞笑演唱会》中初试身手的单元是“迷你系列剧——兄弟”，那是和刘敏尚及韩民官一起演出的单元。前辈们扮演集团会长的儿子，而我是集两位室长宠爱于一身的新进职员，而我的对手则是财阀千金——吴娜美（这根本就是典型的八点档结构哈）。

刚加入这个团队时，我曾因说了一句“我会努力！”而被痛骂一顿。当时，我并不明白为何说“我会努力！”反而还被教训。直到今日我才明白，“努力”不能只用说的，而是必须身体力行地表现出来，这也是最基本的态度。

瘦身亦是如此。全力以赴的“努力”是理所当然，不该心存侥幸，只要持续努力，它就会变成如中乐透般的奇迹命运。只要这样想，你的命运就会一帆风顺。

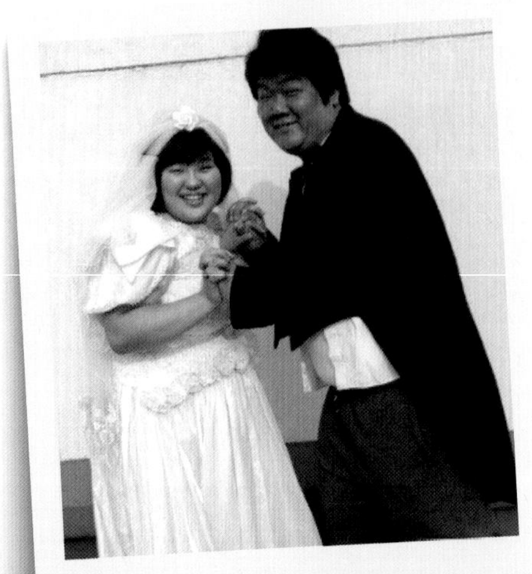

拍摄《搞笑演唱会》的“迷你系列剧——兄弟”时期，因为尺寸最大的礼服仍不合身，只能在礼服后面用胶带固定。这可是不能说的秘密呀！

想分却分不开的关系

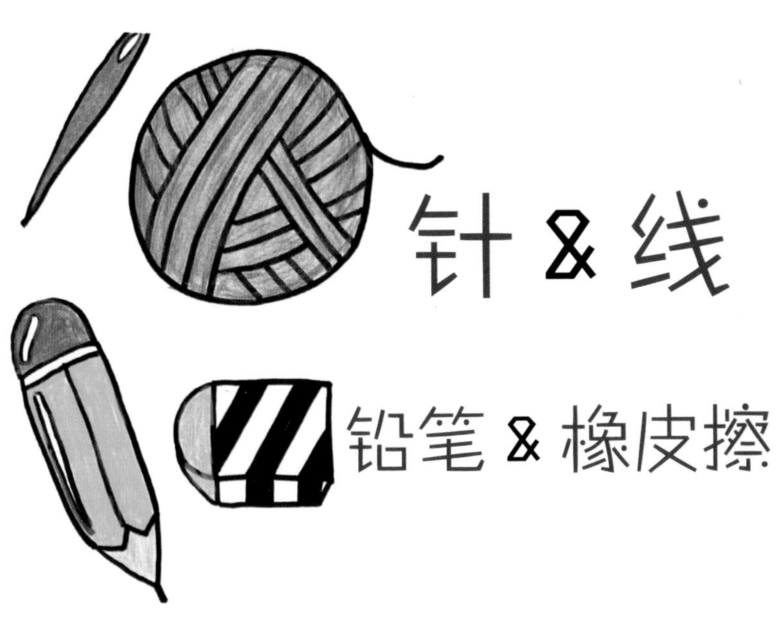

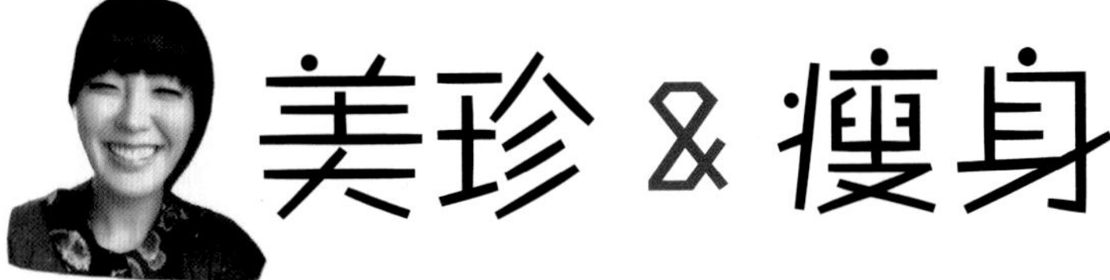

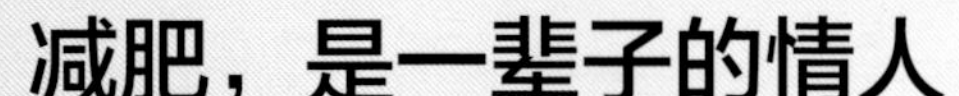

减肥，是一辈子的情人

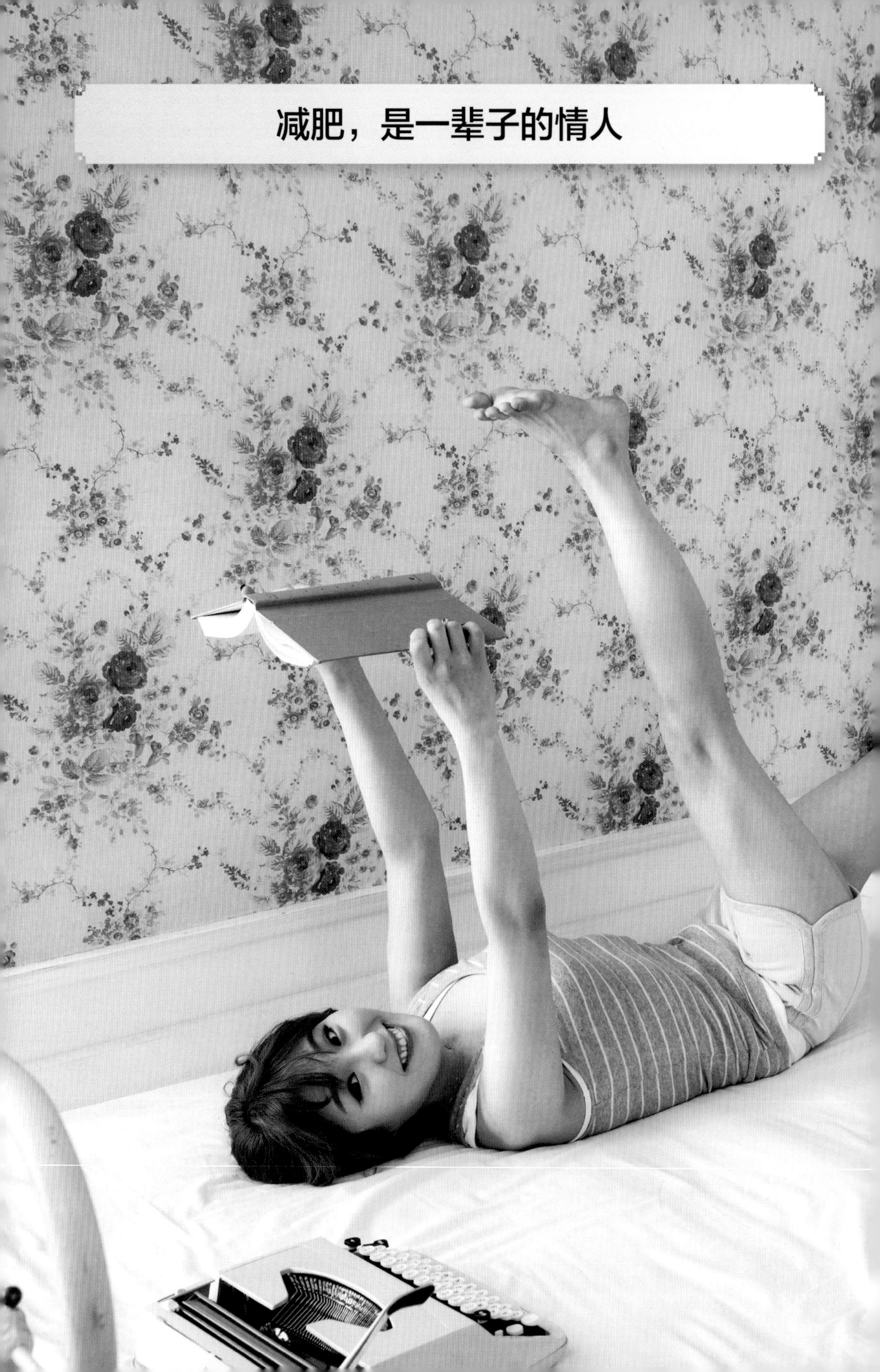

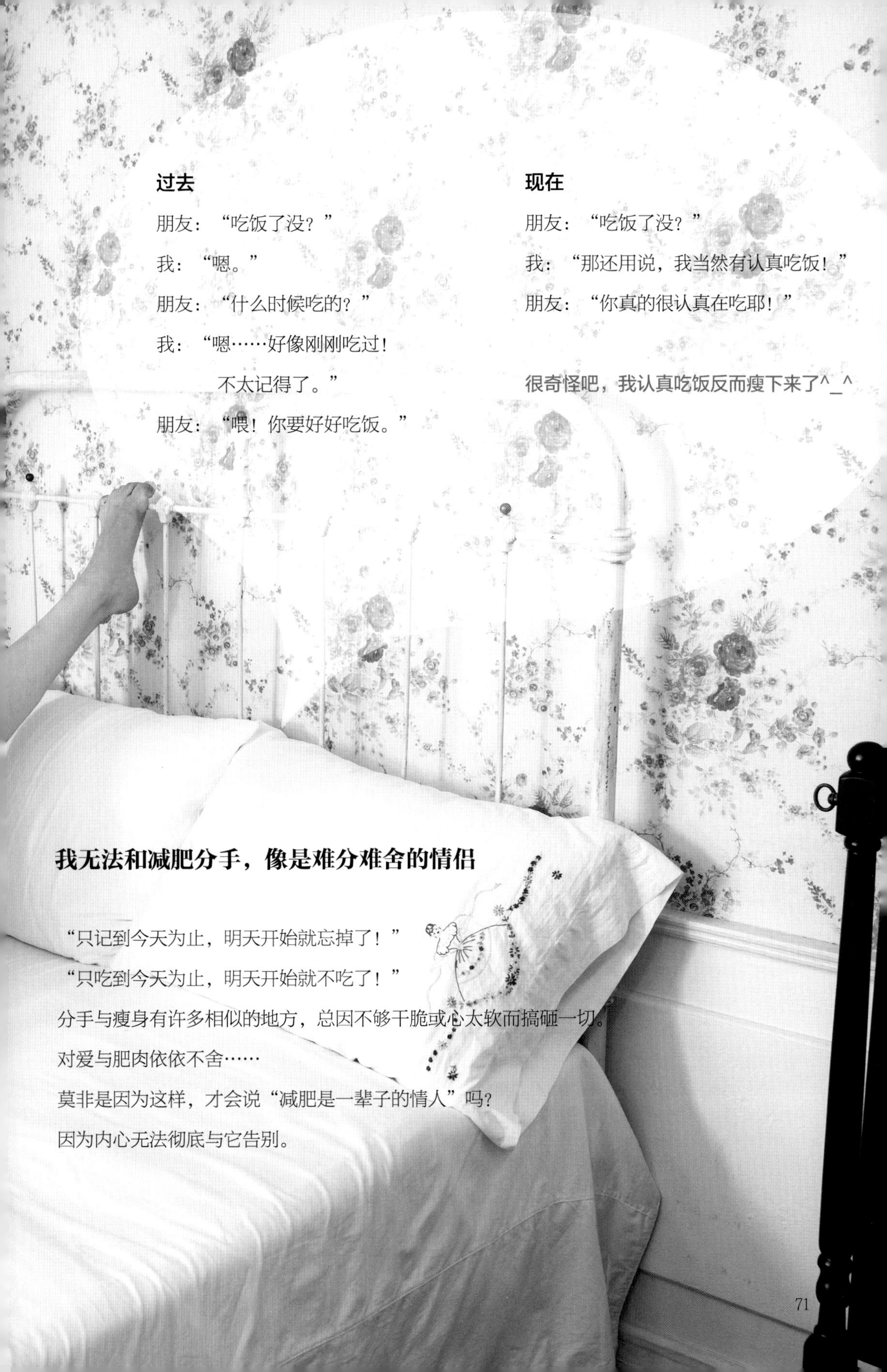

过去

朋友：“吃饭了没？”

我：“嗯。”

朋友：“什么时候吃的？”

我：“嗯……好像刚刚吃过！
　　不太记得了。”

朋友：“喂！你要好好吃饭。”

现在

朋友：“吃饭了没？”

我：“那还用说，我当然有认真吃饭！”

朋友：“你真的很认真在吃耶！”

很奇怪吧，我认真吃饭反而瘦下来了^_^

我无法和减肥分手，像是难分难舍的情侣

“只记到今天为止，明天开始就忘掉了！”

“只吃到今天为止，明天开始就不吃了！”

分手与瘦身有许多相似的地方，总因不够干脆或心太软而搞砸一切。

对爱与肥肉依依不舍……

莫非是因为这样，才会说“减肥是一辈子的情人”吗？

因为内心无法彻底与它告别。

盲目地整形，才不会让你变美

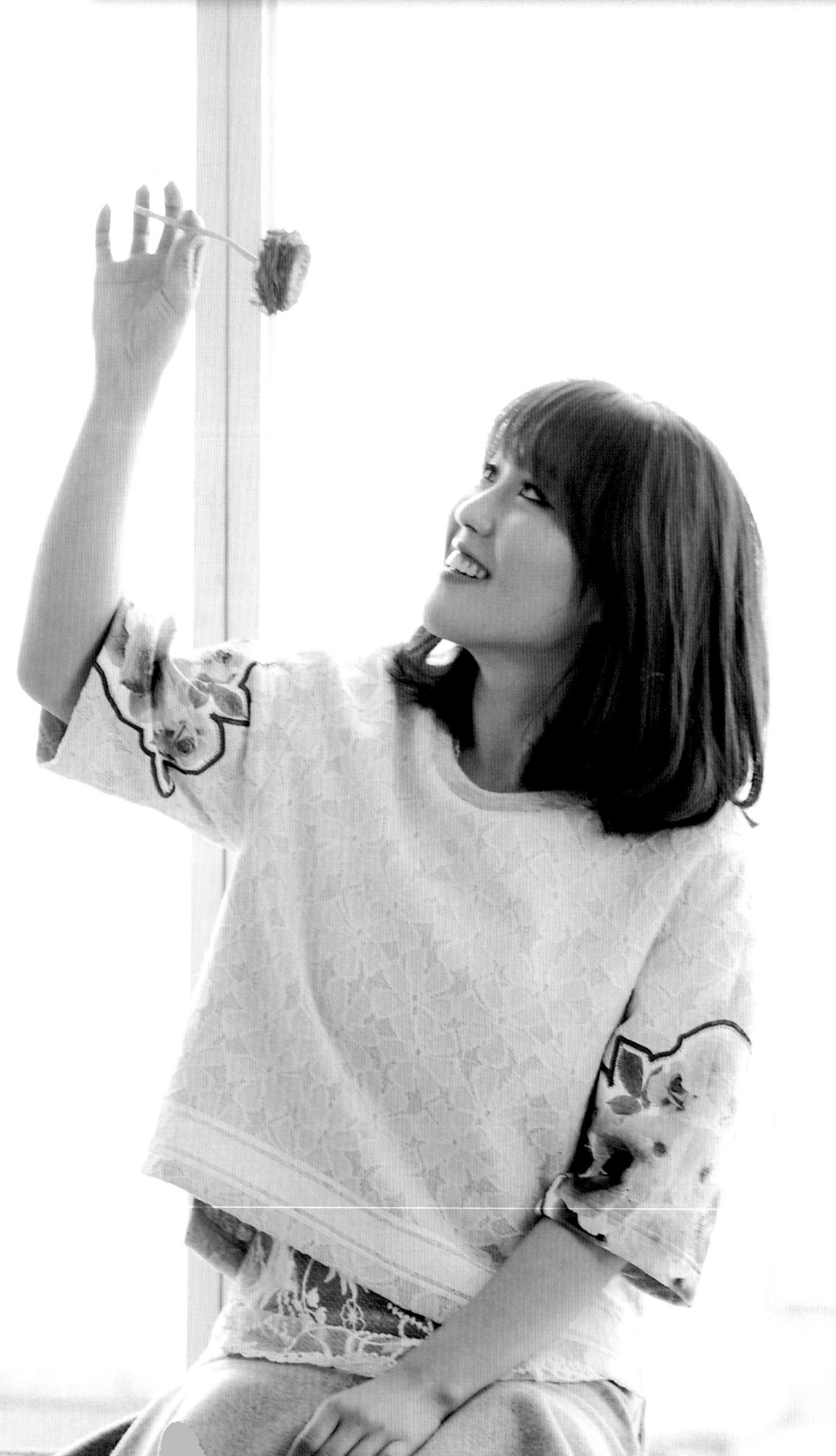

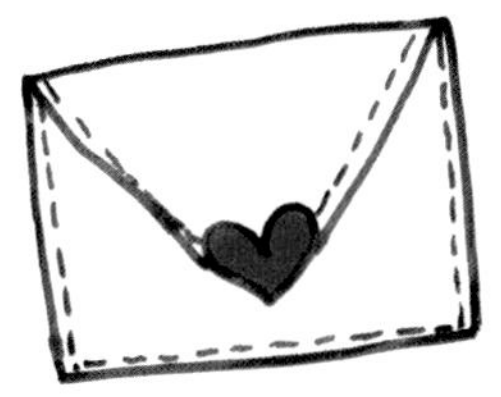

至今，仍有一件我很想去尝试的事情，那就是打工。我从未打工过，不是因为学生时代只知道要认真读书才没打工；也不是因为父母反对才没打工，而是碍于我的笨重身躯与外貌，在寻找打工机会时，大家总会戴着有色眼镜打量我，觉得“很诚实吗？个性开朗吗？是否精明能干？”头一次见到我的人，总是用第一印象和外貌来判断一切。

尽管经济不景气，但整形外科和皮肤科等与“外貌”相关的医疗诊所，总是人满为患。光看身边的朋友们，不断有割双眼皮、隆鼻等，微整形俨然成为一股不可抵挡的风潮。不久前，就连过去对整形完全无感的妈妈，也发短信问我，“要不要移植一些脂肪到下眼皮啊？”我吓了一跳，连妈妈也为了美貌而倾尽全力。

虽然觉得不是滋味，但伴随着“美貌”渐渐成为个人最有利的武器时，为“美”而努力的劲头也消失得无影无踪，永远没有“最美”的时候。不只年轻人，妈妈们也兴起爱美大作战。想让自己看起来更漂亮、更有自信，固然是一件好事，然而，千万不要盲目地追逐整形风潮，“美”要合乎自己的理念及身体状况，才是“真正的美丽”。

选择与“自我身材”相当的人当目标

别只想着“瘦就好”，或渴望千篇一律的人工美貌，应该拿与自己身材相当的人当借鉴，才是正确的努力目标。

若我拿韩国超模张允珠当理想目标，肯定无法成功。因为美珍再怎么努力节食减肥，也绝不可能变成张允珠（重新投胎或许还有可能，但以名模身材再次诞生的概率又有多少呢？）。假使目标找错对象，你的心理与身体，只会因双方的天壤之别，而倍感痛苦罢了。

只要是为了美丽而努力的人，不管是哪一种美丽，都是令人佩服的。因此，不论高矮胖瘦，认真的女人最美丽，也最迷人。

将韩国超模的照片放在一旁，当成美丽的画面纯欣赏吧！了解自己才能百战百胜，千万别忘记，你就是你，无法被别人取代，是世界上独一无二的。尽管我平凡无奇，却自认拥有全天下最曼妙、最美丽的身材。若问我为何如此有自信，那是因为我清楚知道爱自己的方式，而且一天比一天更爱自己。直到2011年7月前，我依旧是164厘米、103公斤；但2015年，我已蜕变为164厘米、50.5公斤的权美珍。但愿平凡的我，能成为各位的目标与希望。

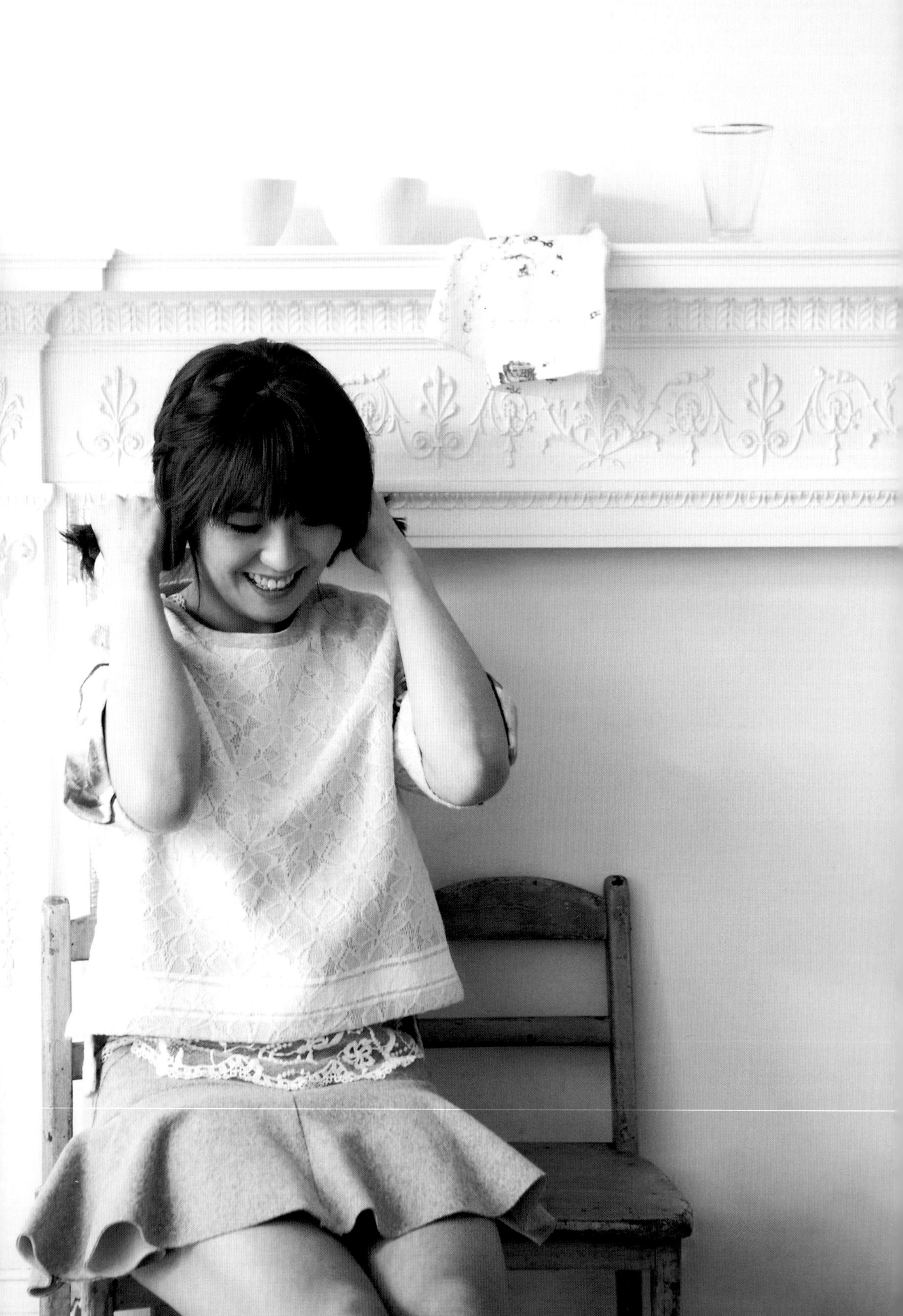

∴ 美珍想对你说

记住，找一个“可实现的理想对象”当成减肥路上的目标。

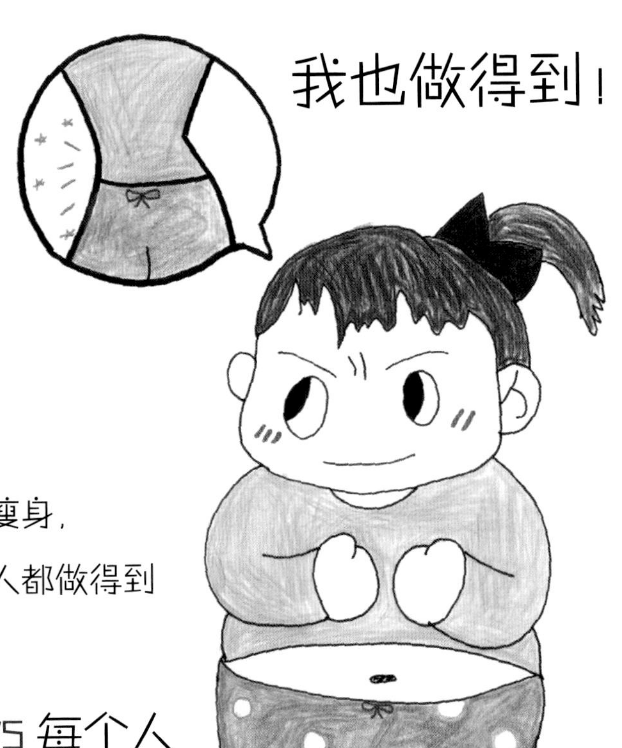

任何人都会瘦身，

却不是每个人都做得到

任何人 VS 每个人

你的选择是？

别让身材影响心理，瘦身后也要注意情绪

瘦身后最意外的收获，就是个性的改变，变得严以律己、宽以待人，看似是一件好事，但是最后，我开始有些钻牛角尖，脾性变得敏感，凡事追求完美。就算在工作时受到委屈，也只能装作若无其事，唯有在家人面前，我才得以彻底表露心声。不过，这点却被妈妈发现了，她对我说：

“拜托你变得像以前一样宽厚吧，不要想那么多。”

“如果再这样下去，倒不如把自己养胖！看你这个样子，我也很难受！”

曾因为我变瘦而比我更欣喜的妈妈，竟然要我再胖回来，甚至说我胖胖的比较好……要好的朋友们甚至帮我取了新绰号“权有病”。我的人生中，竟然会被其他人说有病，他们竟然说我有病！

变瘦后，我饱受压力，甚至必须就医

如果只有我一个人辛苦倒无所谓，但连我挚爱的妈妈与身边的朋友们都因为我的个性改变，而感到痛苦。于是，我前往医院就诊，希望找回健全的心灵与真实的自己。

起初，我觉得只有精神异常的人才需要就医，因此刚开始接受心理咨询时，感到非常难为情。直到赵晟均院长对我说：“没有人能独自活在世界上，碰到困难时，要勇于伸出手、向他人求助，这才是明智的决定。”赵院长说的话瞬间点醒我。每个人都有脆弱的一面，不应该怕丢脸而隐藏自我，“时间”会帮助这一切，让周围的人慢慢适应，你便能抛开焦躁，迎向美好未来。

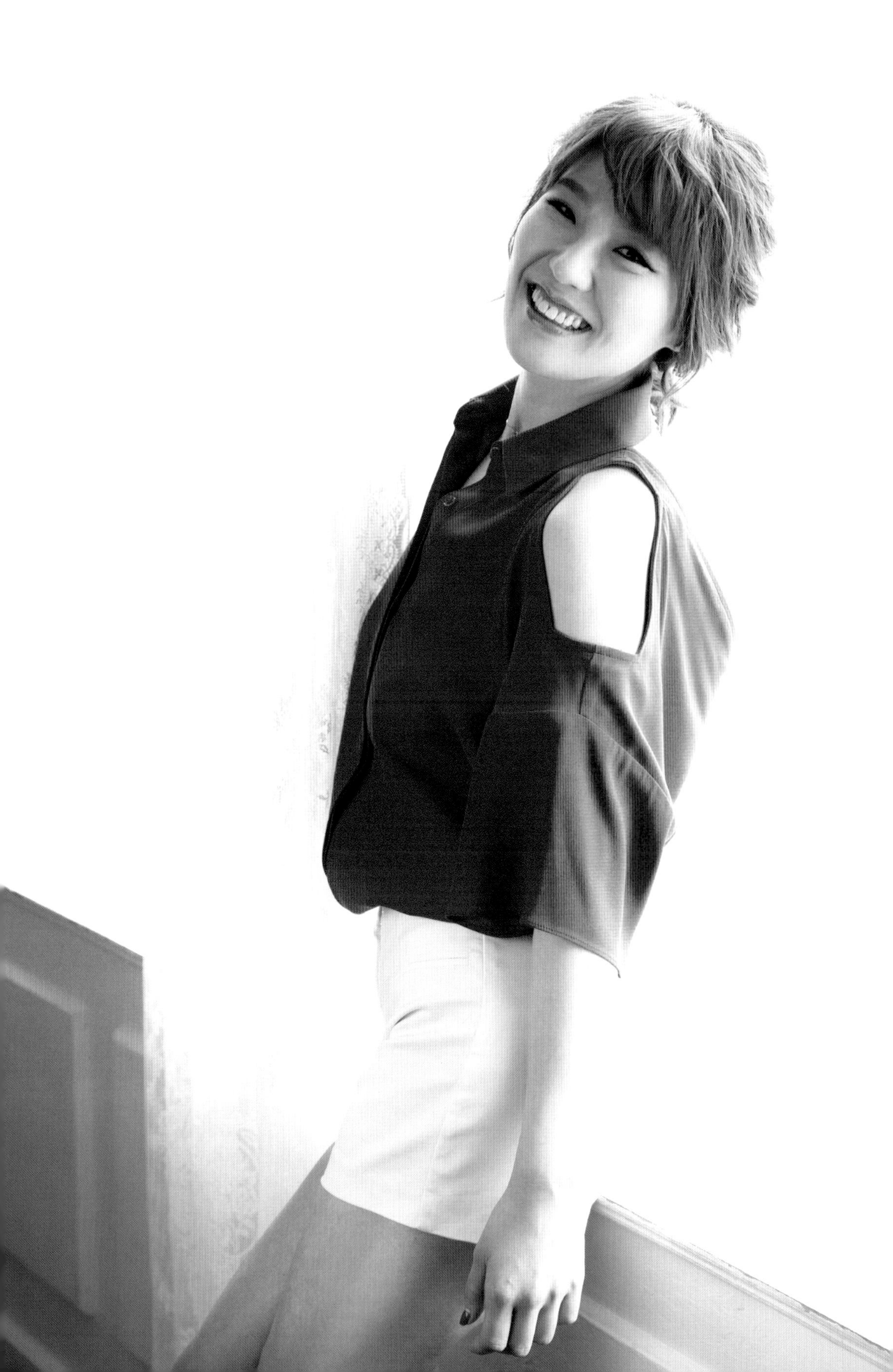

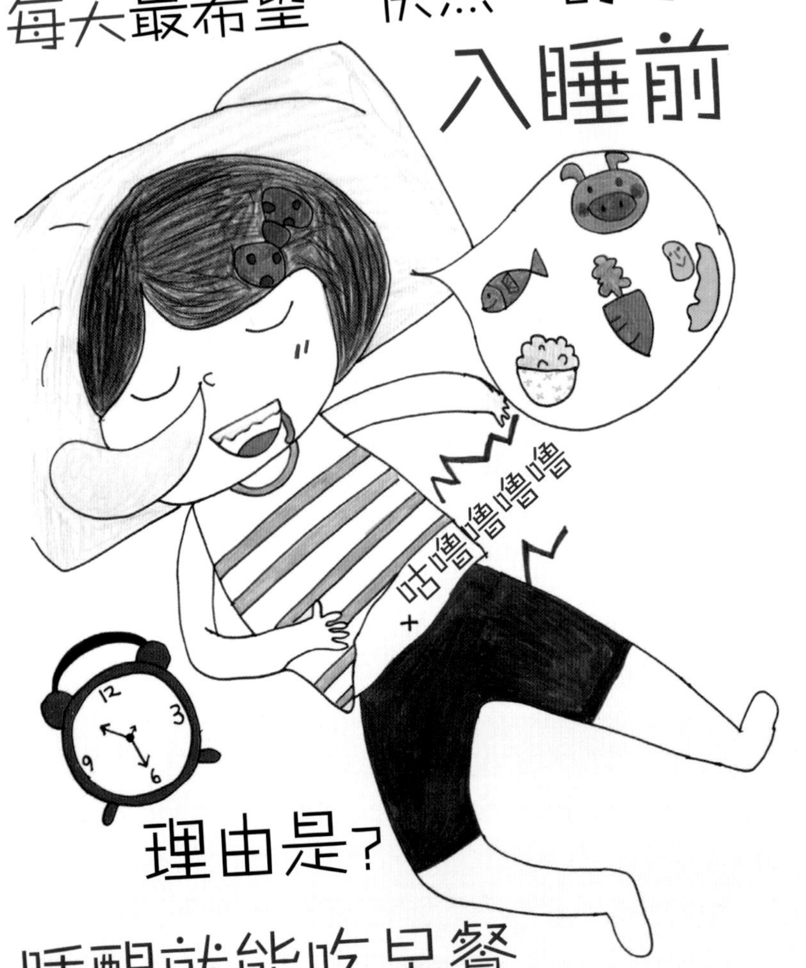
每天最希望"快点"的时刻！
入睡前
咕噜噜噜噜
理由是？
睡醒就能吃早餐

即使减肥那段时间有些漫长，有些不堪回首，我也甘之如饴。我现在之所以能笑着回头看，是因为我愿意接受自己过去的不同与改变的事实。

许多人问我，“你如何维持体态？”“肌肤弹力？”“窈窕曲线？”“变漂亮的原因？”我从不偷懒，通过运动与饮食调整，才有今天变漂亮的权美珍。我每天流汗，甚至连此刻也不断流着汗，此刻我正享受着汗水培育出的美好结果。

我不想当魅惑动人的罂粟花、可爱迷人的迎春花、清纯可人的百合或性感撩人的玫瑰，我想当战胜慵懒春天、炙热盛夏、疲困秋日、严酷冬季后，依然绽放的金银花。

但愿走到人生尽头时，我依然保有最美丽的样子。

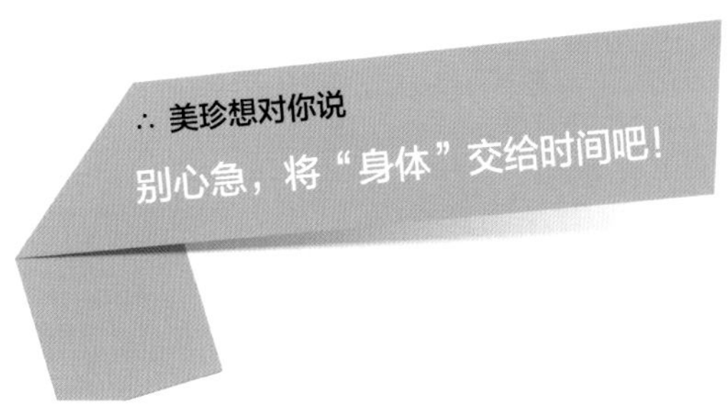

爱美没有极限，汗水绝不会白流

我第一次见到主播赵雨钟，是高一的时候。当时，雨钟哥在KBS大邱电视台的《今始初闻》中，担任《朋友啊！我爱你，谢谢》单元的主持人，而我则是曾参加过该单元的女高中生，我在节目中提到，我的梦想是从事电视台相关工作，因此雨钟哥替我加油打气，并给我留下深刻印象。

后来，雨钟哥从大邱调往首尔的KBS电视台后，我也成为KBS公开选拔的搞笑艺人。虽然我们曾一同参与许多节目，但他却没有认出我（瘦了一大圈要认出来，的确也不容易，哈），让我有些失落，犹豫着要不要先打招呼，但我却出乎意料地怕生害羞。虽然有些人并不相信我怕生，但生性害羞腼腆却是千真万确。我对相隔7年才碰面的雨钟哥感到有些别扭，所以没有勇气告诉他，现在这个美珍，就是当时的美珍。

由于在同一家电视台上班，不久后，因为一起参加益智节目，我们又相遇了。录影前，进行作家采访，我才得以在那个场合谈及我与雨钟哥的缘分，雨钟哥当场吓一跳，便问："你就是那孩子？"他说，17岁的美珍胖胖肉肉的，但现在的美珍却瘦了一大圈，因此，他没想到是同一个人。几天后，我们又一同参加节目《余裕满满》的录影。雨钟哥称赞我："你变得比前几天更漂亮了。"

这是瘦下来后，最常听到的一句话。我知道大家对我说的"漂亮"，它的含义与对美女说的"漂亮"并不相同；我知道他们这么说是意味着，我变得"比以前"漂亮，表示我每天都一点一滴的进步中。

我从未想过，曾经为了可多吃一些才努力的权美珍，现在竟会变成为了"美"而努力。以前，我无法理解"美丽没有极限"这句话，但现在，我完全明白了，爱美真的没有极限。

高中参加录影时，我的额头因炙热的灯光照明而汗水直流，是贴心的雨钟哥用自己的衬衫衣袖为我擦去汗水。但愿他未来的日子，能好运连连。

∴ 美珍想对你说

别放弃，只要努力，改变就会成真。

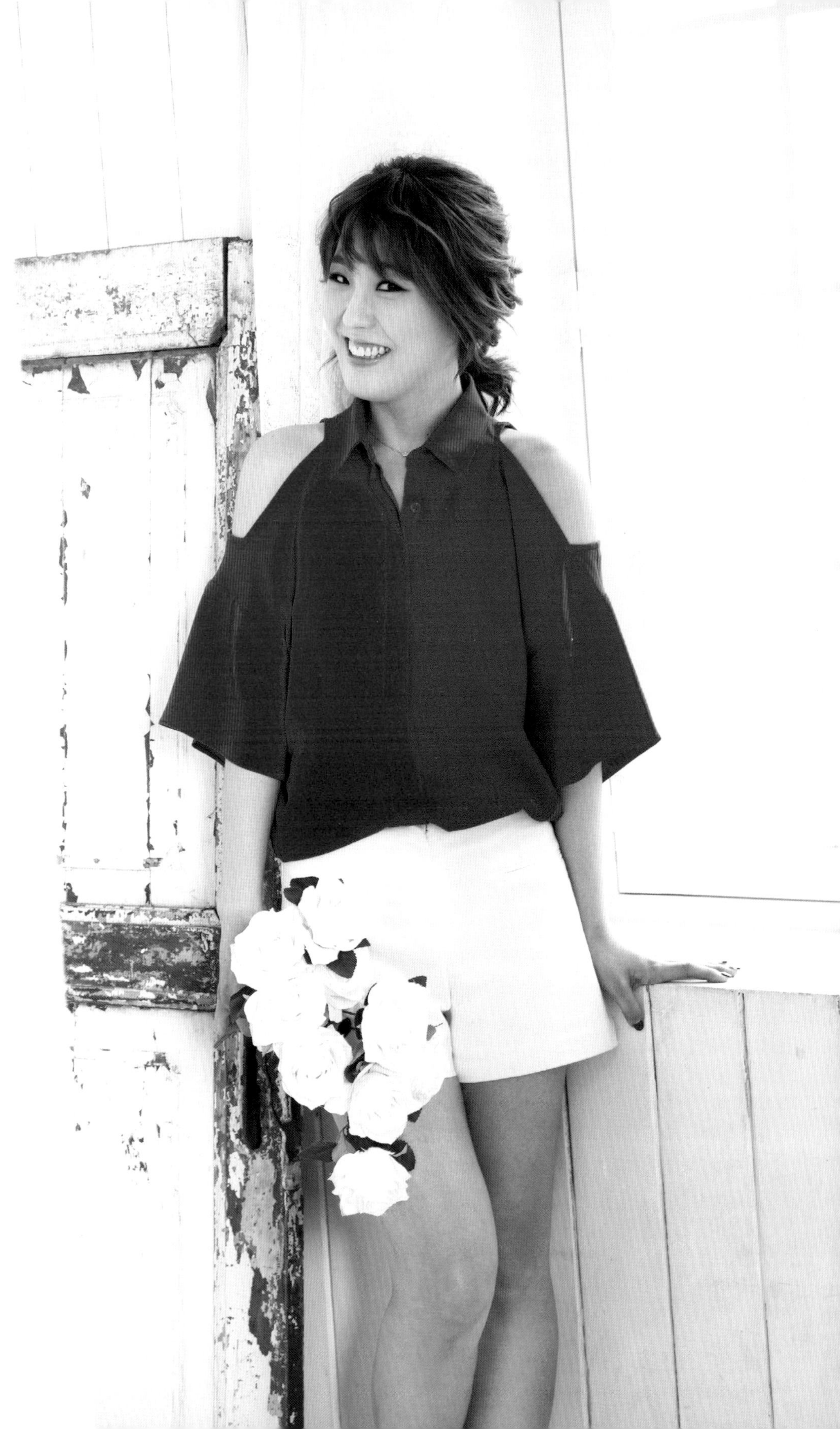

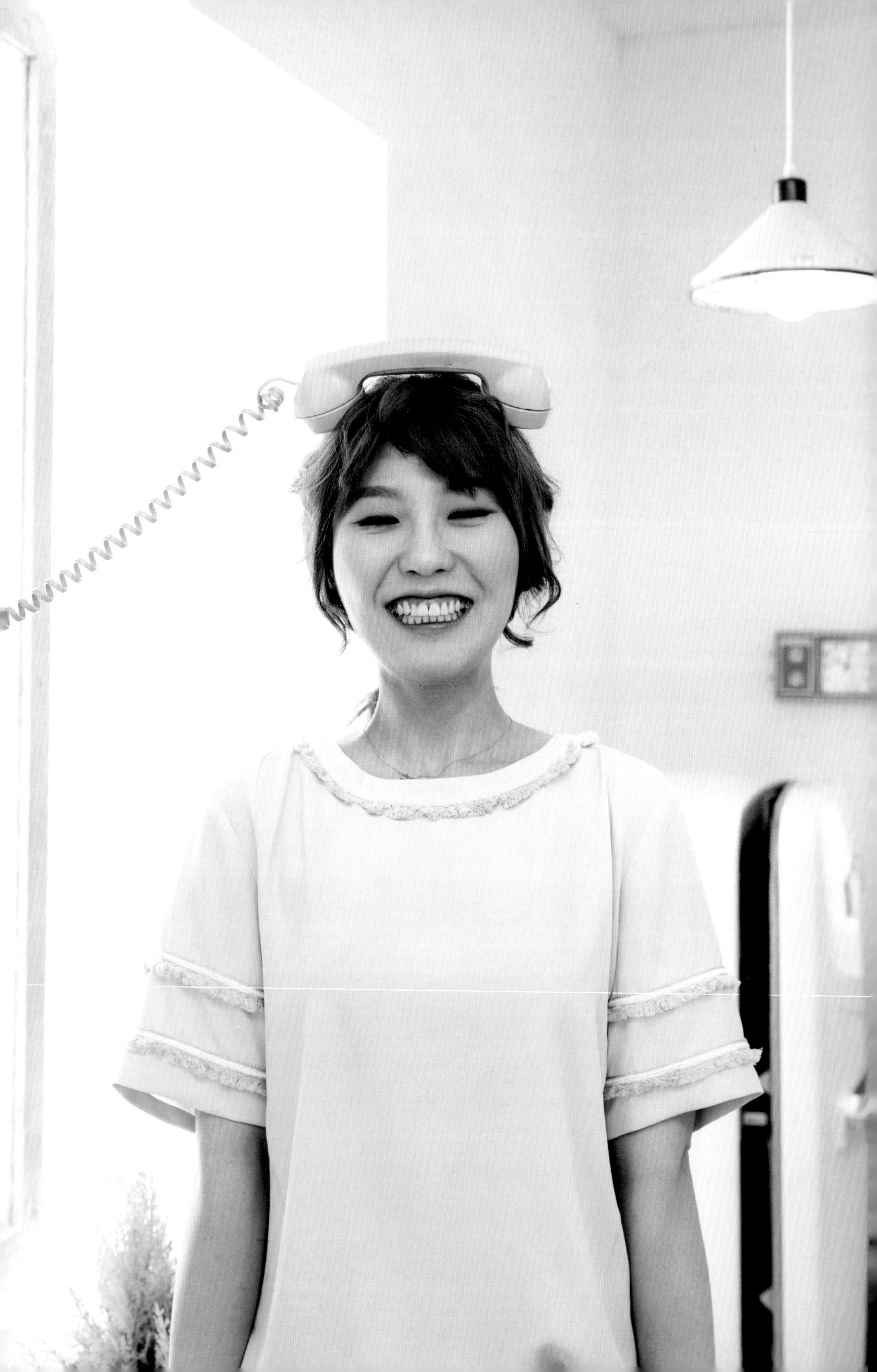

微笑，是最动听的语言，还可瘦脸哦！

笑脸、哭脸，哪个讨人喜欢？当然是笑脸。即使不是开怀大笑，微微扬起嘴角的笑容，也能让人产生好感，留下美好印象。光是看见微笑的脸庞，便能令人感受到幸福快乐的气息。就算是一只猪，笑脸迎人的猪也比愁容满面的猪，来得讨人喜欢。

可是，想要笑得自然可人，并不是件容易的事，微笑也需要练习。我曾用嘴巴使劲咬着筷子，想象自己嘴角上扬的表情，维持1分钟，训练我的微笑肌。练习时要注意，只能用嘴唇含着筷子。不论是看电视或看书时，只要一有空，我就会练习，因此我才能巧妙地运用脸部肌肉，随时随地展露自然微笑。拜此所赐，我经常听到别人对我说“你笑起来很漂亮”。

只要扬起嘴角，便会牵动脸部肌肉，防止脸颊下垂，达到提拉小脸的作用，一石二鸟，好处说不完。但我可不是要你在朋友考试落榜时也嬉皮笑脸（这绝对不是我的意思）再说，这样可能会被朋友白眼，千万要注意啊，哈哈哈。

∴ 美珍想对你说

记得扬起嘴角，打从心底微笑吧！

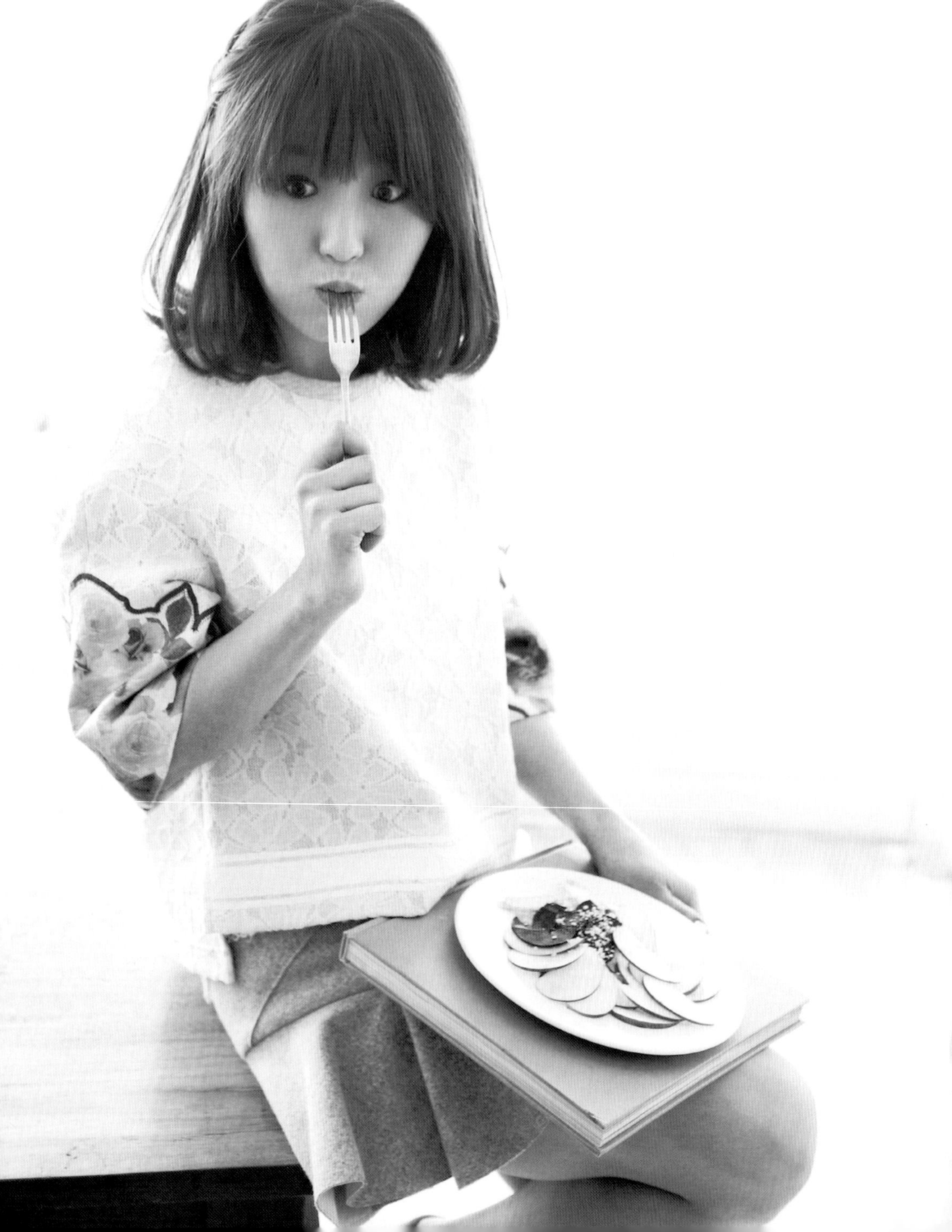

一定要细嚼慢咽，大口吃饭易变胖

每次去超市，总会遇到大包饼干在特价或促销，害我老是为了省钱而买下那些饼干。尽管购买时，我会不断叮嘱自己“要分次吃，不要一口气吃完”。但通常只要一打开我就会吃到见底，完全不剩。就算无法一次全部吃完，也会因为手痒，不断打开饼干袋偷吃。对我来说，只有看到碗盘被清空，才觉得“吃完了”“有好好吃过饭了”“吃得好满足”，而不是因为“我吃饱了”，或许这就是为什么我总是一次吃完眼前的所有食物。由此看来，我真正的胃应该在“大脑”，而非肚子。

为了填饱脑中的胃，开始瘦身后，我将餐具换成儿童餐具。我没告诉弟弟，当他看到我将平日分量的饭盛入儿童碗时，他竟然说：“饭太多了吧！”也就是说，如果吃饭时能用小一号的儿童餐具，即使是相同分量的饭，从视觉上看，分量会比较多，造成心理的错觉，满足脑中的胃。

多用儿童餐具、筷子用餐，帮助减少进食量

只要利用心理的错觉，就算去自助餐厅用餐，也能调整食量。像是使用较小的点心盘，而非大盘子装盛；用小于一般汤匙的儿童汤匙吃饭，亦可帮助减少进食量。此外，相较于使用一般大小的汤匙，用小汤匙用餐需要花更长的时间，可减少进食量及调整用餐速度，让大脑以为自己“已经吃很多了”，产生饱足感。

“细嚼慢咽”对减肥者来说非常重要。虽然吃饭速度快，可暂时消除饥饿感，但必须让大脑感到“饱了”，才是真正地吃饱。从进食到感觉吃饱，至少要花20分钟，因此，吃东西狼吞虎咽的人，即使肚子吃得很撑，仍会觉得吃不够，而吃下更多食物。

瘦身期间，我建议先别在意“别用筷子挑食物”的礼仪。吃饭时就精挑细选吧！（当然是指在自己的碗里挑选）这样才能拥有纤细身材。正因为用筷子吃饭，才得以只吃少量食物；喝汤时也能只吃料，不喝汤（高钠的汤是减肥禁忌，千万别喝啊！）。

∴ 美珍想对你说

换小一号的餐具使用，用餐时别忘了精挑细选。

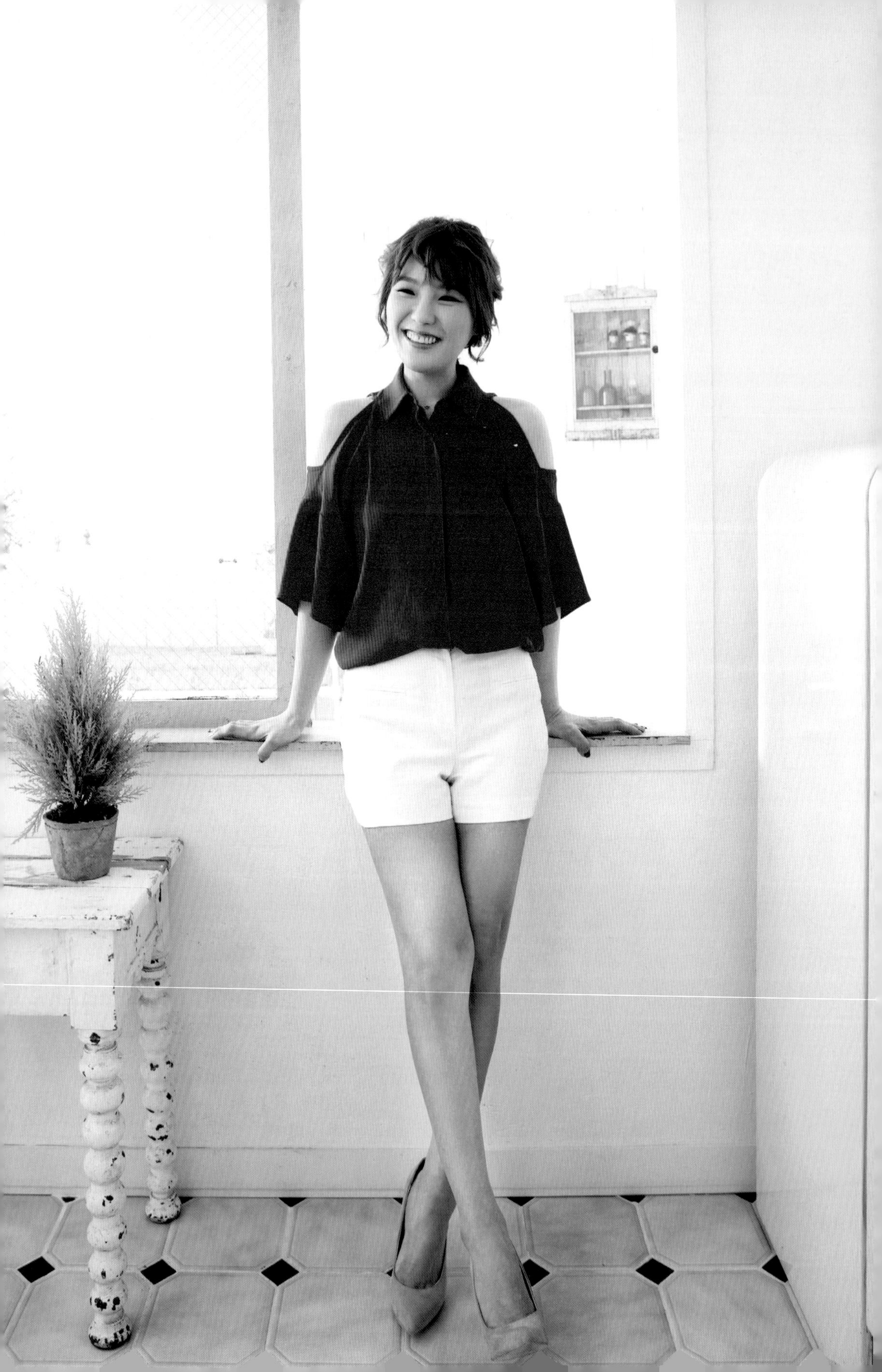

切记！别用“大吃”弥补内心的空虚

我经常听大家说，“你总是那么开朗”“你总是充满能量”“你总是那么快乐”“你总是活力充沛”。没错，我是积极正向的人，为减肥而努力，并在努力过后，自然而然变成现在的我。

可是，这样的我也曾在减肥期间多次落泪。由于不想被任何人发现我脆弱、不坚强的一面，所以每次想哭时，我都偷偷躲起来哭，或在洗脸的时候哭；运动流汗时哭；下雨时故意淋雨，然后一边哭一边奔跑，想着“我为何要胖成这样来活受罪”，甚至埋怨自己。看见被雨淋湿的衣服紧贴在身上、鼓鼓的腹部赘肉赤裸裸地显露出来，我才大笑起来。不过，我确实因减肥度过许多艰难时刻。想起当时、想起那一天，我便对自己感到欣慰，内心也莫名感动。

第一本书《我瘦了50公斤——比整容更有效的减肥法》问世后，我在“权美珍的料理座谈会”上，跟20名读者和微博粉丝见面分享心得。

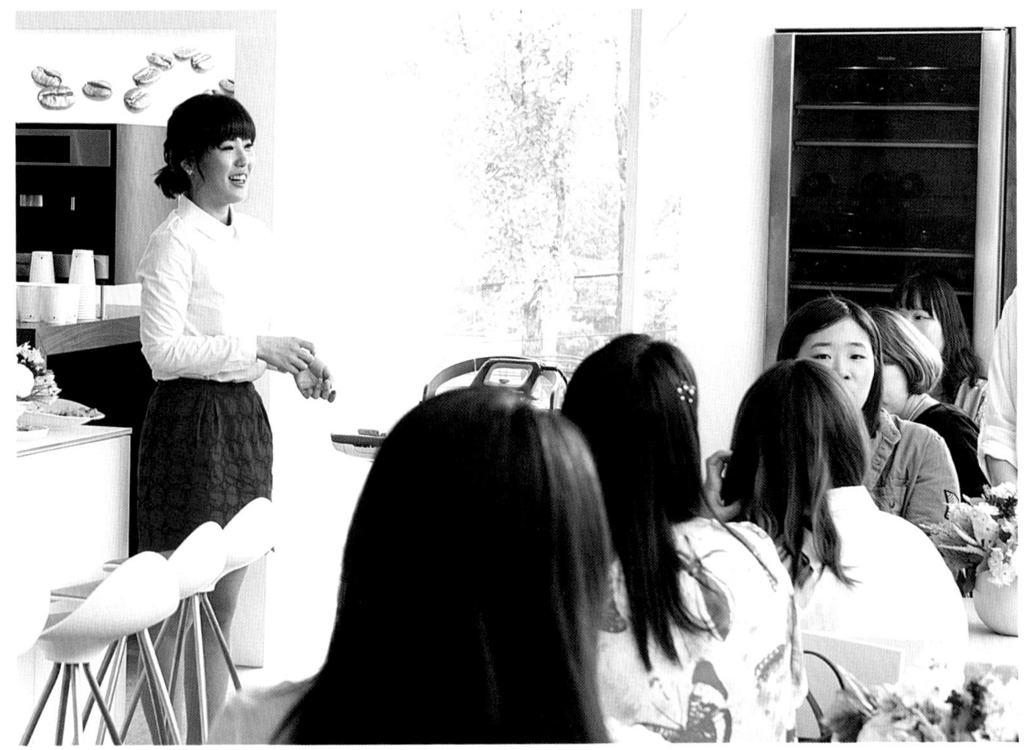

减肥绝不能急，越急越容易大吃

某天，我怀着轻松愉快的心情，在住家附近的公园健走。忽然看见一名身材胖胖的女孩在啜泣，好像只要上前和她说话，她的眼泪便会立刻溃堤。现在想一想，当时不知道从何而来的勇气，我竟然走向那名女孩。或许是恻隐之心吧！我走上前向她搭话。

“很难受吧？”（我没化妆，帽沿压得超低，她不可能认出我。再说，我妆前、妆后的差异非常大，哈哈哈）但她却一脸“这人在干嘛？”的表情，茫然地望着我。

或许是我真挚的表情，成功传达出想关心她的心意，于是我和她便聊了起来。其中，她说了一句令我印象深刻的话，“肚子虽然很饱，内心却好空虚。”

高度肥胖者或一般人经历的减肥过程，及减肥后维持身材的心路历程，我都经历过，因此，我十分清楚“内心好空虚”是怎么一回事。我在想，不耐烦、动怒，或是经常不由自主地说出让人有压力的话等情绪反应，似乎都跟“内心空虚”有关。因为没人理解我的心情，唯有“食物”才能填补空虚的心灵，所以我才会一直吃个不停，吃完再后悔，并讨厌意志薄弱的自己。虽然当时我的减肥之路尚未成功，但我仍然将自己的瘦身故事告诉这名少女。

我至今仍和她保持联络，这段期间，她曾经瘦身成功，后来又因“溜溜球”效应反弹，不断恶性循环。现在，她在持续瘦身，且状态维持得不错。减重时，我们会因为想尽快脱离“可怕的反弹期”，而变得急躁；一旦情绪急躁，心灵便会感到空虚，让我们误以为“心灵的空虚”就是肚子饿，进而大吃大喝，胡乱进食。

切记，即使吃下再多食物，内心的空虚感也不会消失！

∴ 美珍想对你说

心灵的空虚不是肚子饿，千万别因此大吃啊！

"大脑"饿了

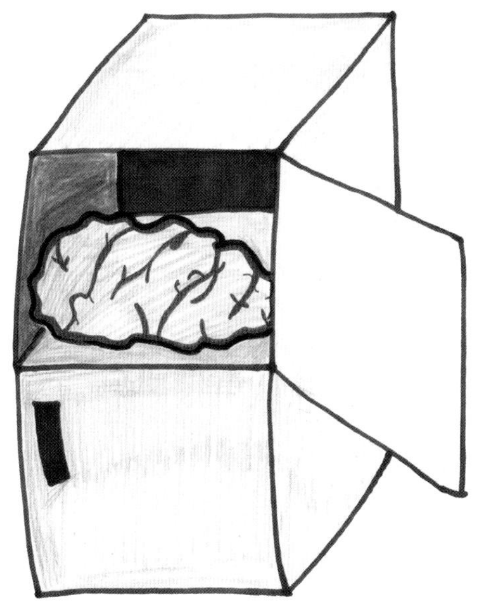

"肚子饿"不过是

逃避减肥的借口

想恋爱的心，也是瘦身的关键

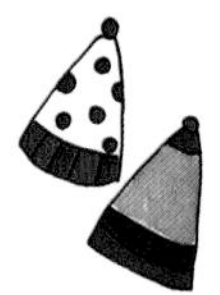

我的朋友中，有人很擅长谈恋爱，总是有男朋友；有人则不善于谈恋爱，老是没有男朋友。但我觉得最神奇的巧合是，通常善于谈恋爱的朋友，也擅长瘦身；不善于谈恋爱的朋友，通常不太懂瘦身。我想，或许擅长恋爱与瘦身的朋友们，都拥有一个共同点，那就是她们都是“狐狸”。

没错！就是你脑袋里最先闪过的那种狐狸！我一位朋友的狐狸尾巴，似乎比九尾狐还多，我至今依然记得她高中时读过的《如何变成坏狐狸》。那时，我用失望的眼神，望着读这种书的她，同时“唉唉唉”地深深叹了好几口气；而现在，却换成她对我深深叹气了。

哎呀呀，千万不要被“不会谈恋爱的人，也不擅长瘦身”这句话吓到，也是有例外的，“我”就是很好的例子。我尽管不擅长谈恋爱，但在瘦身方面，却是精英！

谨慎挑选食物，一时的贪嘴最容易后悔

我认识的人（我朋友会察觉我在说她吗？）和坏男人交往时，总说觉得自己被坏男人牵着走。喔不，是已经被他牵着走了，最后因为心灰意冷而分手。但狐狸呢？不仅不会被牵着走，还会散发出让男人乖乖束手就擒的强大魅力。

减肥时，不该吃炸鸡、汉堡、饮料、饼干等不健康食物。有些人在盲目避开这些食物后，却因心理层面的不满足感上升，导致想吃垃圾食物的欲望大爆发，进而将几天以来的痛苦，转换为压力性的暴饮暴食，落得徒劳无功的下场。相反地，狐狸呢？

她们会搭配生菜沙拉一起吃，或是以单点取代套餐；吃油腻食物时，会以开水取代碳酸饮料。相较于直接享用美食，她们会尽可能减少脂肪的摄入量，酌量饮食。痛苦与幸福共存的恋爱与瘦身，无法让人随心所欲。狐狸拥有懂得全盘兼顾的本领，所以吃得健康，也过得安逸。

无论谈恋爱还是瘦身，都让我们变成狐狸来好好享受吧！

∴ 美珍想对你说

随时保有“变美”的意识，少吃垃圾食物，桃花也会变旺喔！

少喝饮料，避免越喝越饿

吃油腻食物时，如果再搭配碳酸饮料，不仅会造成营养不均衡，还会吃下过多脂肪；此外，碳酸饮料所含有的糖分会使血糖反复急速上升再下降，快速带来饥饿感，让我们吃下更多食物，进而导致肥胖。

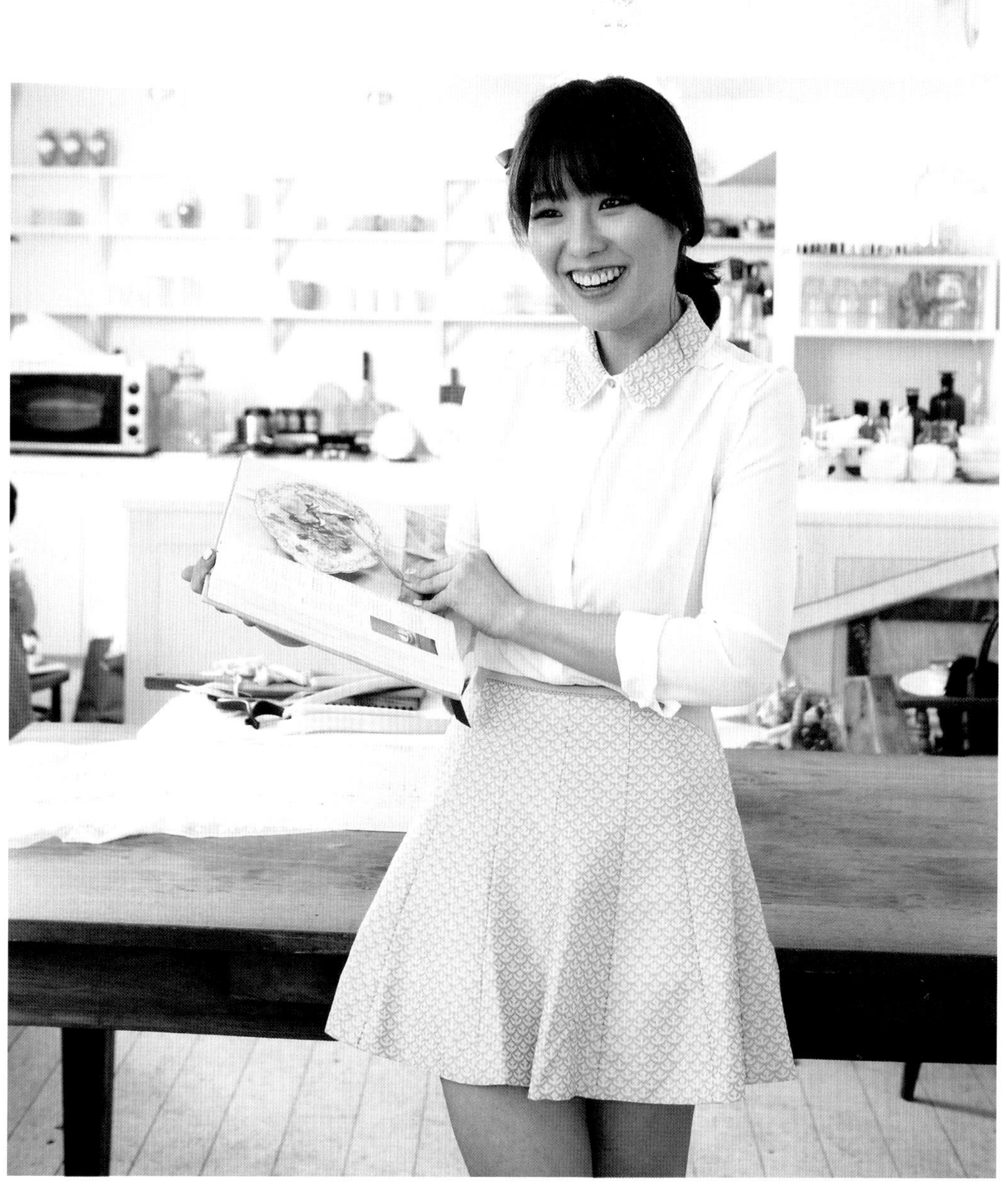

不论变多瘦，都别忘了“我曾胖过”

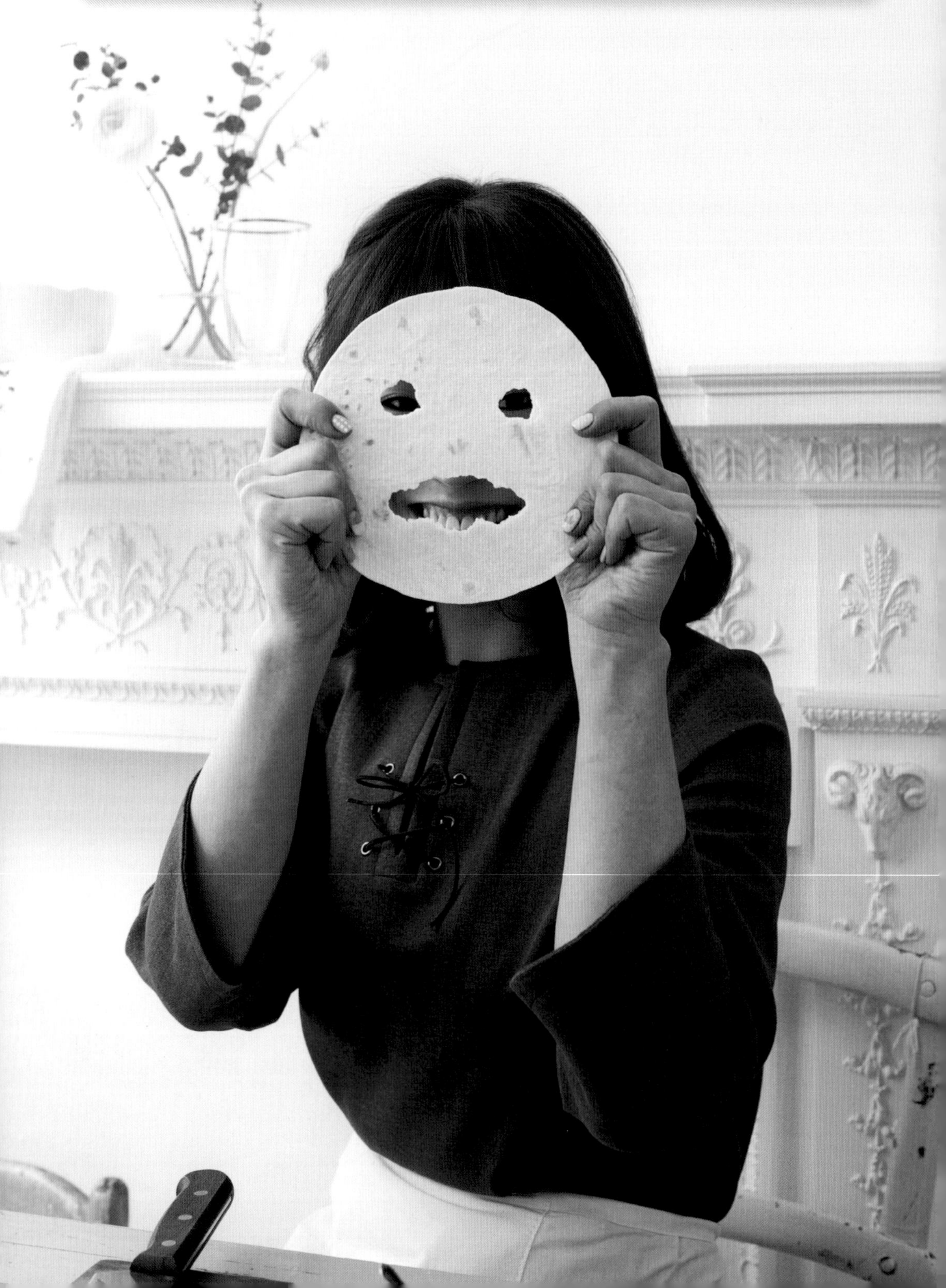

筹备这本书的期间，我拜托熟人、朋友和家人们“写封信给我”，因为美珍好像遗忘了什么。

我的人生在短时间内产生巨大的变化，我不再是以前胖胖的权美珍。当然，不论胖瘦，我都是权美珍。可是我自己却发现，瘦下来的美珍似乎变了。我渐渐习惯瘦身带来的便利，开始觉得现在拥有的一切都是理所当然，仿佛忘记过去的模样与努力。因此，为了找回“莫忘初衷”的自己，我需要身边的人告诉我，我在瘦身期间的改变，是不是仍和以前一样？

很高兴，大家都愿意帮我写瘦身前的回忆录，在本篇中就由我高中时期的朋友讲述我成年之前的故事。

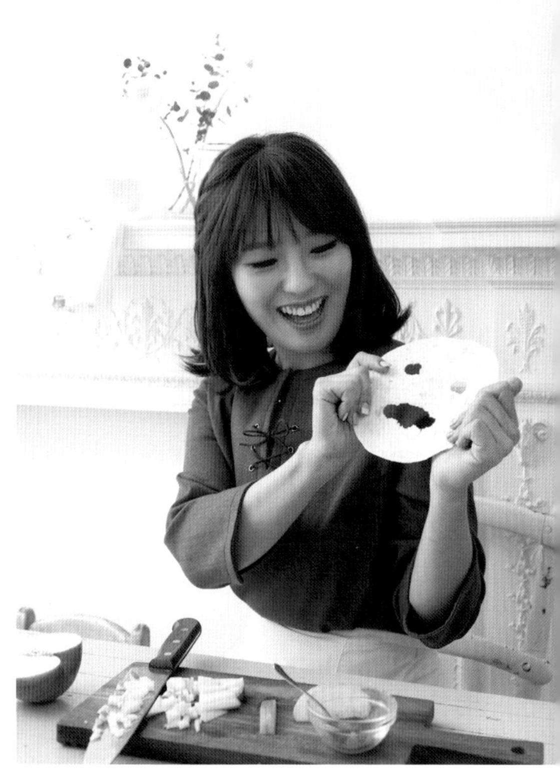

开朗、活泼，更是大家的开心果

身为美珍的老朋友，我很幸福。每次想起美珍，都会令我想起17岁刚上高中，不懂事的青涩模样。你那时很快乐、很开朗，光是看见你就能让人心情变好。

身为班长的你，总是站在最前面领导大家，很有冲劲，也很有行动力；偶尔也会粗心犯错；你在班上人缘很好，是大家的开心果，但我们读的是女子高中，你一定觉得很可惜吧？别的班叫班长“地下导师”，但你却没有令人讨厌的班长形象，即使咱们班不是很会读书，但班上的气氛真的很棒。

只要上课气氛很无聊、很多同学在打瞌睡，或连老师也疲惫不堪时，你就会用特有的明朗嗓音说：“老师，我们听一下高耀太（注：韩国三人混声组合，音乐曲风以电子舞曲及Hip Hop为主）的歌再上课嘛！”你很识相，知道每位老师的喜好，即使是传说中如恶虎般的老师，你也能将他变成小猫咪。

我还想起校外教学那天，坐在游览车后座、带动气氛的你。你用手和脚打节奏，拍子、歌词全都是自己创作的“made in 美珍之歌”。即使过了10年，我依然记得那首歌，真的很上口。自从那时起，我就知道，你的才华不同凡响。

或许很多人认为，你不过是“瘦身成功的女艺人”，但我长期以来都默默地关注你，身为少数了解你真实个性的人，我真的很替你现在的成就感到开心，并为那些一辈子也不懂你的人感到遗憾。

你的高中麻吉 **朴世瑛**

唯有老朋友才知道的权美珍，“当时的我”V.S.“不变的我”

才华洋溢的谐星

我以往都认为，身材肥胖的人会因为周遭异样的目光，多少有些内向、阴沉，难以亲近。可是你却完全不一样，简直就是电视里走出来的胖谐星（喔，对，现在要去掉“胖”，只有谐星）。你的身形非比寻常的壮硕（现在的身形则是娇小玲珑），却拥有难以模仿、独树一帜的搞笑风格，常常逗得身边的人哈哈大笑。或许就是你天生的搞笑本领，当我听到你加入经纪公司、参与演出、上电视，甚至是上《搞笑演唱会》时，我一点都不意外（但是还是感到神奇，我的朋友成为艺人了），这就是权美珍，站在属于她的舞台上了。

你是我在首尔的娘家

每次去你家，都有“回到自己家”的感觉，因为有好吃的食物、好睡的床，我真的超喜欢去美珍家玩儿。尤其是她煮的传统韩国菜，清淡可口，超合我胃口！

每次我要回乡时，你都会从冰箱中拿出各式各样的美味小菜，有泡菜、辣萝卜、醋渍海带芽等，装成一大袋（虽然说是一袋，实际上却是五袋），让我带回家孝敬父母，真的很贴心又令人感动。

总是发自内心的“赞美”

在我看来，这是你最独特的魅力，你从不吝啬自己的赞美，且不会表面虚假的敷衍了事，而是发自内心的“真心话”。每次听到你的赞美，虽然感到害羞，心情却非常好。我喜欢你赞美他人时的诚恳眼神，以及流露出的真心表情。在美珍面前，总是能充满自信。但愿日后你也能像现在一样，不论好坏，继续对我说出真心话吧！

你一辈子的好朋友 **朴智艺**

变化多端，期待美珍继续带给我惊喜

我记忆中的美珍姐很多变：参加MBC《八道歌唱大王》节目时，模仿歌手米娜的美珍姐；在大学路装扮滑稽、穿着睡衣便走在大街上的美珍姐；每次见面，又变得更大只的美珍姐；喜欢红发安妮、同时顶着红发现身的美珍姐；正式演出前，仍是素颜的美珍姐。不论是103公斤，还是现在的50.5公斤，我都爱。因为多变的美珍姐，总是能带给我惊喜与快乐。

KBS《搞笑演唱会》的节目总监金硕炫曾问过你："比起雕塑石像的辛苦，雕塑身材和体内脂肪哪一个比较痛苦？"当然这是一个开玩笑的问题，但是美珍姐却很巧妙地回答："我是在痛苦终点诞生的珍贵雕像，期许自己不要成为徒有外在美的"石雕"，而是当个坦荡荡的权美珍。"听完我不禁潸然泪下。你不是纯粹为了"外在"努力，而是发自内心的，希望自己由外而内，改变自己。为此，确实付出了一般人无法想象的辛苦。我会在背后一直支持你！

认识美珍姐7年的 **金敬美**

补充钙质，
就交给你了
milk
"我再也不要吃过量了"
光这句话，就说了五万次……
呵呵呵

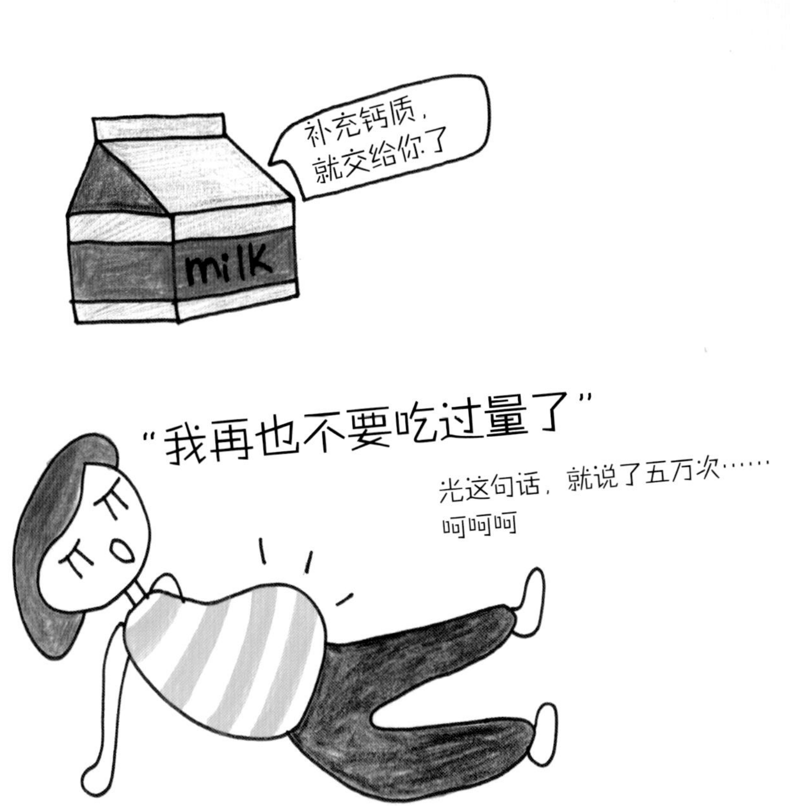

与其一个人减肥，不如寻找战友，共同努力

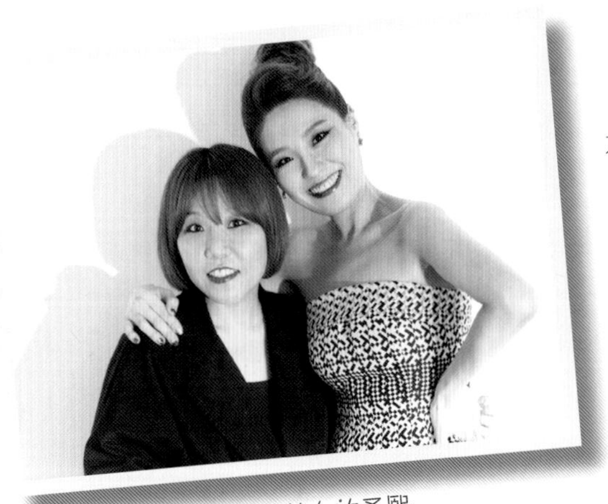
把我塑造成美女的圣熙

许多时候，我与朋友间的话题，常不知不觉地聚焦在减肥瘦身上。像是负责化妆造型的设计师，采访时认识的记者或电视台制作人等，我身边有许多一起减肥奋斗的好朋友。

其中，最要好的就是圣熙。我经常去她的发廊做造型，她和我一样，打从娘胎开始就很胖，我们同样拥有多年的瘦身经验，所以很聊得来。

上次过节时，我问圣熙："放假有吃什么食物吗？"她笑着说："托你的福，在你的监督下，我都不敢乱吃了。"接着又说："减肥及控制饮食，真是一场长期抗战。能有一位可彼此安慰、感同身受，并互相监督饮食的人，是很大的福气。美珍你不仅带给我很大的力量，也让我有了认真减肥的意识。"圣熙对我而言，就是能互相打气的好朋友。

我几乎每天都会在微博发文。减肥期间，我每天会将吃的食物、去的地方、做的事情逐一拍下，再撰写成文章分享。这并不是件容易的事，如果说，我从来不曾觉得发文很麻烦，那肯定是骗人的。

尽管有时想多睡一会儿、想再多玩一下，可是，一旦每天该发文的时间没发文，粉丝们就会担心我是否发生什么事。我总是为这份美好心意所感动，一看见大家关心的留言，厌倦发文的偷懒心便会马上消失，立刻回复大家，与粉丝们好好地交流，分享资讯。

因此，经营微博时，我也邂逅了许多珍贵的缘分，或许是因为同样关心"减肥瘦身"，我们才能变得如此亲密。

请记得，我们是为了"爱自己"而瘦身

知贤姐是我在微博上认识的朋友。她认识我之后，瘦了15公斤，成为S号女孩。

我和知贤姐两人天生都很爱吃，所以偶尔也会相约去自助餐厅，嗑光两三盘食物后，再

一起运动。即使是热到抓狂的夏日也无所谓。

有一天，也是在吃完一大堆食物后，我们从新村开始走，越过西江大桥，走过地铁大方站，一边哼着歌，一边大声地笑闹着。某次，我们突然心血来潮，想走路运动，就毫无计划地走到新丰站；还有以“抚慰身心”之名，而前往坡州的瘦身之旅，当别人在咖啡厅享用早午餐时，我们却吃着清淡的南瓜粥和水煮蛋。

她总是问我：“我很难瘦，可以吃这个吗？这种时候该做什么运动才好？”而我总是会以“那段时期本来就会这样，但我会这样做……那样做……”。这些话对姐姐来说，似乎受益良多，非常开心能为她分忧。知贤姐也在信里提到，“每当我烦你，问你一堆减肥问题时，你从不藏私，简直就是我的好帮手！谢谢你告诉我，不是为了变美而瘦身，而是为了能更爱自己才瘦身。”

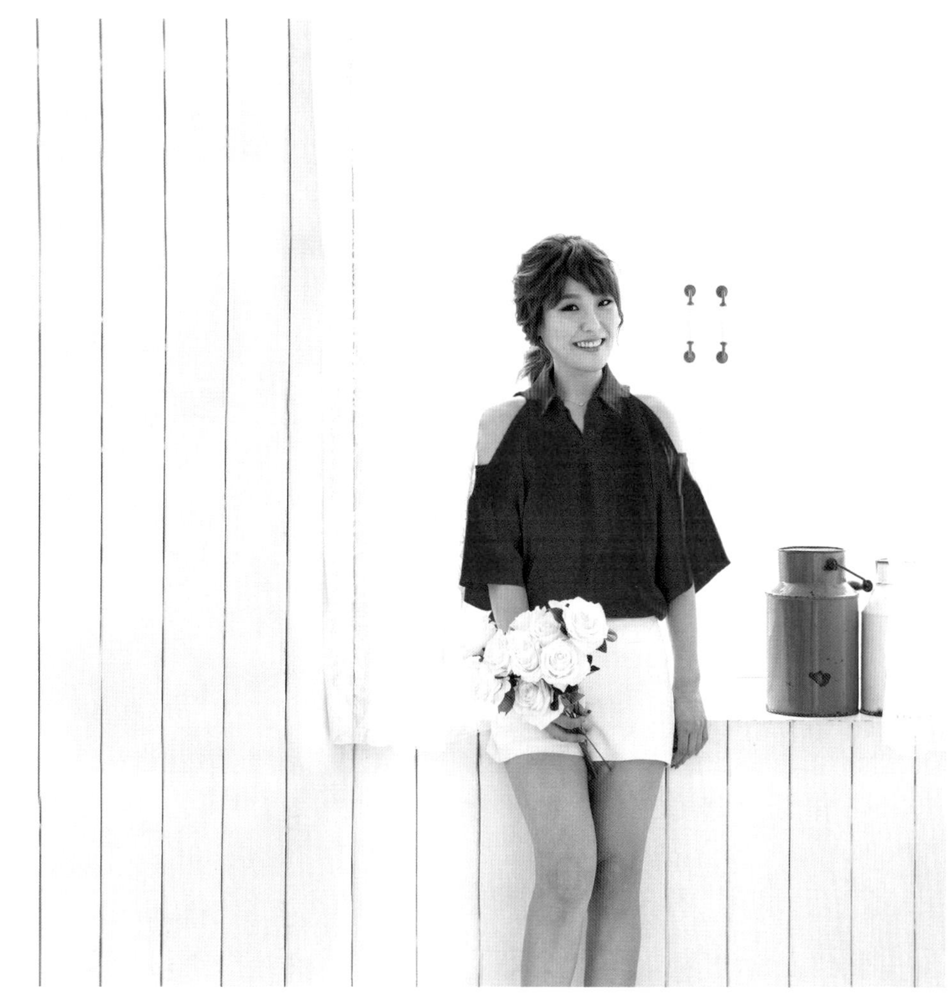

认真地过日子，体重一定会减少

《吉卜力工作室设计手稿展》是我参观的第一个展览。或许是首次参观这类展览，心中期望过高，导致有些落差；又或是那并非我喜好的风格，我竟感到很无趣，一点兴致也没有。可是，为了写微博，我还是装出一副很有趣的模样，拍照时笑得十分灿烂；甚至装腔作势了一番，写了一些很深奥的文字。

殊不知那天最令我印象深刻的事情，是我和朋友智艺吃完墨鱼面包后，因胃口大开又吃了三明治，然后我们从展览会场出发，边走边聊，不知不觉走了2小时。隔天，我的体重少了400克。

《梵高展》是我参观的第二个展览。这次我和朋友尚恩一同前往，我依然觉得毫无兴致，我大概是真的不懂得欣赏艺术品吧！可是，为了散发“文艺少女”的气息，我还是拍了照，也不知笑了多久，害得我脸好痛。接着，我们沿着德寿宫的石墙路走。经过自由市集捡便宜、买了人气松饼店的美味松饼。接着再从德寿宫一路谈笑风生，轻松地走到龙山站。隔天，我的体重少了200克。

我每天写日记，记录平凡日子的小幸福

虽然每次看展览的日子，到最后都会变成与朋友吃吃喝喝、走路散步的行程，有点本末倒置。不过，翻开之前的日记本，每次参观展览，隔天再量体重时，我的体重总会减轻。或许是因为我尽情享受与朋友相处的时光，和自己喜欢的人一起开心地吃东西、聊有趣的话题、愉快笑着、拍美丽照片、快乐地逛街购物、精力充沛地走着，尽情享受生活中的每个细节，所以身体也能感受到，进而慢慢变轻盈。

不一定非得空出运动时间，或花钱报名健身房；也不用只吃鸡胸肉沙拉、水果或蔬菜才能减重。只要勤于享受自己的人生，认真享受，不知不觉中，你会一天比一天更瘦！

∴ 美珍想对你说

享受人生吧！只要乐在其中，体态也会改变。

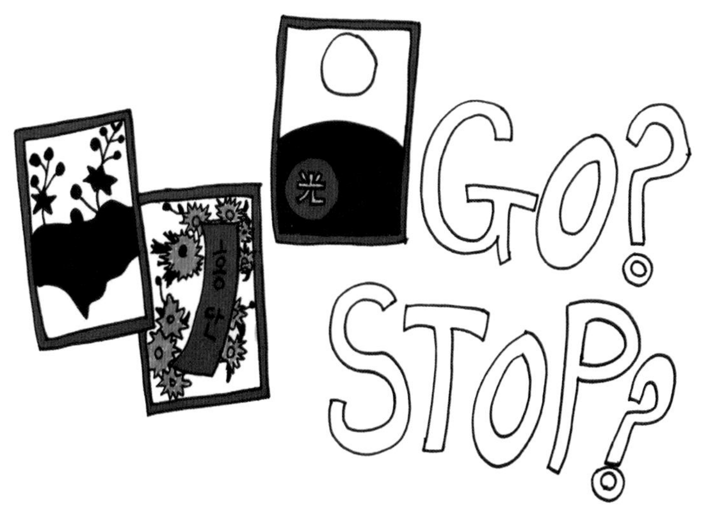

不能吃也要Go！

感觉太勉强时，
请Stop！

别给自己过多压力，体重就不会飙升

我以前的体重是103公斤，现在是50.5公斤。瘦下来的重量，比我身上现有的体重还多。我经常听别人说，尽管你瘦了很多，但肌肤弹性依然极佳，身材也雕塑得很好；也会听到别人说，虽然你的身材没有特别好，但也不差。比起其他女生，我的肌肉量多，体脂肪量少。这是正确的饮食习惯跟勤奋运动的结果所造就而来的体态。

正常来说，只要减轻一些体重，皮肤就会松弛；而我减了52公斤，肌肤仍保有弹性的原因是，我从未荒废四肢、腹部、背部等肌肉运动。此外，除了正常饮食和锻炼肌肉外，我也锻炼“心灵的肌肉”。想要健康地瘦下来，就必须将“心灵健康”放在第一位。

将糖果冒充成感冒要给患者服用，患者的病情便会好转，这就是安慰剂效应。我曾经用这种方法测试我弟弟。我弟的消化系统不好，经常便秘。某天半夜，我实在太想吃果冻，但碍于明早有重要的拍摄工作，吃下去可能会有些负担，于是让我弟代替我享用（不然我可能真的会忍不住吃掉）。我骗他果冻是乳酸菌冻，要他仔细嚼过后再吃下去。他边吃果冻边说：“到肠道干活吧！我们肠道见。”隔天早上他说，肠子好久没有如此通畅了。由此可见，心态是多么重要。

“压力”是减肥最大的敌人，也是万病的根源。每个人都会有压力，包括我自己也有压力，但我之所以能经得起压力的考验，要归功于紧实的“心灵肌肉”，是它让我能以正面想法来净化压力。如果你在减肥，我会极力推荐你看好笑的电影，因为太悲伤的电影会让人发胖。什么？！你一定会想“怎么可能”，这是真的，而且经过研究证实了。

情绪忧郁时，容易吃更多

德国符兹堡大学的研究团队，以80位19岁到47岁的男女为对象，做了一项“观赏欢乐、悲伤及中立电影后心境变化”的实验。观赏完电影后，让受试者喝甜的、苦的、酸的、有味道的、油腻的饮料，并测验他们的味觉准确度。结果，看悲伤电影的人完全察觉不到饮料的油腻度。也就是说，“忧郁”容易使身体的控制能力下降，造成我们不经意地吃下更多食物。而这种倾向意味着，患有忧郁症的人通常有肥胖问题。因此千万要记住，比起雕塑身材，更应该先塑造健康的心灵。

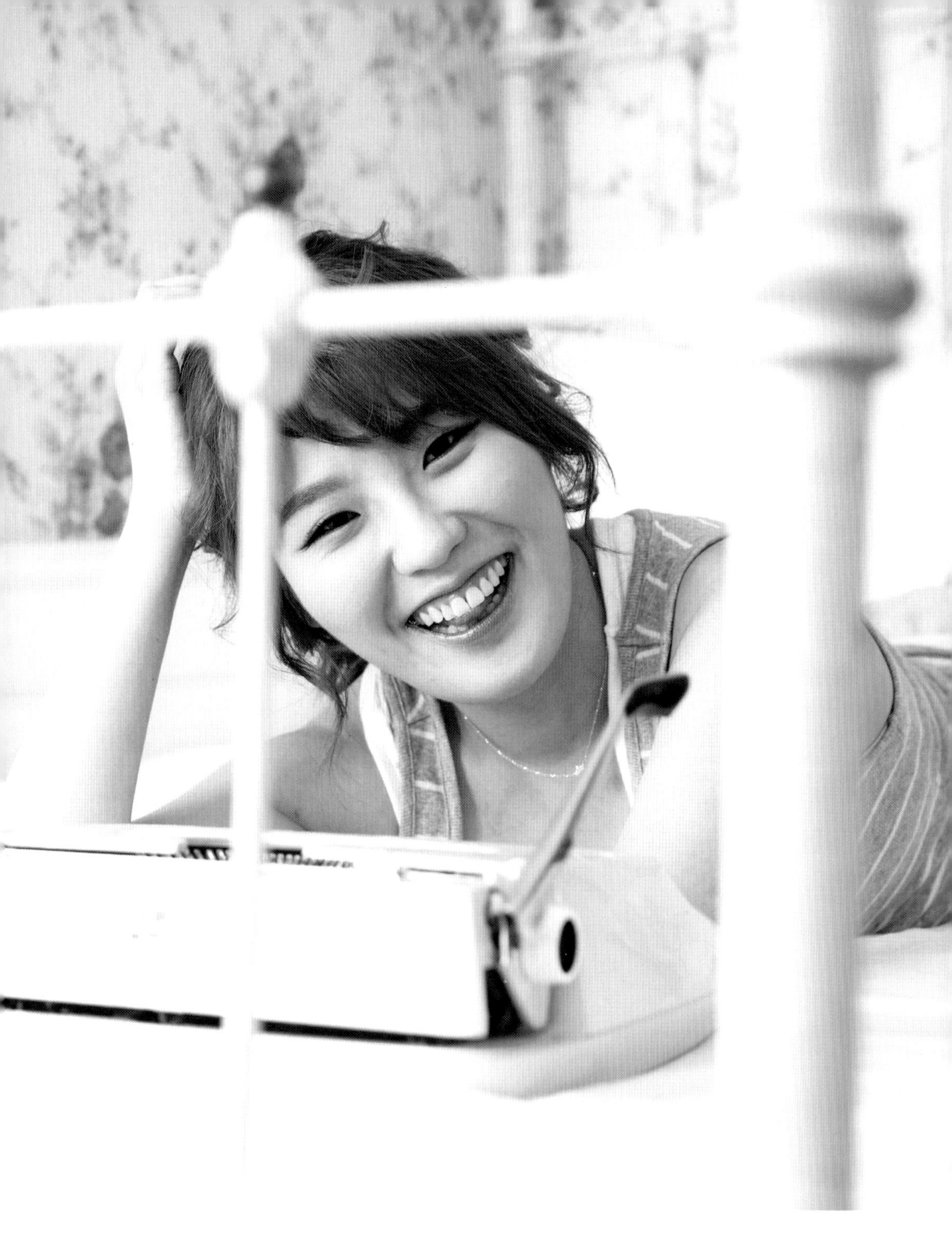

∴ 美珍想对你说

变漂亮的口诀：“用心灵减肥，而非身体！”

身体不是垃圾桶，千万不要过量进食

妈妈只要看到弟弟时俊饭没有吃完（我是都吃不够，从来没有剩过），就会说："这是农夫流血流汗种的，一粒也不许剩！"

念书时，老师也总会说："不可以剩饭，在饭没吃完前，我不会放人！"（这点同样不适合用在我身上）

虽然我没当过兵，但只要看电视，那些看起来很严厉的教官们说："不准剩饭！"就会觉得"剩饭"是一件多么不可原谅的过错。剩太多食物确实不好，但勉强自己全部吃完也不好。我妈当年还是少女时，身材十分苗条，身高162厘米，42公斤；但她现在却胖了20公斤，是62公斤（妈，抱歉啦，出卖了你）。妈妈们总会说，"我也曾经很瘦。"

其实，让妈妈们发胖的原因之一，就是"舍不得剩下的食物，总是全部吃光"的习惯。吃完身体所需的分量后，因舍不得剩下而吃下多余的食物，这已经不是单纯的吃东西，而是将食物如垃圾般，扔进我们珍贵的体内。当过量的食物囤积在体内时，便会形成脂肪或胆固醇，造成肥胖。

如果肥胖并不是一件坏事，倒还不成问题，殊不知，肥胖却是一切疾病的根源，包括高血压、糖尿病、高血脂、胰岛素分泌失调、贫血等，都与肥胖有关。

不是有句话说，"没吃完的厨余，以后下地狱都得全部吃光。"不用等到下地狱，如果硬着头皮，将剩饭全部塞进已经饱足的身体内，如同垃圾桶般拼命盛装，总有一天，身体会因为受不了而反扑。

∴ 美珍想对你说

每餐八分饱，千万不要过量进食。

单调的速食人生 VS

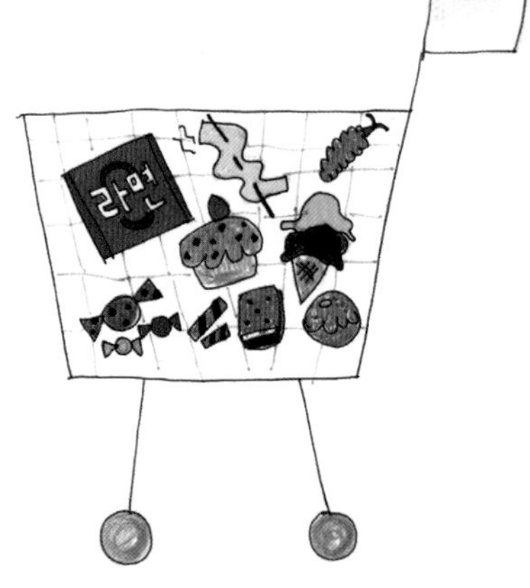

丰富的慢食人生

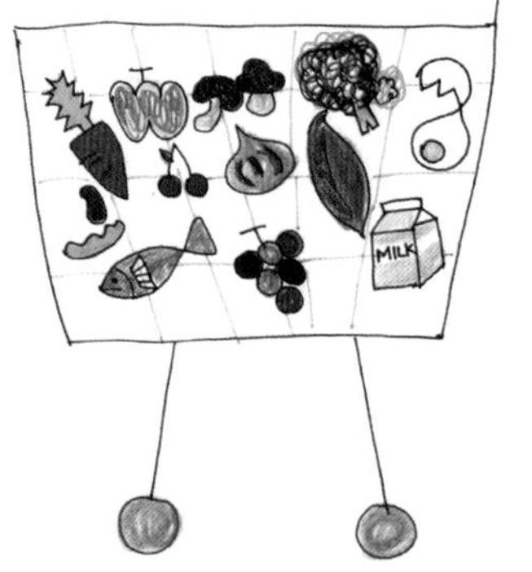

我不是单纯购物。

购物车里的食物，决定你的生活。

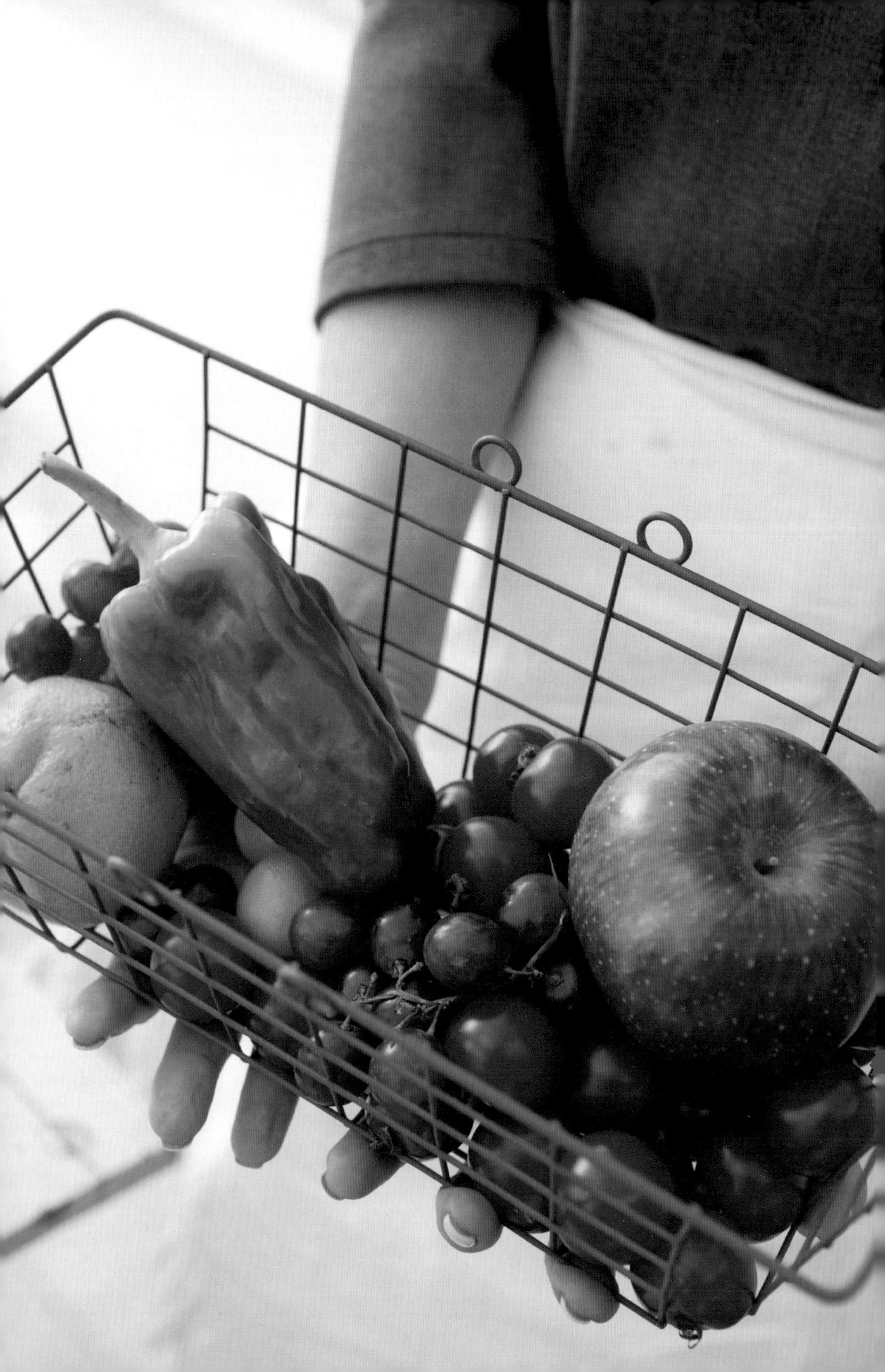

注意摄取优质碳水化合物

坦白说，我其实是“碳水化合物中毒者”。因为我喜欢吃米饭配菜，没事在家时，最常做的事情就是料理，因为喜欢做菜，理所当然就会吃很多米饭。如果“适量”吃倒是无所谓，可是我不但吃太多，也整天不活动，又经常无所事事，以至于热量的消耗量很少。如果过度摄取碳水化合物不会对健康造成危害，我就不会劝阻各位，但是，它可是会引起肥胖、糖尿病、肾脏病、癌症、痴呆等疾病的元凶。

不过，碳水化合物并不代表一定会转变成脂肪。只有在摄取量超过体内所需量时，才会被当作无法使用的热量，并留存在体内，转换成体脂肪。因此，一旦开始减肥，首要之务就是“减少碳水化合物的摄取量”。不过，完全禁食碳水化合物也绝非好办法，因为一旦戒掉碳水化合物，只会激起更多的食欲，使我们吃下更多不营养的食物。

碳水化合物可帮助分泌，能唤起让人有幸福感的激素“血清素”，使心情变好，也有助于消除强烈的饥饿感。因此，说碳水化合物是造成肥胖的主因，可能只说对了一半，“好的碳水化合物”反而是摆脱肥胖的重要营养。

所谓好的碳水化合物，是指复合的“多糖优质碳水化合物”，富含水溶性膳食纤维，容易有饱足感。因此，建议糖尿病及肥胖患者要多吃糙米或大麦，及有助维生素摄取、减轻压力的水果、红薯或土豆、南瓜、燕麦等优质碳水化合物。请尽量避免食用点心、饼干、面包等单糖碳水化合物，才能预防脂肪的形成。

∴ 美珍想对你说

多吃糙米、水果等优质碳水化合物，少吃饼干、面包。

做到十件事，再也不反弹

1. 平均分配三餐的分量，以“早餐”最重要

“晚餐吃得少”，是减肥高手才办得到的事。因此，我建议平均分配一天所需的用餐量，然后再逐渐增加早餐分量，和减少晚餐分量。一开始就想着不吃晚餐或吃很少，一定无法持久。

2. 暴饮暴食后，千万不可故意饿肚子

许多人在过量饮食后，会故意饿肚子，认为这样可以减少热量囤积，殊不知，这种饮食习惯会使“基础代谢率”下降，反而越饿越胖；另外，也会刺激胃酸大量分泌，引起食道逆流等胃肠疾病。因此，暴饮暴食后的下一餐还是要吃，就算只吃一点儿，也比饿肚子来得健康。

3. 养成记录“饮食内容”的习惯

随时想吃就吃，便无法知道“自己到底吃了多少？”“吃了什么？”“营养是否均衡？”因此，我建议各位写饮食日记。只要看到饮食日记，就能一眼看出饮食习惯是否有问题，有助改善错误的习惯。

4. 餐后别吃甜食，可避免脂肪堆积

因为我们的身体会先将“糖分”当作能量来源使用，因此，若餐后吃高糖食物，之前吃的食物将容易被储存为体脂肪。基于这个原理，若将进食顺序改为膳食纤维（可生吃的食物、发酵过的食物、熟食）→蛋白质（植物或动物性皆可）→碳水化合物，将有助减轻体重，避免脂肪囤积。

5. 用餐时间至少要20分钟，并细嚼慢咽

开始进食到产生饱足感前，至少要花20分钟以上。如果吃太快，在大脑接收到“吃饱了”的信号前，食物就已经吃完了，马上又会想吃其他食物，导致饮食过量。因此，细嚼慢咽才能帮助大脑顺利产生饱足感。记得，让你有饱足感的地方不是胃，而是大脑。

6. 别吃汤泡饭，避免吃下过多盐

不论是清汤或浓汤，调味过的汤品通常都含过多的钠。此外，如果将饭泡到汤里吃，饭会稀释汤的咸味，让我们感觉不到咸味，以致摄取过多的钠。咸食，会使我们的胃口改变，增加食欲。吃汤泡饭对身体无益处，建议不吃过咸的食物，才能健康瘦身。

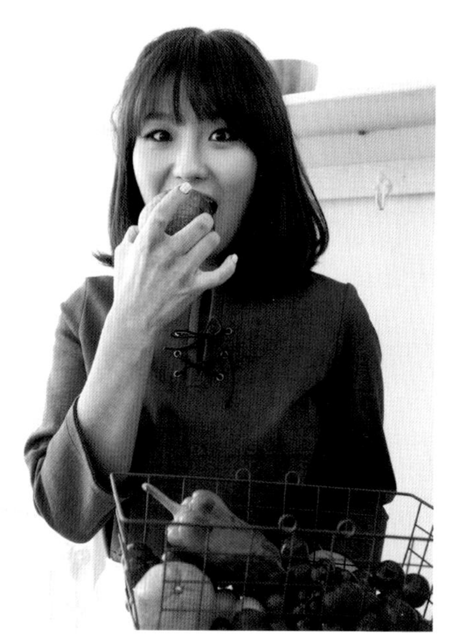

7. 使用小尺寸的碗筷与汤匙，减少进食量

将平日用的碗筷与汤匙，换成小一号的儿童尺寸，能带来视觉上的错觉，有助于调整用餐量。

8. 多吃膳食纤维，有效预防便秘

“膳食纤维”含丰富营养成分，且容易有饱足感，能有效预防与解决便秘问题，促进肠道蠕动。

9. 均衡摄取蛋白质，帮助肌肉生成

想要成功瘦身，肌肉是关键，而养成肌肉的原料就是蛋白质。只要身体有肌肉，即使体重没有减轻，看起来也会比较瘦。此外，有助于心灵健康的褪黑激素及血清素等，也需仰赖蛋白质而生成。因此，请务必每日均衡摄取蛋白质。

10. 多吃优质碳水化合物，如糙米、红薯

如果体内的碳水化合物储存量不足，会造成饮食过量或暴饮暴食。因此，请尽量避免食用容易被快速吸收的单糖碳水化合物，应多摄取复合多糖碳水化合物，如红薯、糙米和大麦等未精制的食物。

失眠多因自己胡思乱想

成功瘦身后，一切都很美好，不过“失眠”可能是我最大的后遗症，我现在才明白，睡眠有多重要。

平常我都是素颜出门，但是严重失眠的那段期间，如果没化妆简直无法出门，脸色就像放了10年的酱豆般，非常暗沉。有一段时间，我的失眠状况非常严重，常会没来由地感到不安、恍惚，心如死灰。每天我都要到天亮才能睡着，好不容易睡着后，两个多小时就会醒来。白天睡意来时，又因为工作而无法睡觉，真的很痛苦。

后来我才明白，我的失眠是来自于“想法的差异”。我曾毫无睡意地睁着眼睛发呆，直到凌晨4点才入睡；也曾为了看一部电视剧，一口气熬夜看完16集；也曾因好奇下一章的故事，彻夜读完一整本推理小说；也曾在文思泉涌的日子，写文章写到彻夜未眠；也曾为了亲手制作爱犬的衣服，熬夜用针线缝制。那时即使整夜没睡，隔天我依然生龙活虎。殊不知，现在的我是因为想着“为什么睡不着”，一直强迫自己睡觉才感到疲累。

某天晚上，我没有躺着数羊、勉强自己入睡，而是一边听着喜爱的轻音乐，一边开始画画。当我画好草稿、拿起色铅笔时，睡意不知不觉就来袭了。就在改变想法、放空心灵的这天，我睡得格外香甜。其实，人的内心往往有一个爱唱反调的小孩。你叫他读书，他不读书；减肥时，又莫名其妙想吃更多食物；休息时，却想去工作。因此，若是勉强要求自己“现在去睡觉”“该睡了”，“小孩”反而会反抗，一旦想太多，只会更睡不着。

睡不着时，别想着失眠，不妨当作是充实自我的时间，尽情享受吧！

∴ 美珍想对你说

不要过度勉强自己，以免造成反效果。

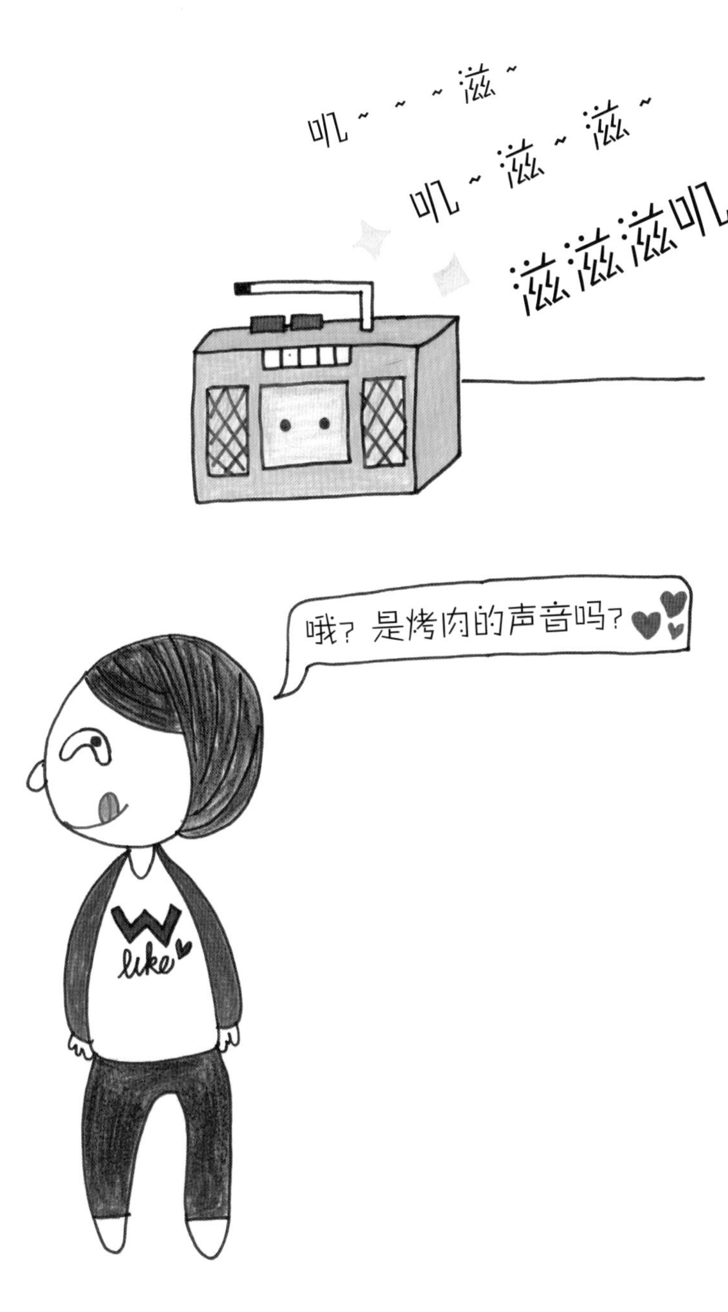
叽~~~滋~
叽~滋~滋~
滋滋滋叽~~
哦？是烤肉的声音吗？
like

想放纵大吃时，可搭配番茄、葡萄解腻

“女性”是出生时被划分为女生的人；女性也等同于奶奶、妈妈、姐姐、妹妹、侄女、媳妇等名词；女性也会被细分成“为了减肥而拟定计划的女生”“正在减肥的女生”“空喊要减肥却不行动的女生”，以及“减肥后、面临反弹而伤心难过的女生”。减肥就犹如标签一样，跟所有“女性”形影不离。

有可能今天正在减肥中，明天就被美食诱惑而松懈大吃，隔天重新进入减肥模式后又再度认输。尤其是周末，周末最适合认输了！因此，我甚至希望每天工作，没有休息也无所谓，一周最好只有星期一到星期五，没有星期六及星期日。

可是，只吃低盐、低卡的健康食物，餐餐计算热量，就这样吃一辈子，根本不切实际。

尽管我也常将“减肥”挂在嘴边，偶尔也还是会吃对减肥无益的食物；但是，只要同时摄取富含营养的食物，便能将伤害降低。如果一定得吃高脂肪的食物，不如这样做，就能减低对身体的伤害。

1. 吃高脂食物时，可搭配葡萄或小番茄食用

高脂食物会导致三酸甘油酯的形成，使血液循环变差。只要多吃富含抗氧化物质的葡萄或小番茄，便可减少负面影响。

2. 想吃肉时，搭配“小番茄”最适合

肉类与葡萄一起食用时，会使体内吸收过多糖分，因此建议吃肉时，可搭配小番茄食用。

3. 吃重口味的食物时，可补充黑巧克力

巧克力中含有“可可”，有助于降低血压，因此，建议吃可可含量高于60%的黑巧克力。

4. 爱吃碳水化合物的人，可搭配“醋”一起食用

过量摄取碳水化合物，容易造成血糖飙升，“醋”可抑制血糖上升。

∴ 美珍想对你说

亲们，千万别因减肥让自己活受罪！

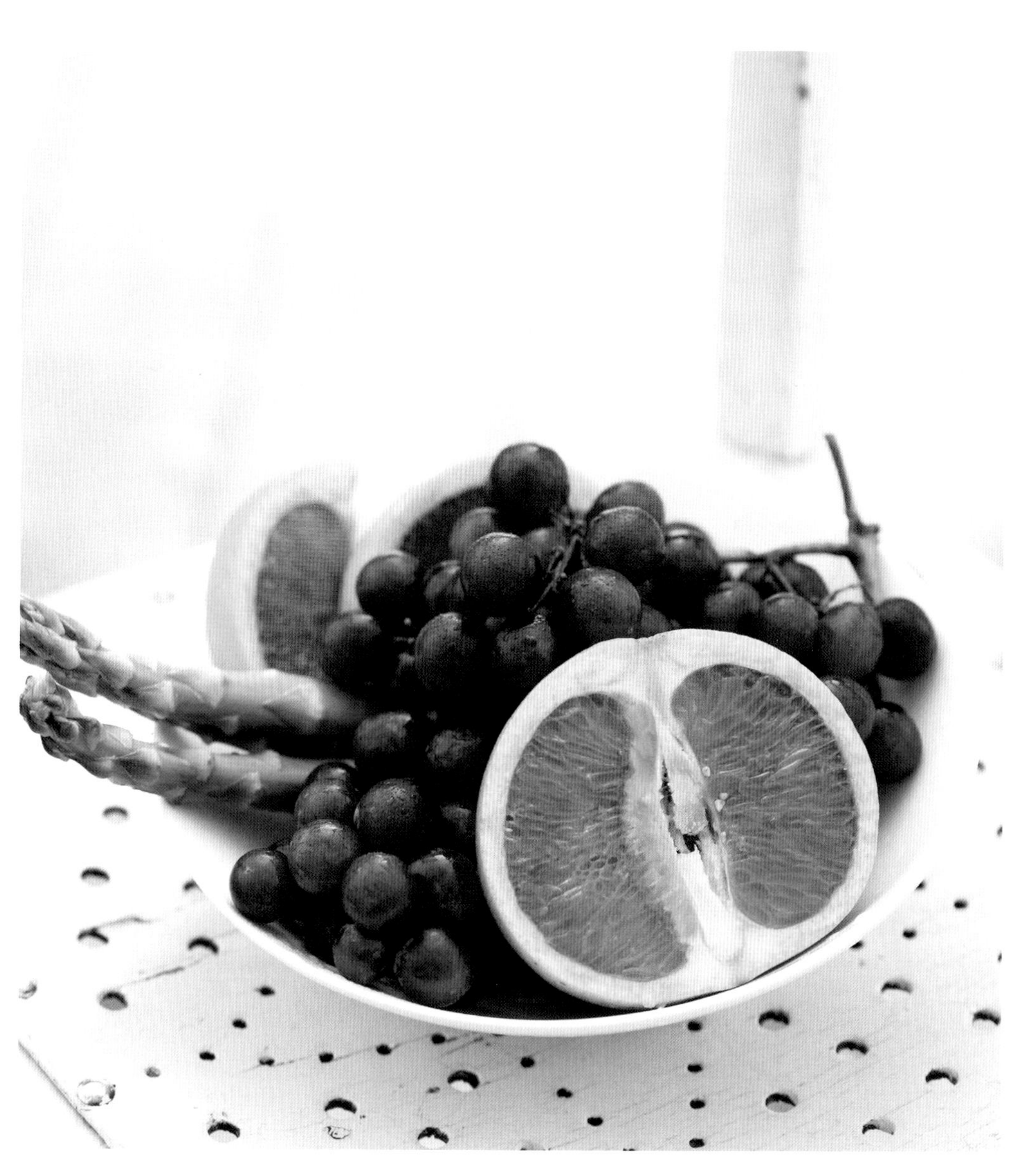

每个人的条件不同，别用世俗的标准绑架自己

因为父母希望我念大学，所以我努力考上大学，但后来发现这不是我想要的，就毅然决然休学了。就算如此，我也没有鬼混度日，因为我很清楚自己的目标，并在大学路的小剧场学习，以此取代在大学里的校园生活。对我而言，小剧场就是我的“实战大学”。我认为，凡事不论好坏，都要亲自体验后，才会知道“是否想要”，就像当初考大学一样，进入大学后，我才知道这并不是我要的。

纵使高中毕业不足以自豪，但我认为，只要我愿意，随时都可以读大学。比起同辈的朋友们，我经历了更多丰富的事物，也曾失败过。过程中，我不仅哭过好多次，也痛过好几回。生活中，我也曾遇见想交往的对象，也造访过许多地方。当然，尽管我不完美且平凡无奇，可是我堂堂正正地生活，拥有比大学毕业证书，更有看头、更有价值的经验，这就是我的条件与能力。

许多挑战都是因为“我不愿放弃”而完成的，回顾过去短暂的人生，我也问心无愧。搞笑艺人的公开选拔，我落选了三次。期间，我思索千万次，莫非这不是我该走的路？是我没天分吗？或许是我不服输的个性吧！我为自己定下目标，一定要在选拔年龄限制前，挑战成功。正因为全力一搏的心态，才能在相对年轻的年纪，以22岁搞笑艺人的身份，成为KBS公开选拔的谐星。如果我只是想找份安定的工作、放弃我的梦想，或许就没有现在的我吧，也不会写这篇文章吧。

若从世界的标准来看，我理应为仅有的高中毕业学历感到羞愧，但那只是世界的标准、他人的想法，我并不感到羞愧。这个世界没有“标准答案”，所谓的“热潮”“趋势”，都只是变来变去的流水罢了。

适合别人的方法，不一定适合自己

参加“瘦身女孩”的减肥期间，1年365天，天天备受关注，压力极大。于是，我采取终极减肥法，只要是大家说有效的方式，我都愿意尝试。可是我发现，这个方法行不通。

大家换个角度想，如果广告中的瘦身法简单有效，那胖子应该从在地球上灭绝才是。那为什么因肥胖感到困扰的人，还这么多呢？因为我们每个人都是独一无二的，世界上不可能

有适合所有人的“标准减肥方法”。对A有益处的食物，却可能对B造成伤害；对C有益处的运动，却可能对D造成伤害。

因此，不要受“热潮”“趋势”摆布，找到适合自己的方法最重要，也不要愚蠢地用世界定好的标准，来计划你仅有一次的人生。因为，你是世界上独一无二的花朵！

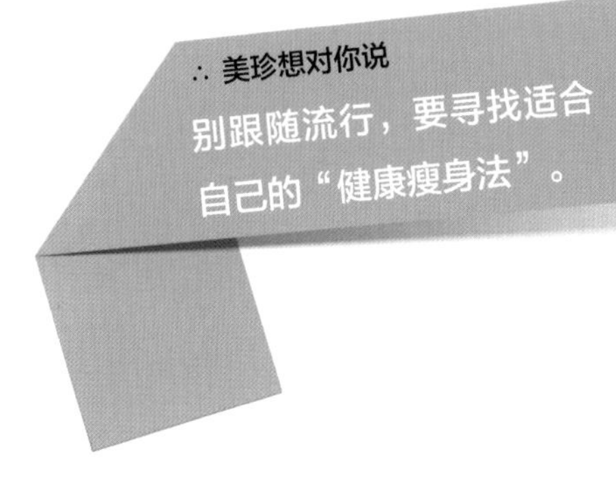

减肥、爱情、考试

即使某件事失败了，

也别难过。

只要重新整理就好。

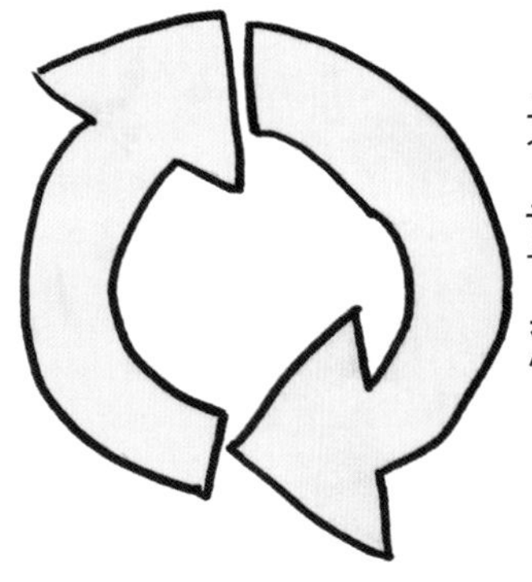

连电脑都能用 F5 键

重新整理，

难道我办不到吗？

每个人都有优点，别因肥胖而自卑

现在想一想，我还是觉得胖美珍，也就是胖到103公斤的美珍很可爱、很讨喜。那时的我，并不认为肥胖是自卑或压力。

想起那甜滋滋的微笑脸蛋、貌似快炸开的腮帮子、走路摇摇晃晃的步伐，依然令我发笑。

因为胖过、遭遇过“溜溜球”效应，也知道现在如果放纵自己，很可能马上胖回103公斤，但我依然相当感谢自己是易胖体质（虽然我还是很羡慕吃不胖的人，哈），但正因我是易胖体质，才让我养成良好的运动及饮食习惯，才能得到健康又美丽的身心；如果我没有胖到103公斤，我就得不到“瘦身女孩”的头衔了！对我而言，现有的一切更珍贵。

大家可能会问，这难道不是另一种自卑吗？或许正是因为我天生的不完美，才让我变成乐观、积极正面的人。

因为爱笑，让我拥有一张天生的“笑脸”

我的眼角上扬，即使没有笑，大家也会觉得我在笑，也就是俗称的天生笑脸。因此，我曾在不该笑的场合，被反问“你在笑吗？”引起误会。拍性感海报的时候，理应摆出娇媚性感的表情，而非可爱的微笑，但即使我没有笑，仍却听到摄影大哥对我说：“美珍小姐，今天拍摄不用笑喔，性感一点。”

以前我很喜欢自己天生上扬的眼角，代表我可以一直“笑脸迎人”。不过出了社会后，我很讨厌自己的“眼角”，我讨厌因它而被挨骂，甚至开始厌恶自己的笑脸。

回到家后，我看着镜子，同时陷入“为何我的眼角总是上扬？”的苦思中。我之所以有笑眼是因为从小妈妈总会对我说：“美珍笑的时候真的好漂亮，别人说，韩小学姐微笑时会露出八颗牙齿，你知道吗？美珍笑的时候也露出八颗耶！你的微笑和韩小学姐差不多喔！”

只要提到韩小学姐，就想到美女；韩小学姐的微笑，就是美珍的微笑。我似乎是因为太常被妈妈称赞，才开始变得爱笑，就这样笑着笑着，我竟成了总是很乐观的美珍、爱笑的美珍（这是我自认为啦）。

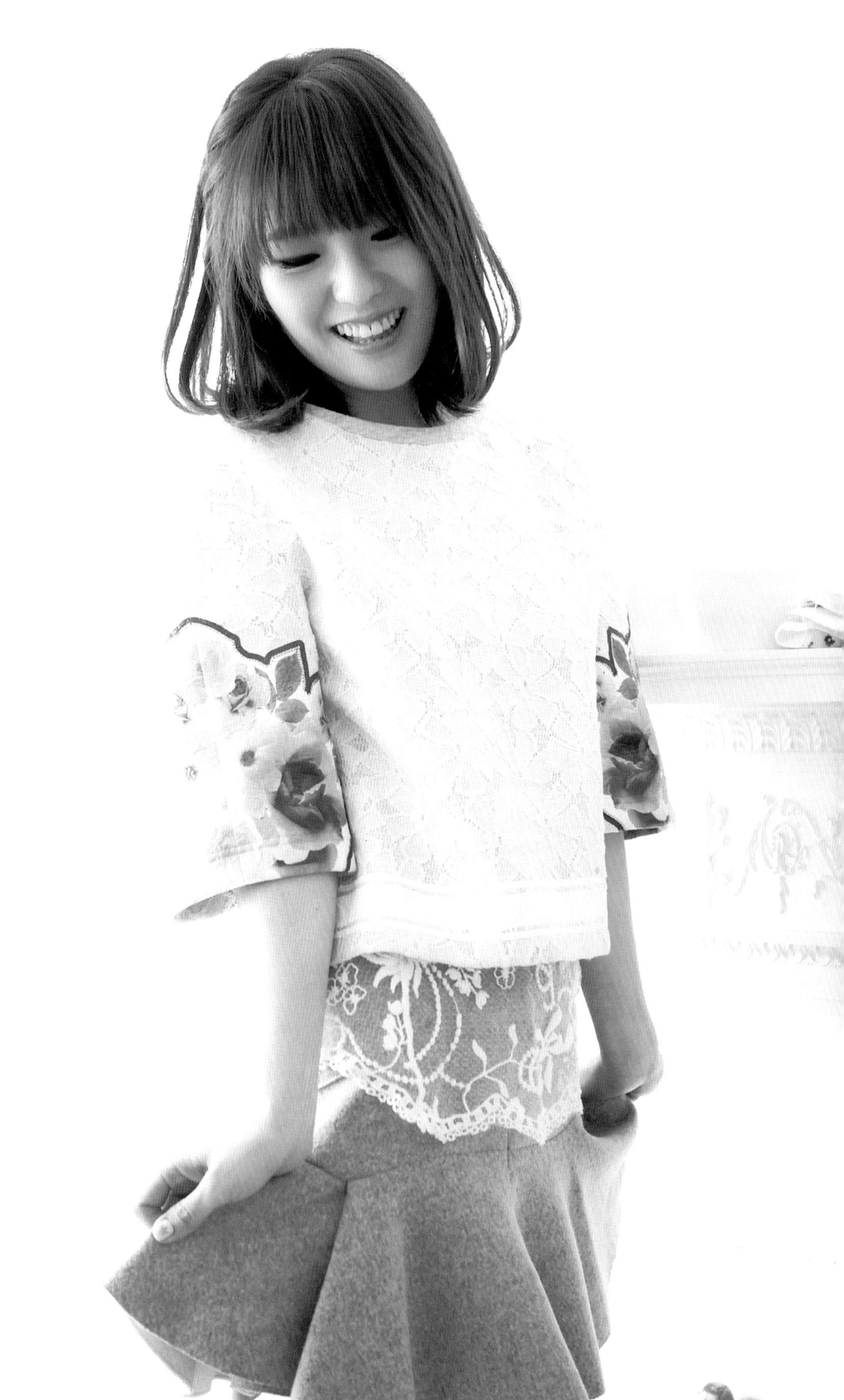

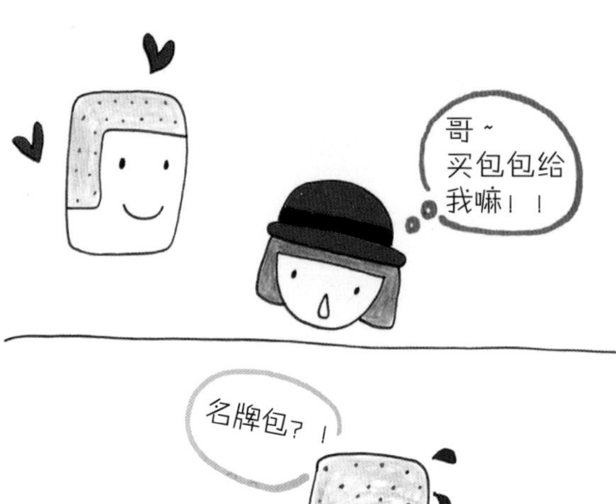

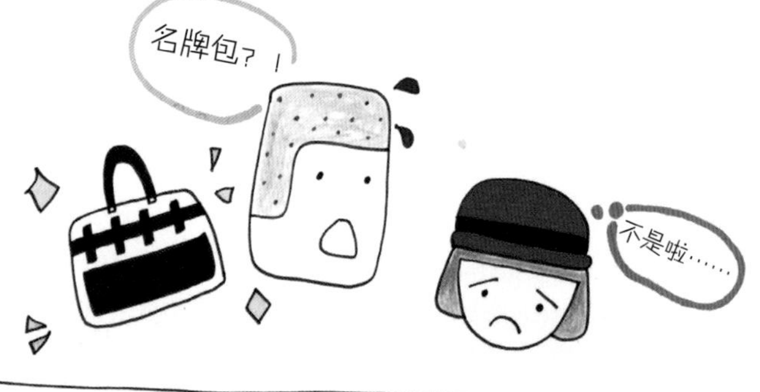

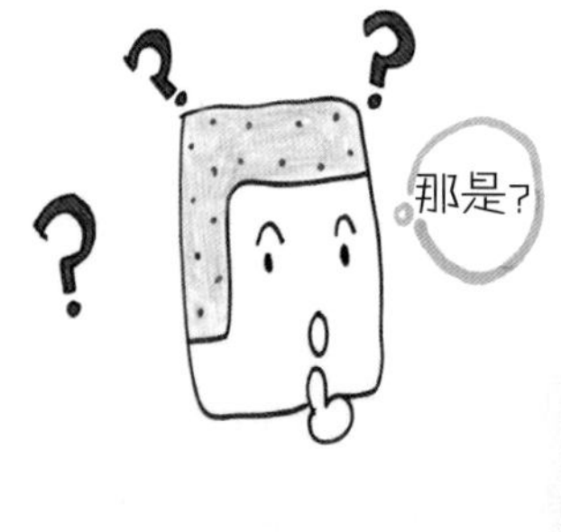

澳美客牛排

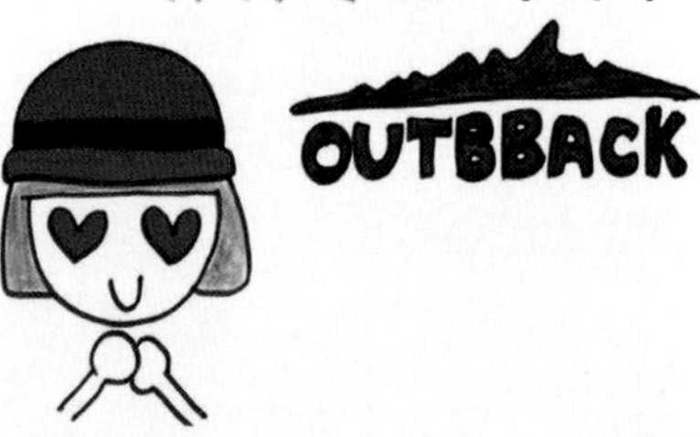

我至今依然爱澳美客牛排胜过名牌包

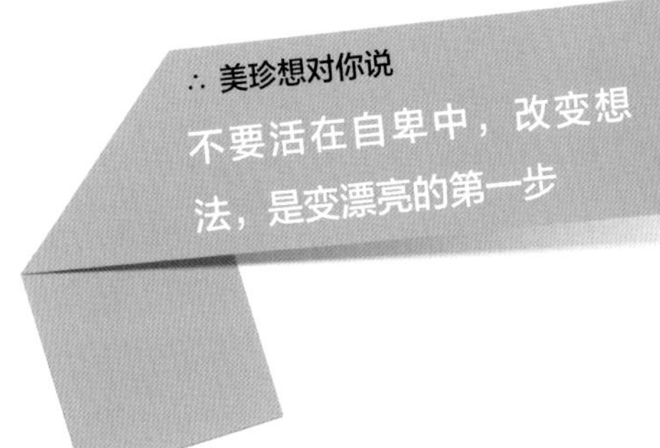

如此定下结论后，我更爱上扬的眼角了。当我更爱自己后，也更常听见“美珍小姐，你笑起来真的很漂亮！”再说，全度妍、孙艺珍、李孝利、Tiffany的笑眼也是魅力十足，所以我也很有魅力！！！！！！！！！！！！！！！！！！！！！！（没错，我是不好意思才用这么多惊叹号的。）

只要下定决心，改变就能成真

因为遗传，我的手指短短的，并不好看；也因为从小就爱写作，拿笔写字的时间长，中指上长了粗粗的茧。后来，开始用哑铃训练肌力，连手掌都长茧了。天啊……少女的手怎么会是这副德性！所以我不喜欢给别人看手或牵手，排斥任何“双手”的接触。

以前总是急于将手藏起来，或放在口袋里。但是某天，不知道发生什么事情，我改变想法，开始认真爱惜双手。一有空就擦护手霜，也去保养指甲，配戴饰品。虽然写作让我的双手变丑，但也因为自幼就一直写文章，如今才得以写书；虽然哑铃让我的双手变丑，但认真做肌力训练后，成功减重50公斤以上，并找回健康结实的身材。因为一个小小的改变，现在才能每天见到自己变美的双手。

芭蕾舞者姜秀珍的脚、足球选手朴智星的脚、花式溜冰选手金妍儿的脚，多美呀！想着那是认真生活到现在的证明，我更觉得自己的手好美、好值得骄傲。

自卑感可以消除！只要用橡皮擦将自“卑”感改成自“豪”感就可以了！

绝不盲从，请选择适合自己的运动

如果要选出一样我最喜欢的物品，是相当困难的；因为我喜欢的东西，好多啊!

《泰坦尼克号》是我喜爱的电影之一，超越身份、地位而相爱的两个人，甘愿牺牲生命的杰克与萝丝，他们的爱是多么炽热呀！亲吻到一半时，在起雾的玻璃上印上掌印的画面……这绝对是最经典的爱情电影，即使看了好几遍，依旧感人肺腑，每看必哭。

我最喜欢的卡通是《红发安妮》，她是骨瘦如柴又多话的雀斑女孩。安妮的雀斑，让她看起来更可爱。我因为太喜欢安妮，刻意不治疗脸上因灯光照明而产生的痣，我想跟安妮一样可爱。

我喜欢的颜色是薄荷色，感觉清爽又凉快。它让我有开朗、自信的感觉，所以任何冠上"薄荷"两字的东西我都喜欢，薄荷冰淇淋、薄荷茶、薄荷口香糖、薄荷牙膏等，我一定无条件说好！简直是薄荷狂人，哈哈。

我的理想型不是大眼睛、聪明风趣、买昂贵礼物送我的男生；而是爱我原始模样的男生。他要接受我的缺点及致命弱点；生病时要用湿毛巾照顾我；要常常问我"有好好吃饭吗？""你在干吗？""晚安"；注意琐碎小事，让我感到温暖；要如哥哥般，既像大人、又像孩子一样天真无邪，总是带给我被爱的感觉……这样的人应该不存在吧？如果存在，请他爱我好吗？呵呵呵。

至于我喜欢的食物，简直多到数不清……我没有讨厌的食物，只有和身体不合，而不能吃的食物，绝非我不喜欢，像是三文鱼、鸭肉、泥鳅汤等，哈。

运动也一样，我只选择我喜欢、适合我的。大家说有助于减轻体重的跳绳，我这辈子可能都无法跳100下，即使不跳绳，我也减肥成功了；跑步机是有氧运动之王，我妈妈也买了一台，但与其说是跑步机，不如说是昂贵的衣架。我有些反感它，终究被我遗弃了。取而代之的是，能让我感到愉快的健走与骑自行车，在房间里则进行简单的肌力训练。比起别人说不错、有效就盲目跟从，我宁可选择喜欢且适合自己的运动。

∴ 美珍想对你说

选择自己想要的，再暗淡的矿石也能变成闪耀的宝石。

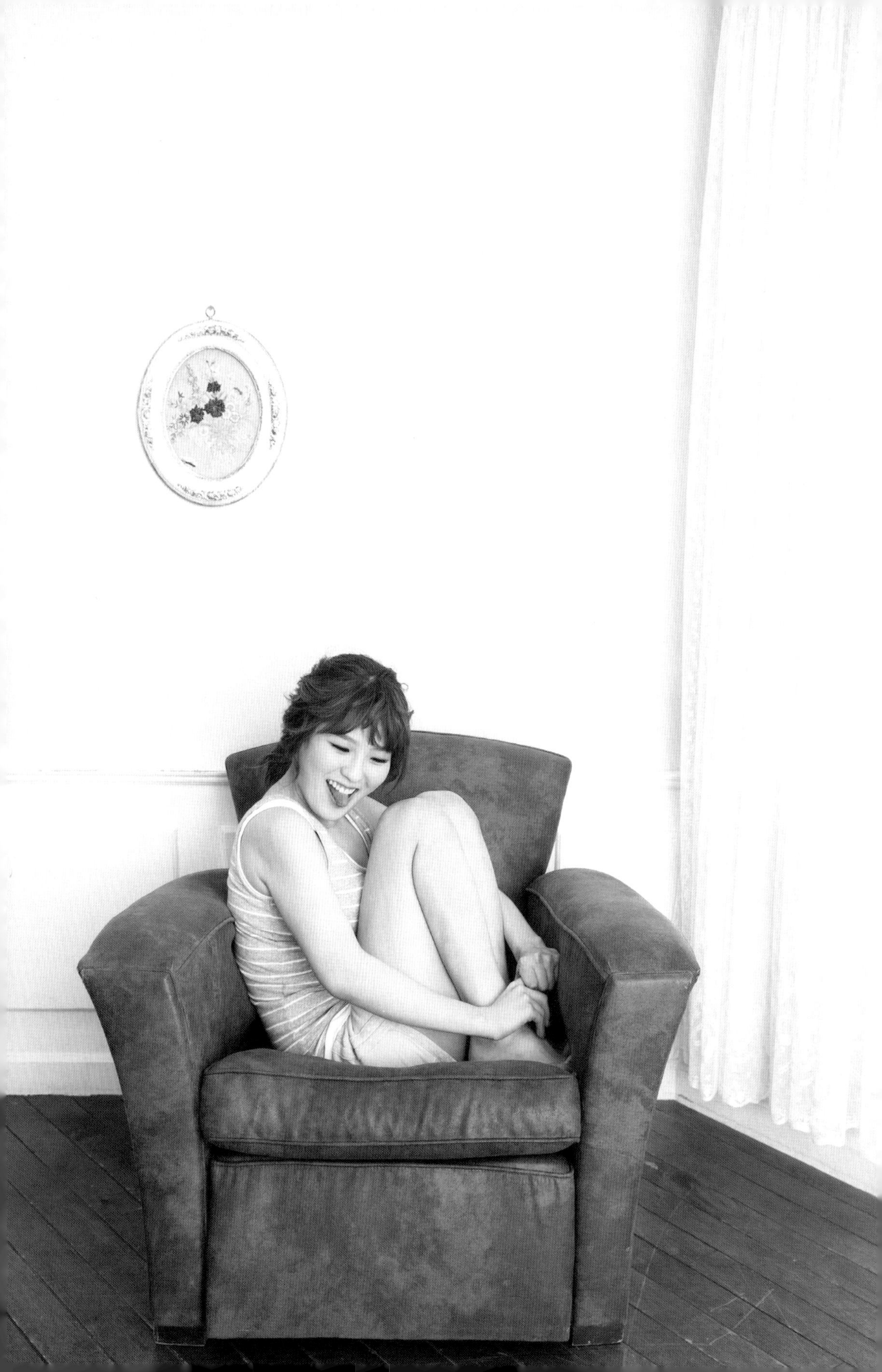

减肥，是我绝对不会分手的对象

要和一个人交往并不容易，要小心翼翼，再小心翼翼。这是一门深奥的学问。

由于工作时间不固定，我难免会和对方有些小争执。日积月累，小争执就会变成大口角，因为不喜欢这种感觉，以至于我不轻易将自己的心交给任何人。

我和L男也因行程的缘故，改变了多次约定，最后才在一起。那段期间，我一直说，“我不把年下男当男人看！”却莫名其妙地被这个和弟弟同岁、比我小两岁的他所吸引。他为人坦率、头脑聪明、个子也高、形象也好、细心谨慎，甚至幽默感十足。和他交往时的我并不知道，其实他非常体贴我，也很喜欢我。

为了见我一面，他要坐40分钟的车前来，再返回学校；他知道我正在减肥，于是在吃饭时顺着我。只要我问：“我吃生甜椒当点心喔！你要吃肉还是香菇？”L男会对我说：“我要吃香菇。”他吃东西不但为我而选，就连我说饭后喜欢健走，他也一起陪我走。

某天，我为了博取他的安慰而发牢骚，讨厌L男为什么这么不明白我的心意，于是我随口说了句“我们结束吧！分手吧！”的气话（我并不想分手，连0.0000001%的意思也没有呀），结果我们真的分手，结束了。

只要活着，我绝不会跟减肥分手

如果分手是场梦，那该有多好。因分手而感到心痛后，我发誓，如果有下一段关系，无论我身在何处、处于哪种状况，我都不会轻易说出“我们结束吧！”这句话。（不过，我可不是至今还对L男念念不忘的傻瓜）

我活着时，绝不想分手的事情就是“减肥”。我要一辈子和你在一起。

“我们绝对不会结束的！！！”

∴ 美珍想对你说

减肥，是一辈子都不能分手的对象。

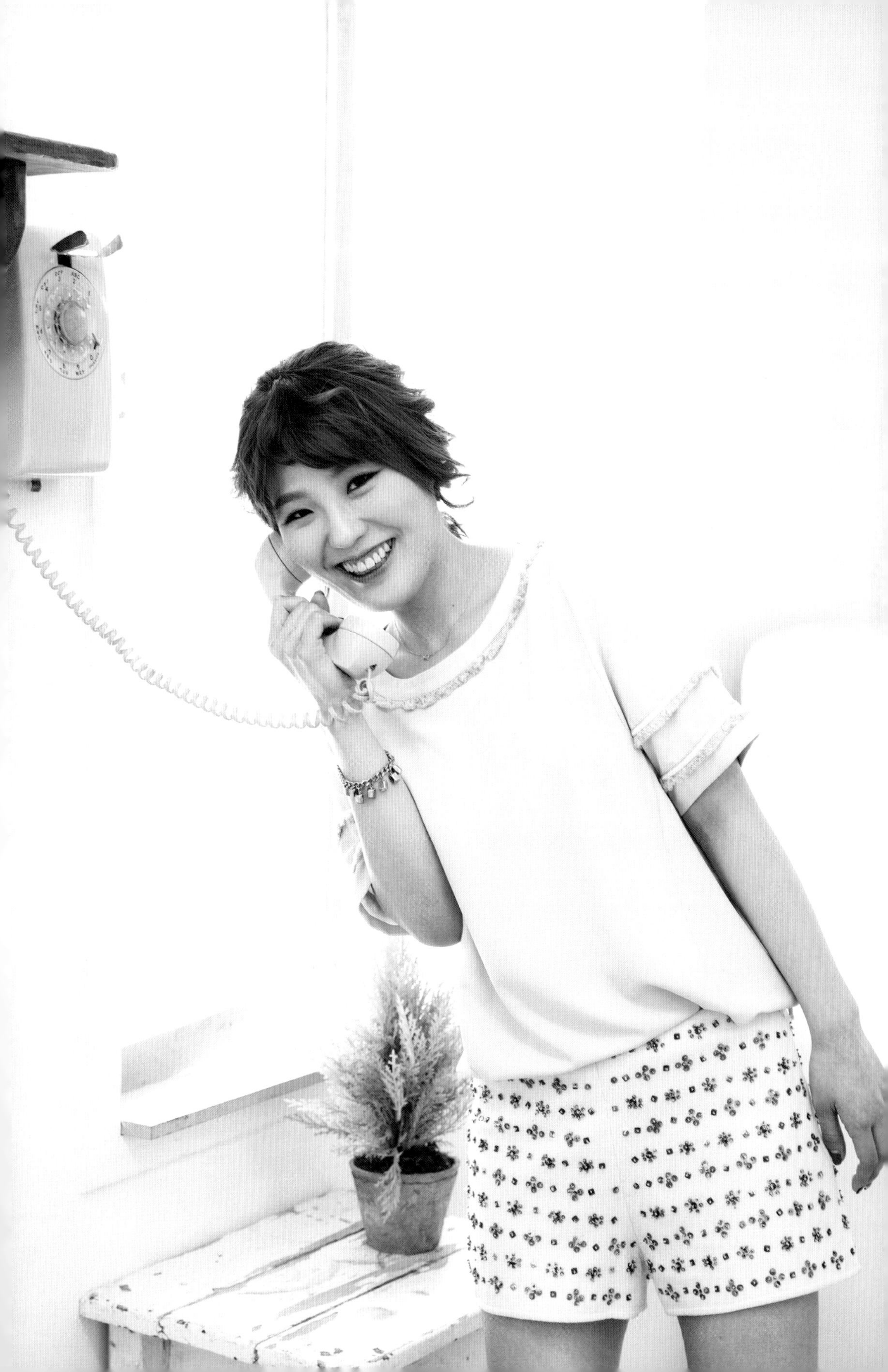

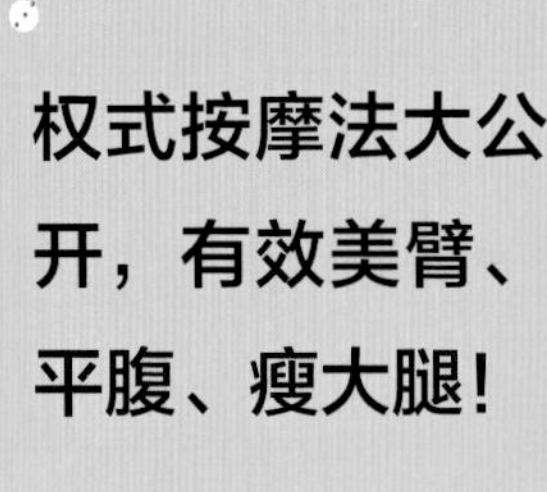

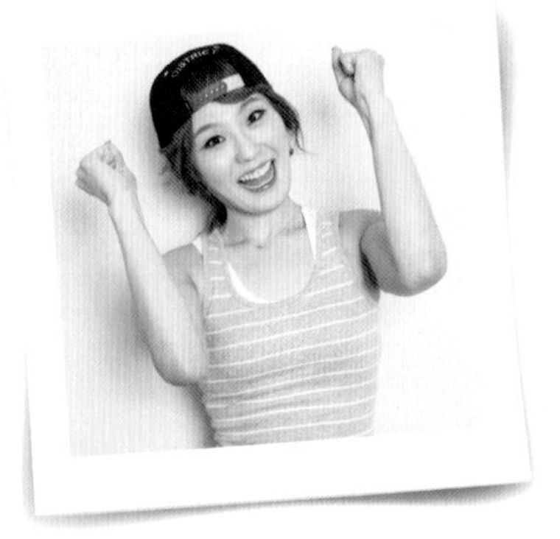

消除拜拜肉的瘦臂按摩法（重复5～10次）

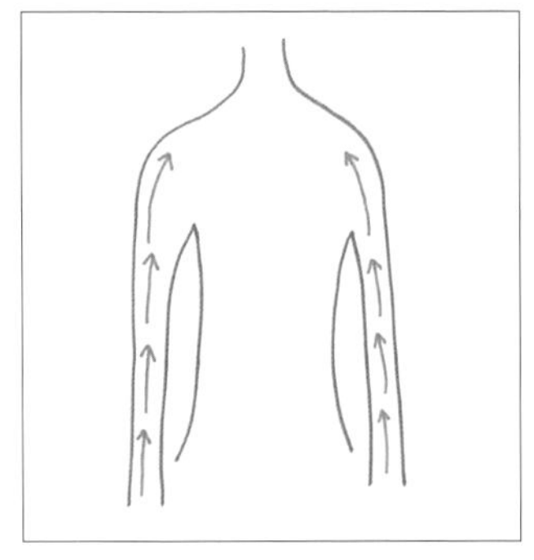

①从手腕开始，由下往上按摩至肩膀。

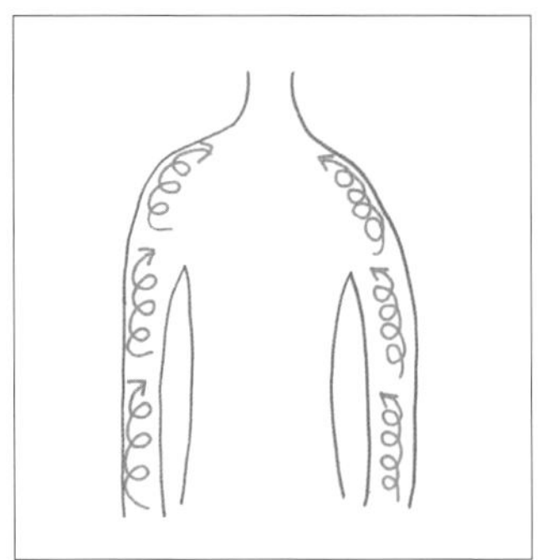

②沿着手臂往上旋转按摩。

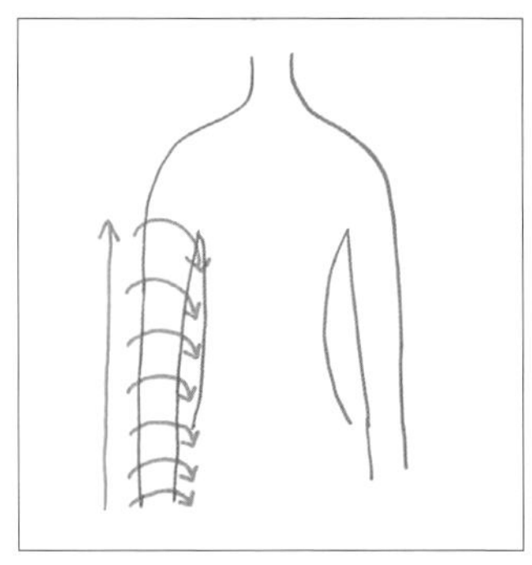

③从手腕开始，从手臂外侧往内侧揉捏。

告别肥大腿的美腿按摩法（重复5～10次）

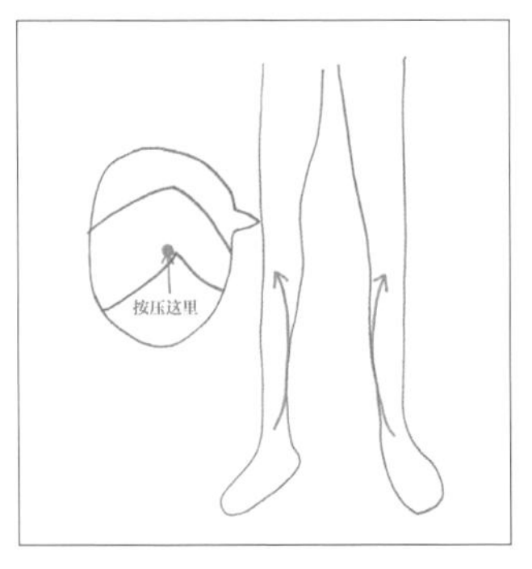

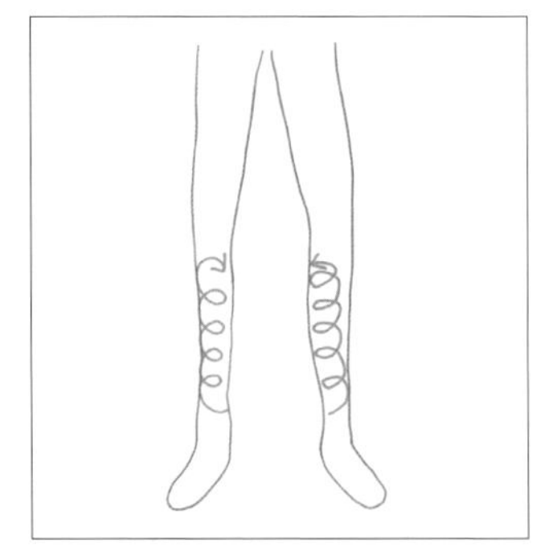

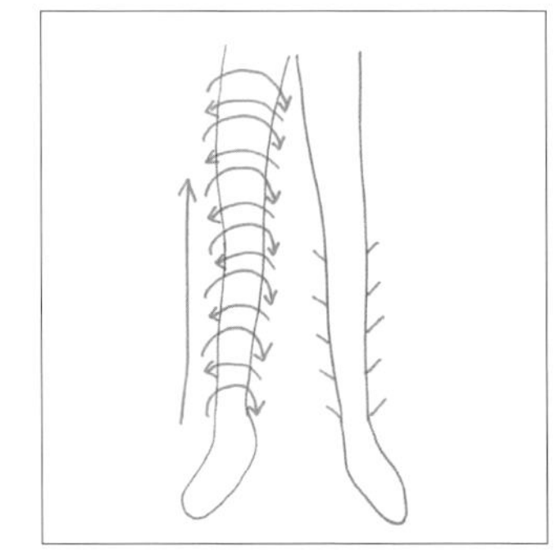

①膝盖后方有许多淋巴结，轻轻按压此处，并给予适当刺激，能有效消除水肿，美化腿部线条。

②双手抓住小腿，从脚踝开始，按压扭转至大腿。左、右腿轮流按压。

③从脚踝开始往上揉捏，按摩腿部。

消除凸小腹的瘦腹按摩法（重复5~10次）

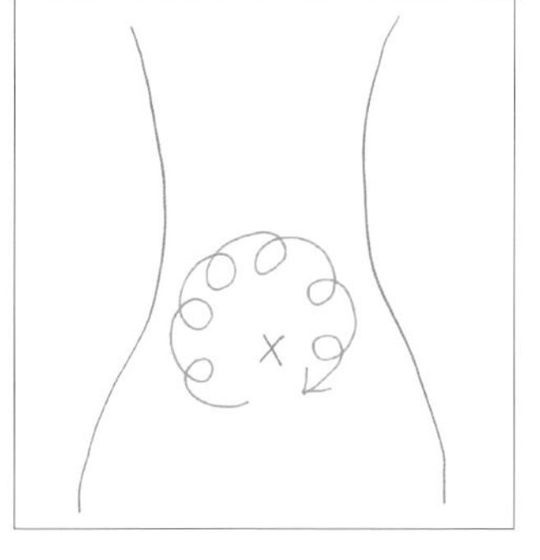

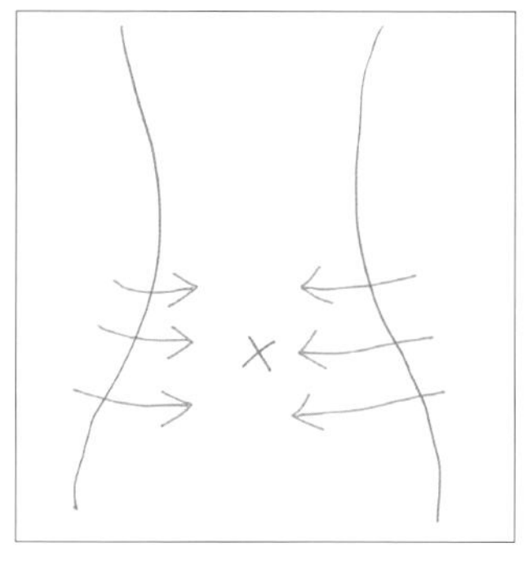

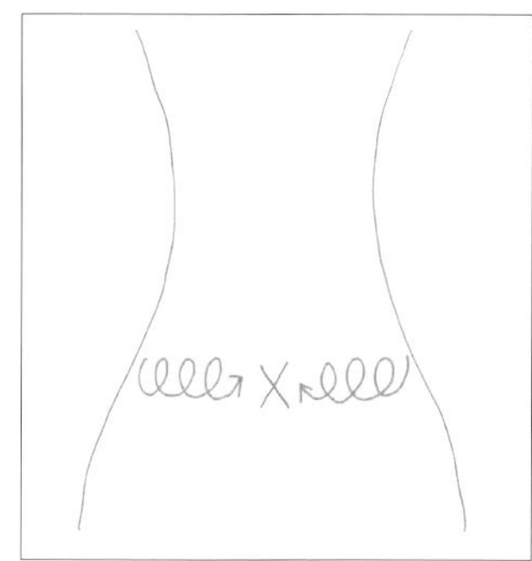

①以肚脐为中心，往顺时针方向画圆，按摩腹部肌肉。

②将腰间肉往肚脐中间集中，用手掌交替按摩左右腰间。

③从腰间往肚脐方向画圆按摩，雕塑腰部线条。

打造美丽臀线的俏臀按摩法（重复5~10次）

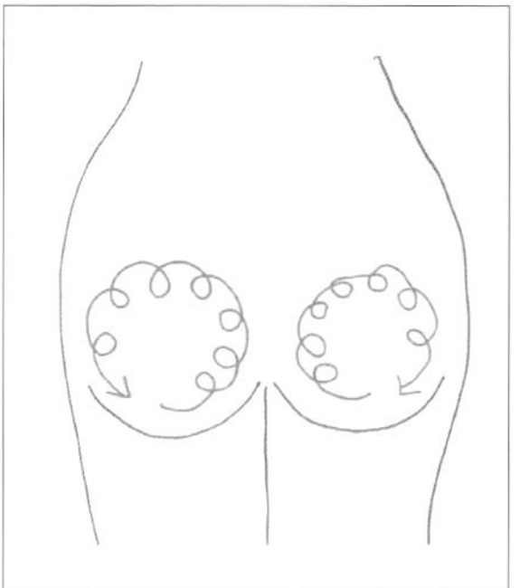

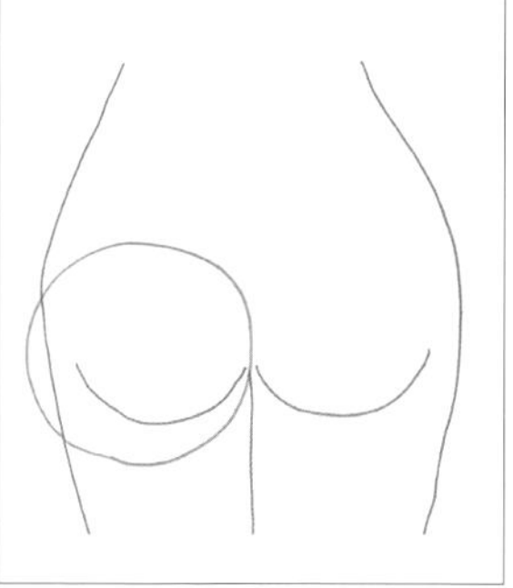

①从臀部下方开始，画圆按摩。

②将整个臀部（圈起处）置于手上，
掌心出力，揉捏臀部。

消除萝卜腿的小腿肚按摩法（重复5~10次）

*建议穿袜子或鞋底柔软的鞋子进行。

①呈站姿，右膝微弯，左膝向前伸直，再回到预备站姿。

②右膝微弯，换左脚往旁边伸直，再回到预备站姿。

③右膝微弯，换左脚向后伸直，再回到预备站姿。

换脚，以相同方式伸展。

请尽量延展，待动作熟悉后，可加快速度，效果会更好。

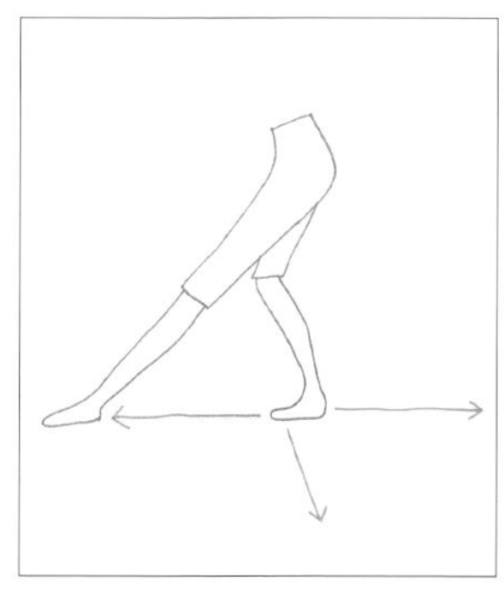

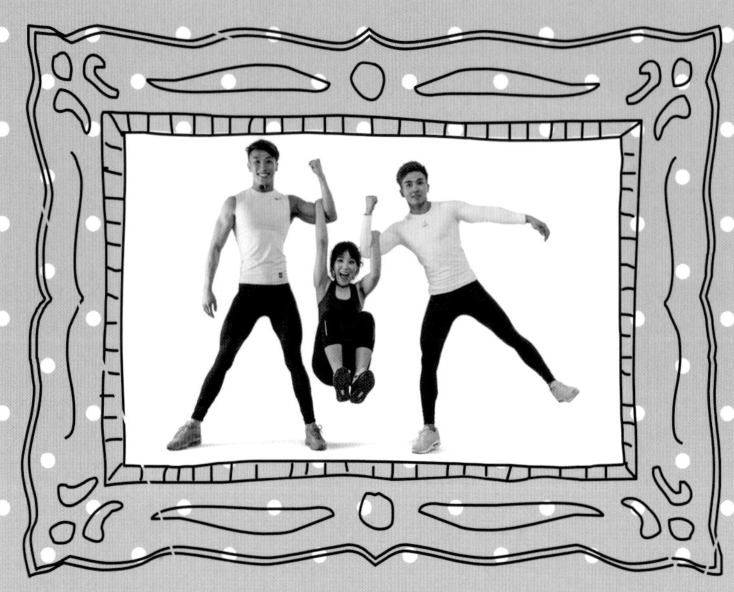

拼命运动却没瘦？不可能！没有瘦不了这回事儿！

意志薄弱办不到？勇敢点儿，意志力是靠磨的！

天生是易胖体质？别担心，改变体质就行啦！

忍不住想吃东西？有谁叫你不要吃吗？

适量饮食＋运动就OK！

人生只有一次，不该好好享受吗？

哎呀～你真会说啊！享受与随便只有一线之隔，难道你不想在仅有一次的人生中，创造奇迹吗？

只要愿意尝试，人生就可能改变，甚至会超乎想象，
开始变漂亮、变健康，不断瘦下来。
别忘了，“借口”无法燃烧热量，
不如每天花10分钟运动，热情生活，
好好投资自己的未来吧～

Chapter 3

打造韩星好身材！

22招快瘦操，练出最想要的S曲线

找回魔鬼S曲线的塑身瑜伽操

常有人问我“做瑜伽会瘦吗？”我一定会反问他们，“瑜伽老师的身材如何？”我至今看过的瑜伽老师或常做瑜伽的朋友，他们的身材都会令人发出“哇！”的赞叹，连凹凸有致的可乐瓶也甘拜下风。

做瑜伽并不会令你马上变瘦，不过只要持之以恒，体态会慢慢改变。因为瑜伽的重点是“正确的姿势”，在矫正体态的同时，减少囤积于肌肉周围的橘皮组织，达到“雕塑身材”的效果；此外，也能排出体内毒素，提升代谢率。不论听音乐或看电视，甚至是聊天时，都可以做瑜伽。一旦变漂亮，身体与心灵也会充满幸福能量。

强化核心肌群　勇士肌力操

运动部位：腿部、臀部、肩膀

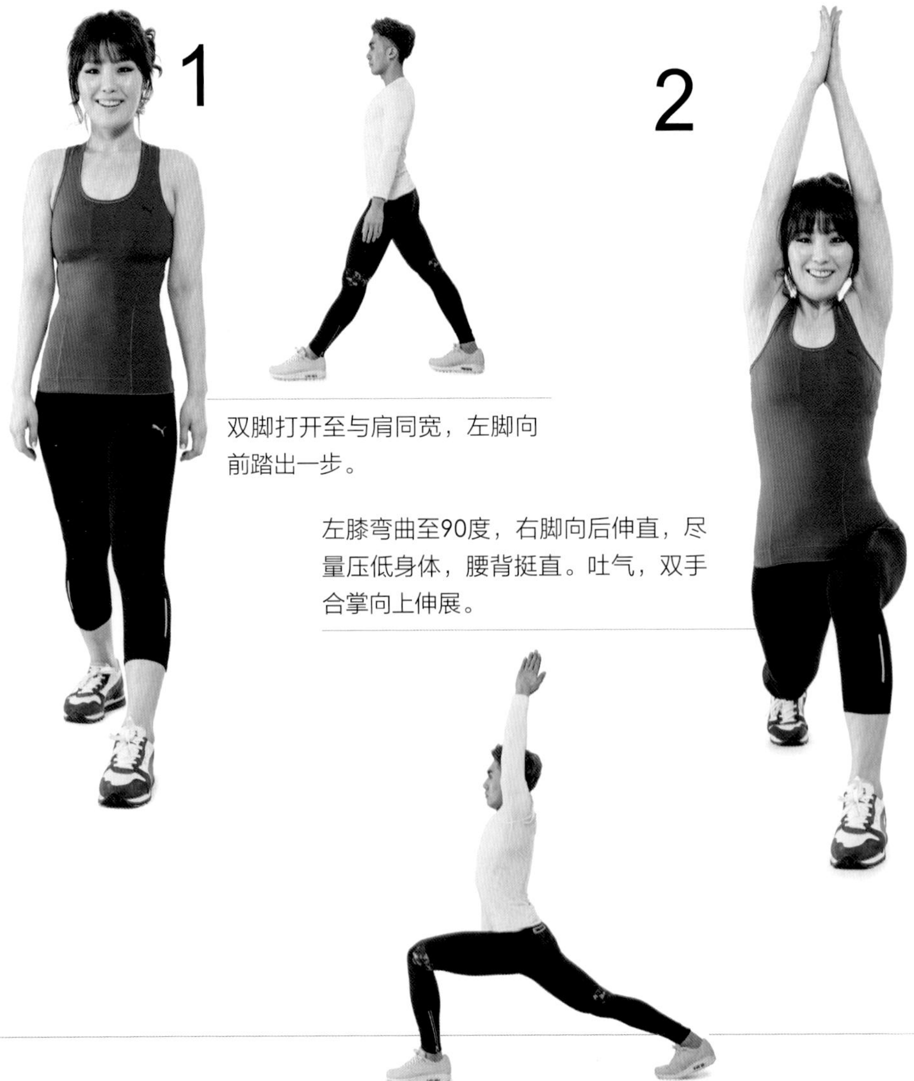

双脚打开至与肩同宽，左脚向前踏出一步。

左膝弯曲至90度，右脚向后伸直，尽量压低身体，腰背挺直。吐气，双手合掌向上伸展。

增加下半身柔软度　三角美腰操

运动部位：腰部、臀部、大腿内侧

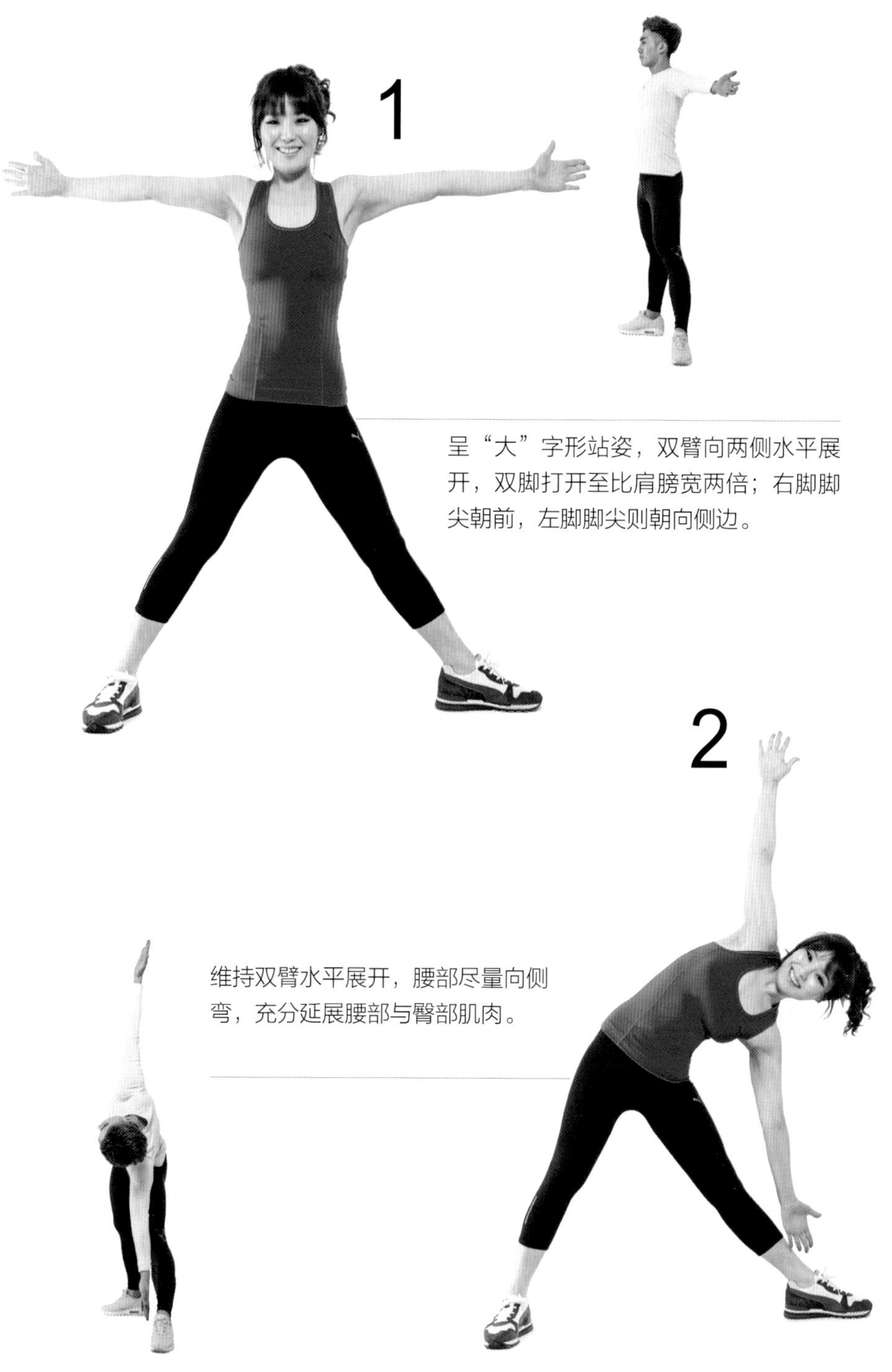

1

呈“大”字形站姿，双臂向两侧水平展开，双脚打开至比肩膀宽两倍；右脚脚尖朝前，左脚脚尖则朝向侧边。

2

维持双臂水平展开，腰部尽量向侧弯，充分延展腰部与臀部肌肉。

紧实腹部与大腿 拉弓伸展操

运动部位：全身

1

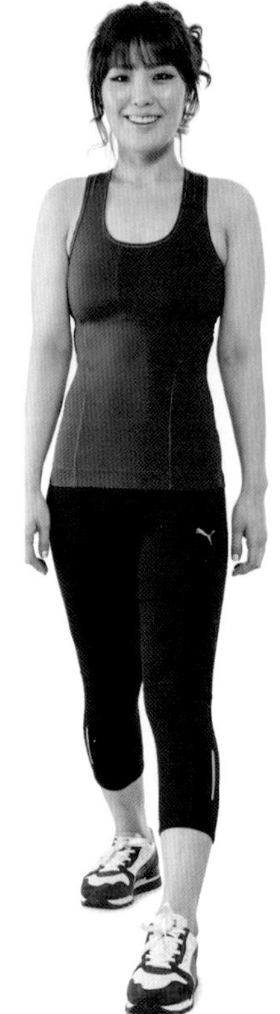

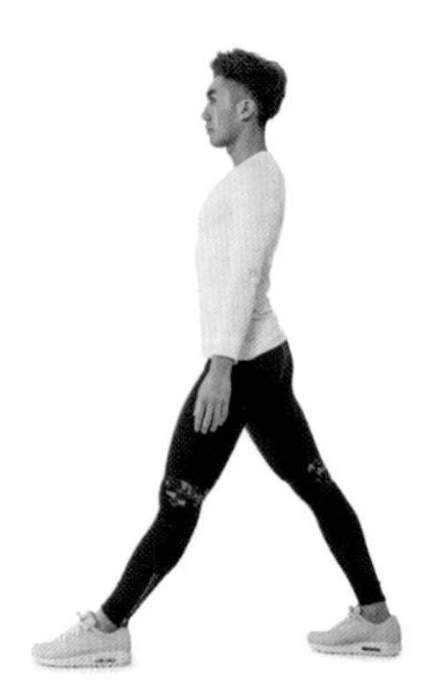

双脚打开至与肩同宽，
左脚向前踏出一步。

2

左手臂伸直，同时将上半身往前倾，
并用右手抓住右脚向后抬起，尽可能
地向上抬高。

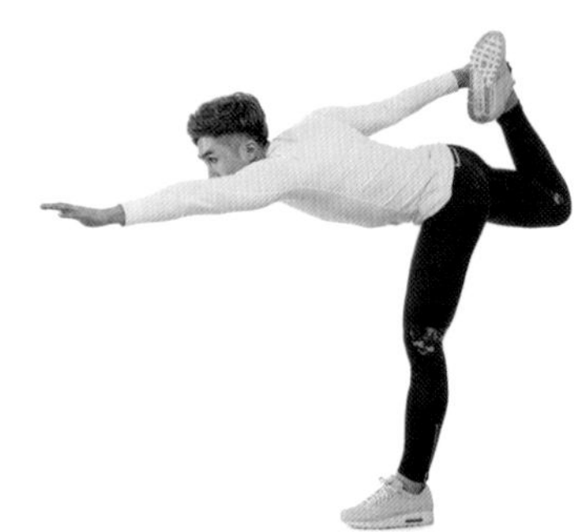

美化小腿曲线 下犬美腿操

运动部位：肩膀、大腿后侧、小腿

1

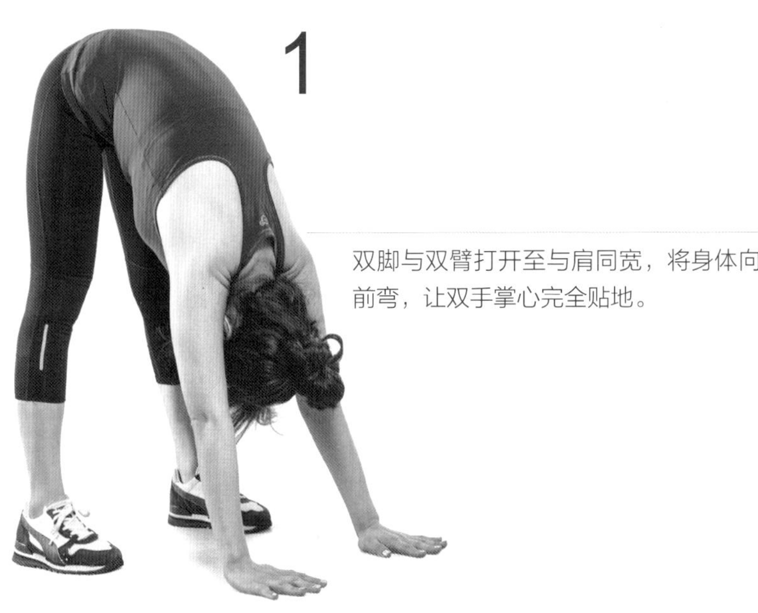

双脚与双臂打开至与肩同宽，将身体向前弯，让双手掌心完全贴地。

2

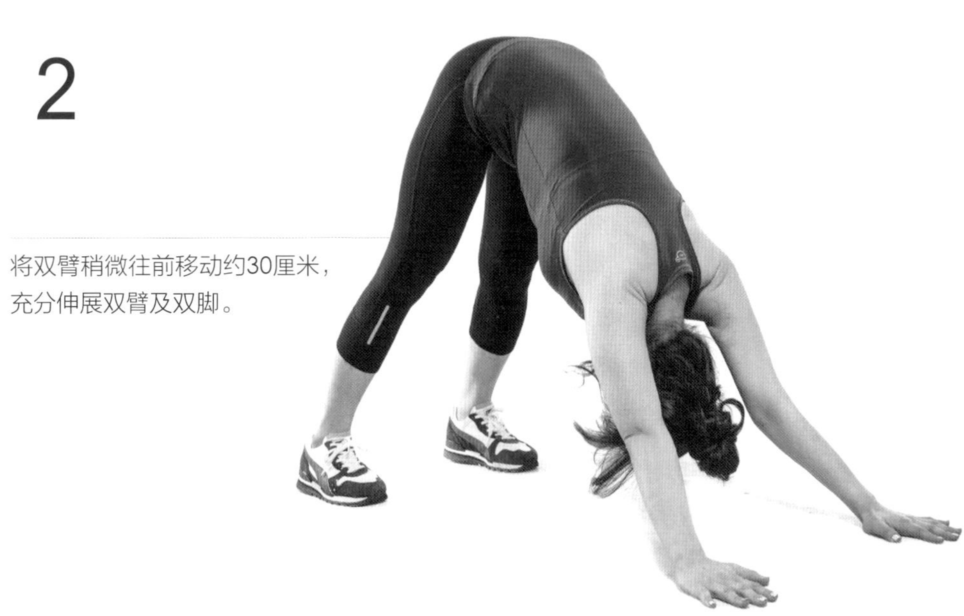

将双臂稍微往前移动约30厘米，充分伸展双臂及双脚。

打造翘臀与马甲线　抬腿美体操

运动部位：
腰部、臀部、大腿内侧

1

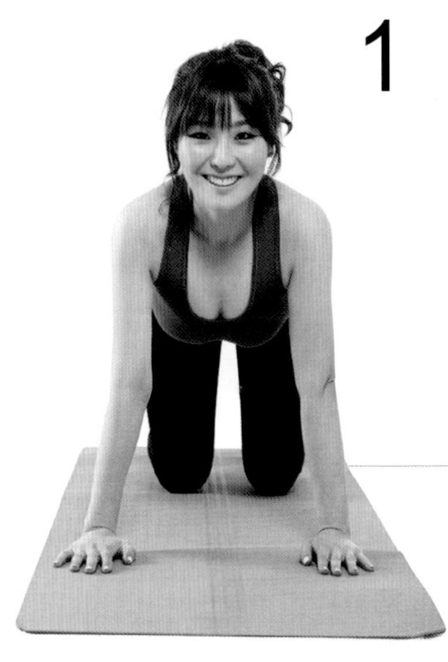

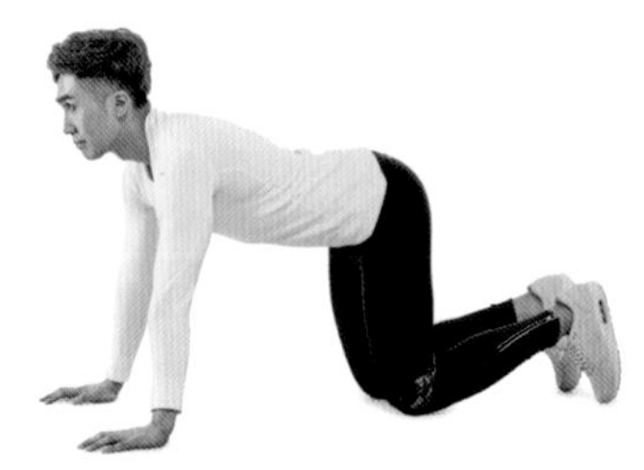

双膝跪于垫上，双手掌心紧贴地面；将双手及膝盖打开至与肩同宽，手指指尖朝向前方。

2

眼睛直视前方，将单脚向后抬起，脚掌朝上，尽可能抬高伸直。

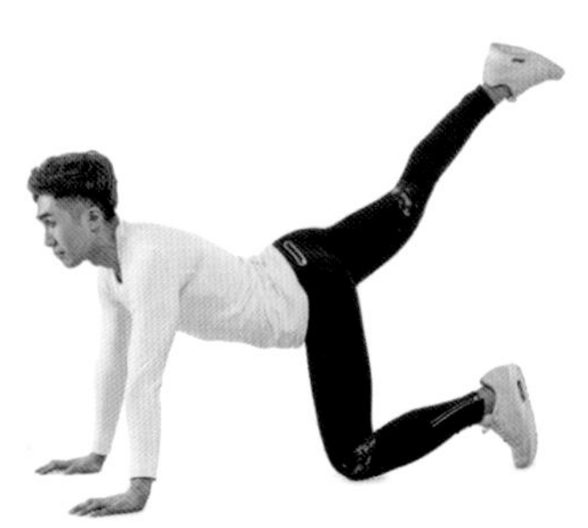

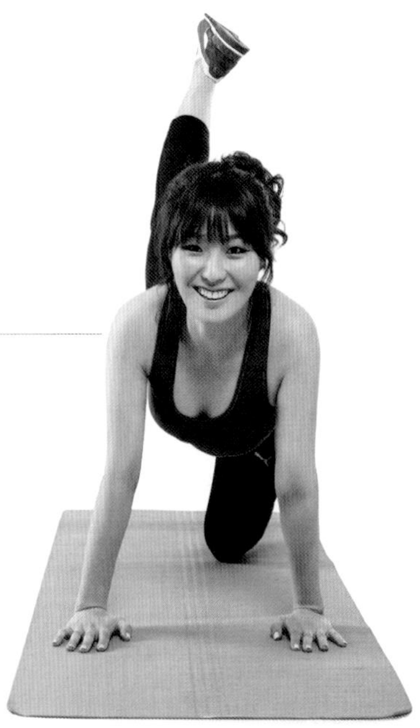

让身体更紧实性感的肌力训练操

顾名思义就是“同时锻炼多处肌肉”的运动，且在相对较短的时间内，可消耗更多热量，增加基础代谢率，是一套只要身体健康、体能适中，不论男女、胖瘦都能做的运动。

请发挥意大利工匠一针一线缝制的精神，为自己的美貌努力，每天认真运动吧！在此要介绍使用哑铃和徒手的复合式运动；如果家中没有哑铃，也可使用装满水的矿泉水瓶（500 毫升）等，方便举握且重量适中的物品代替。

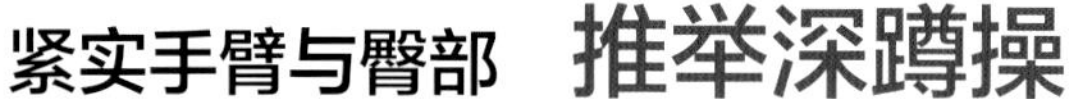

紧实手臂与臀部 推举深蹲操

运动部位：肩膀、下半身

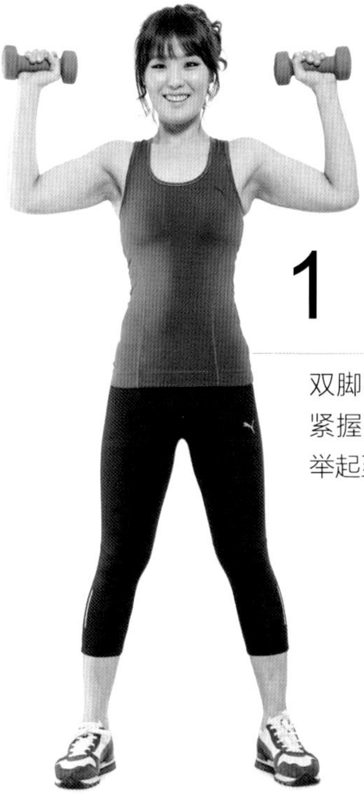

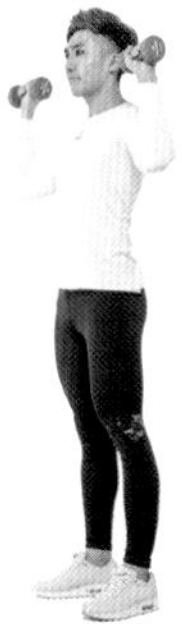

1 双脚打开至与肩同宽，紧握哑铃，将双臂向上举起至耳朵位置。

2 保持双臂弯曲，慢慢将身体蹲坐下来，直到大腿与地面平行。

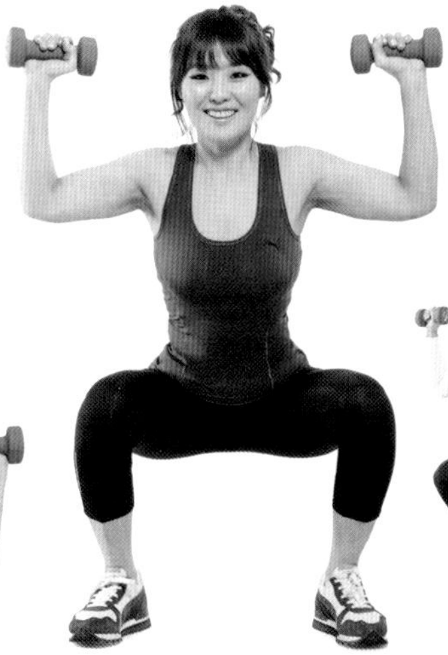

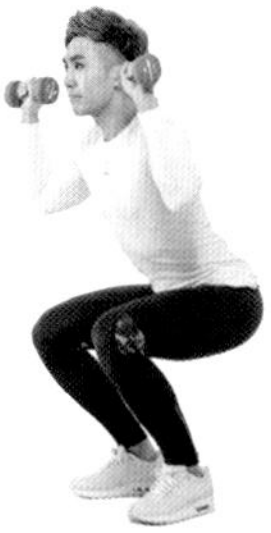

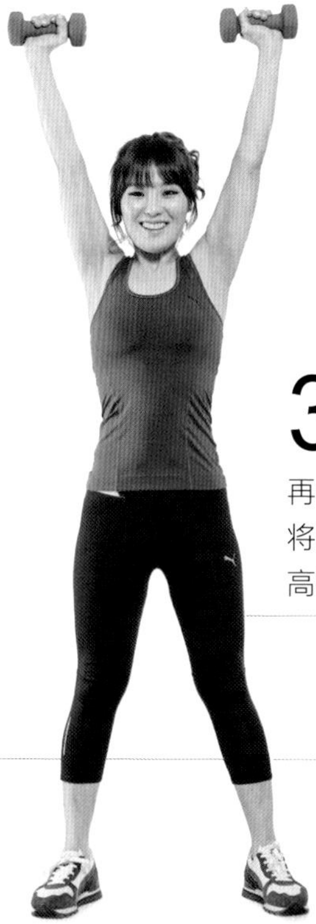

3 再慢慢站起，同时将双臂向上伸直，高举过头。

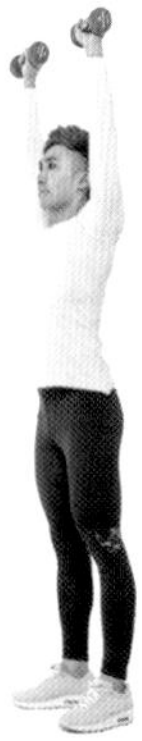

打击下垂臀与拜拜肉　跪姿瘦臂操

运动部位：
手臂、腿部、臀部

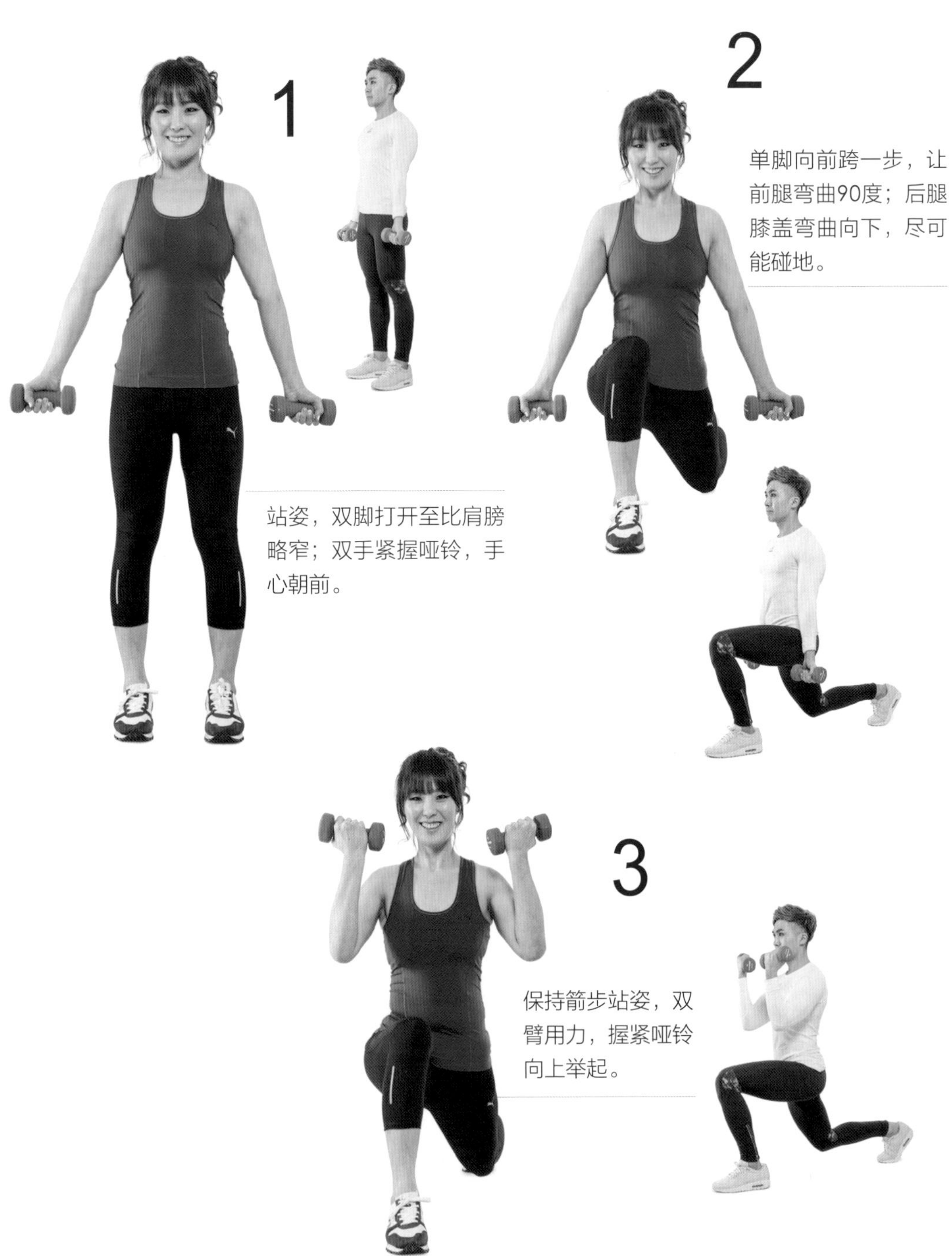

1

站姿，双脚打开至比肩膀略窄；双手紧握哑铃，手心朝前。

2

单脚向前跨一步，让前腿弯曲90度；后腿膝盖弯曲向下，尽可能碰地。

3

保持箭步站姿，双臂用力，握紧哑铃向上举起。

强化下半身肌力　下半身激瘦操

运动部位：
大腿、臀部内侧、背部、肩膀

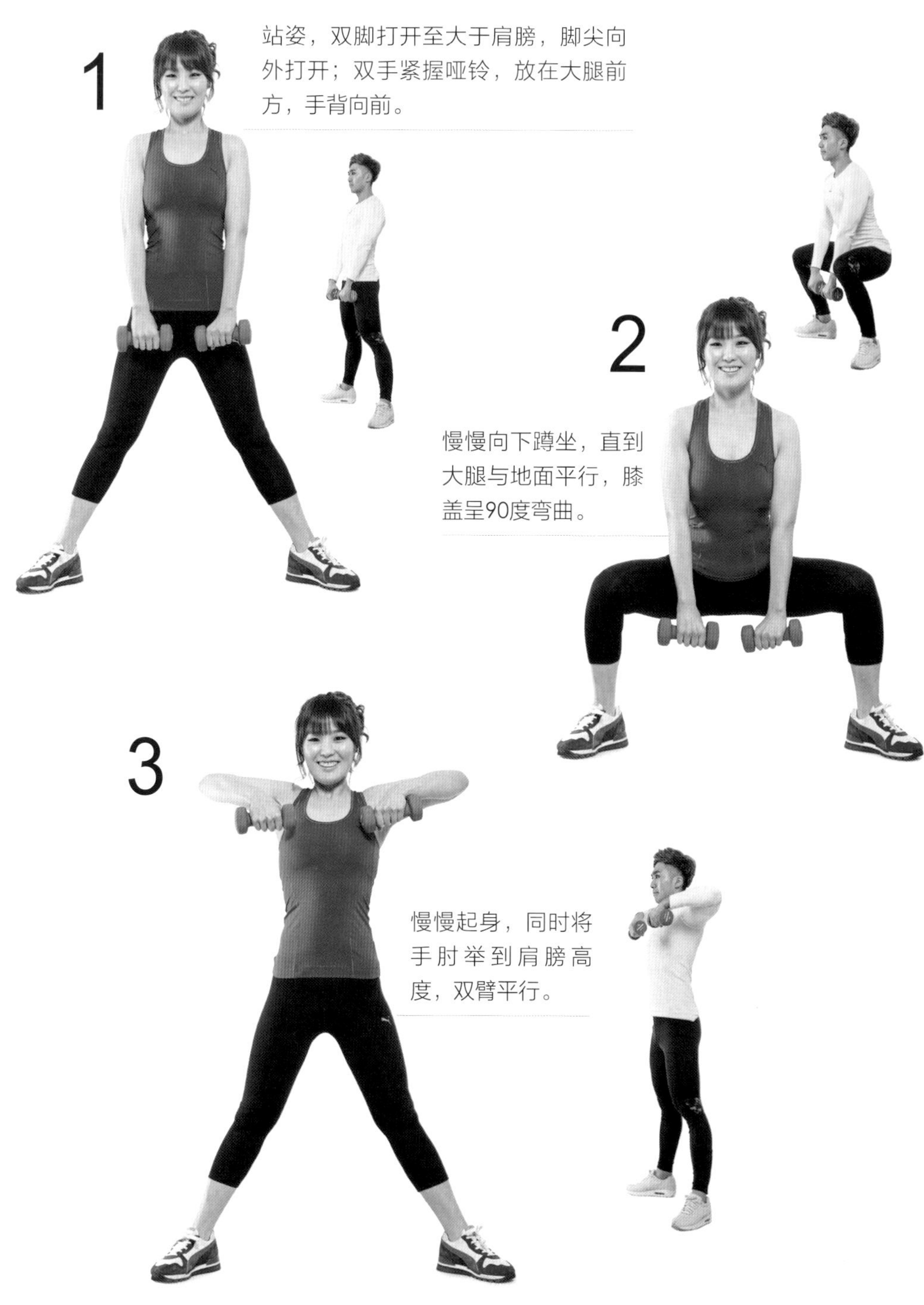

1 站姿，双脚打开至大于肩膀，脚尖向外打开；双手紧握哑铃，放在大腿前方，手背向前。

2 慢慢向下蹲坐，直到大腿与地面平行，膝盖呈90度弯曲。

3 慢慢起身，同时将手肘举到肩膀高度，双臂平行。

美化胸形与背部曲线　伏地美胸操

运动部位：胸部、背部

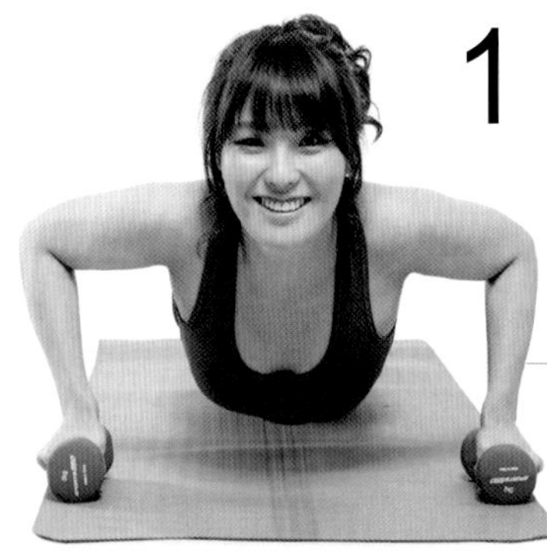

1

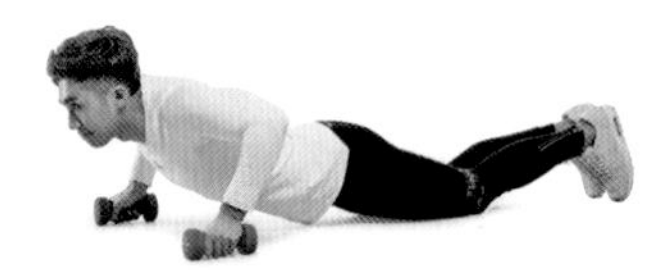

双膝跪在瑜伽垫上，双臂打开呈11字形且宽于肩膀。双臂弯曲，将上半身向下压。

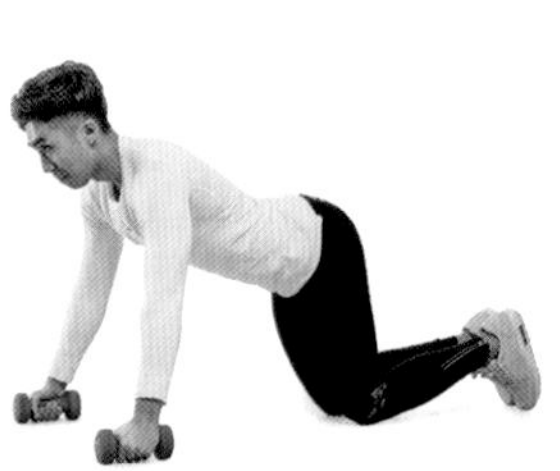

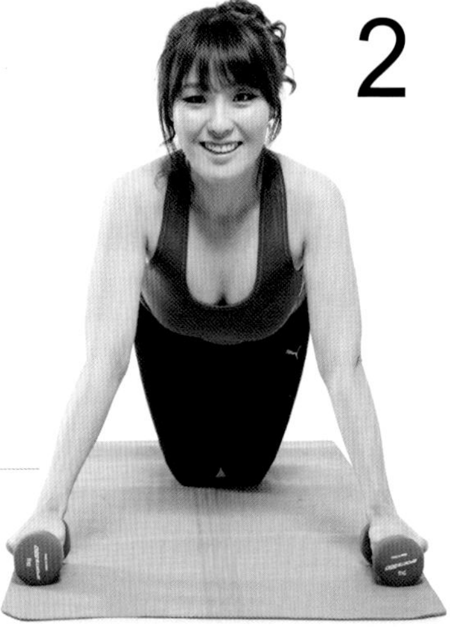

2

双臂伸直，将上半身抬起。

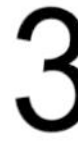

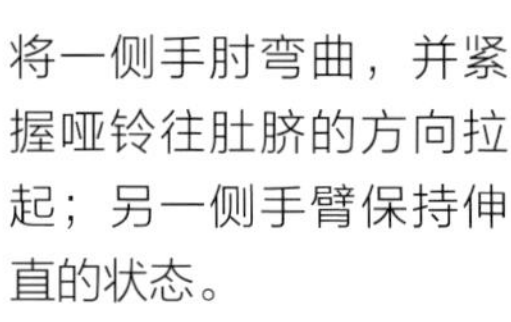

3

将一侧手肘弯曲，并紧握哑铃往肚脐的方向拉起；另一侧手臂保持伸直的状态。

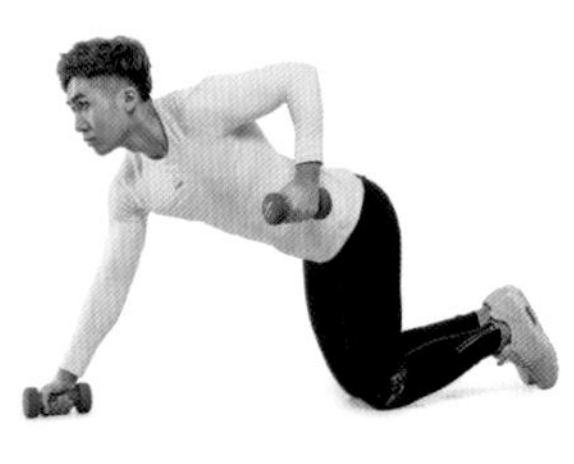

强化核心肌群 板式伸展操

运动部位：腹部、腰部、腿部

1

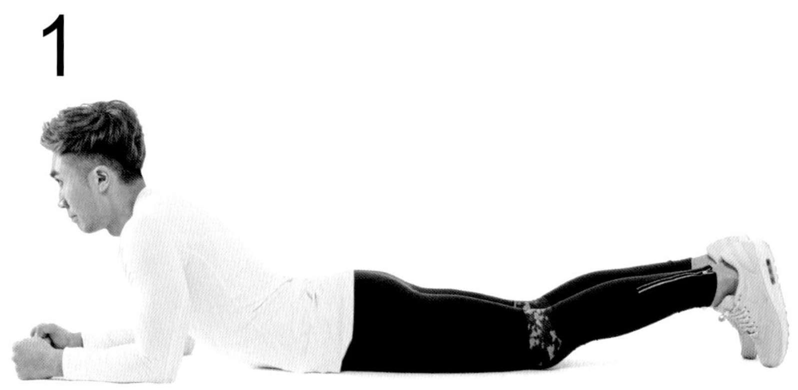

呈俯撑姿势，双臂打开至与肩同宽，手肘弯曲90度；双脚脚尖撑地。

2

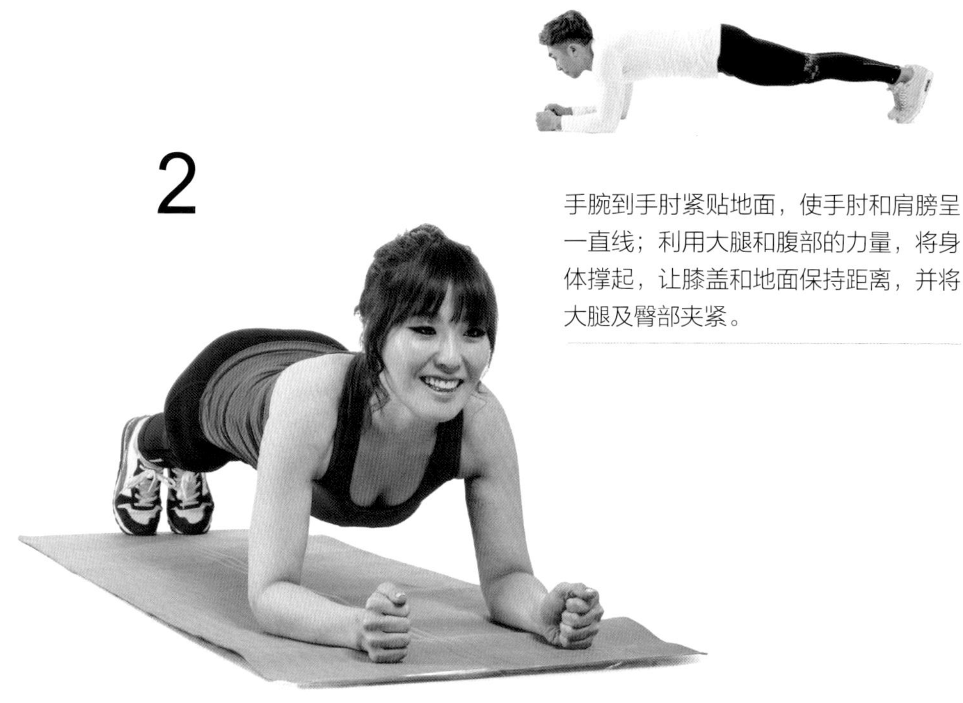

手腕到手肘紧贴地面，使手肘和肩膀呈一直线；利用大腿和腹部的力量，将身体撑起，让膝盖和地面保持距离，并将大腿及臀部夹紧。

紧实腹部　抬脚卷腹操

运动部位：腹部

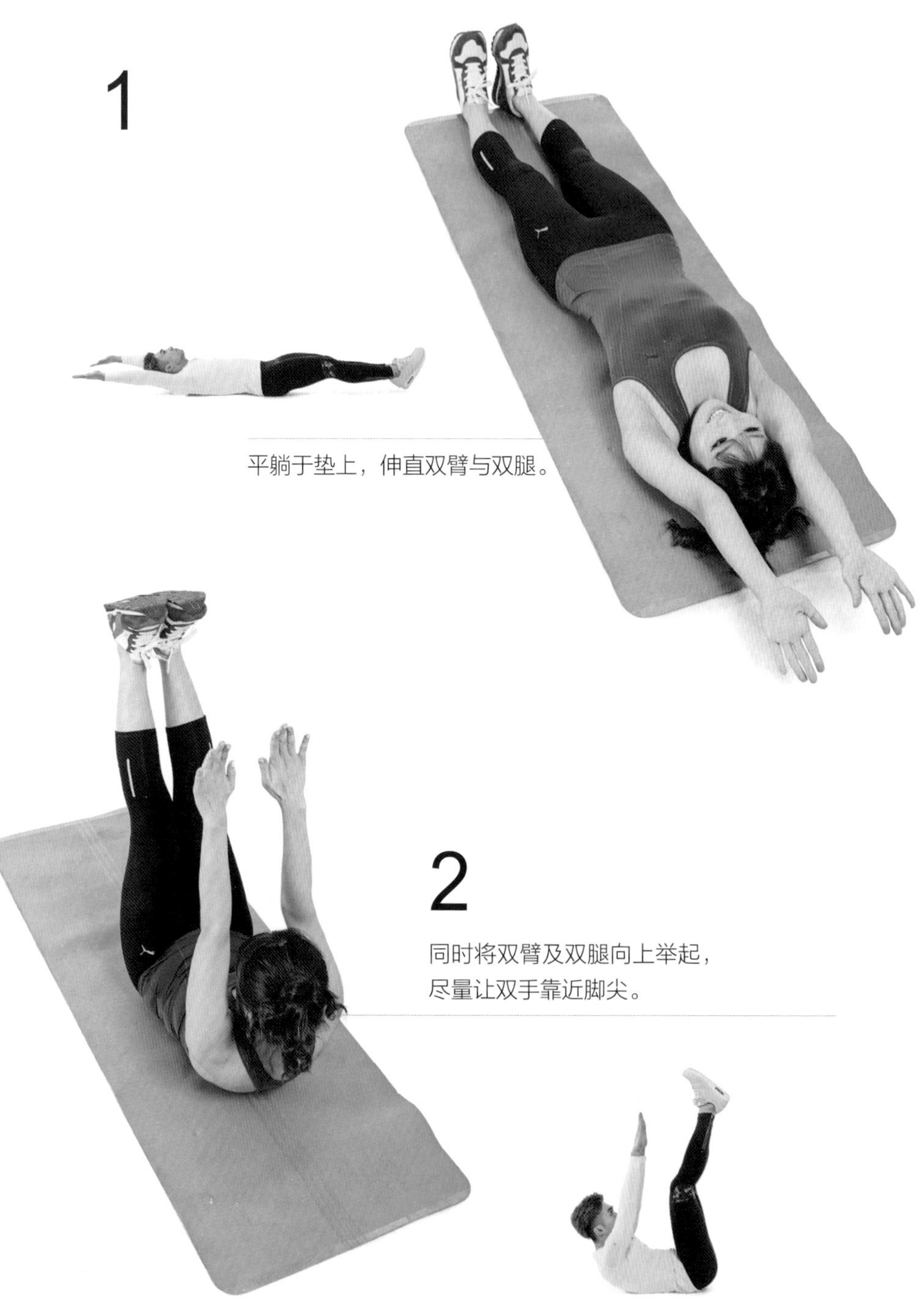

1

平躺于垫上，伸直双臂与双腿。

2

同时将双臂及双腿向上举起，尽量让双手靠近脚尖。

打造马甲线　屈膝瘦肚操

运动部位：腹部

1

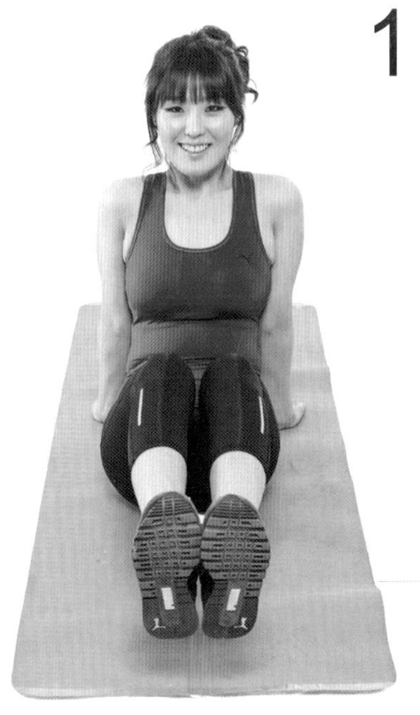

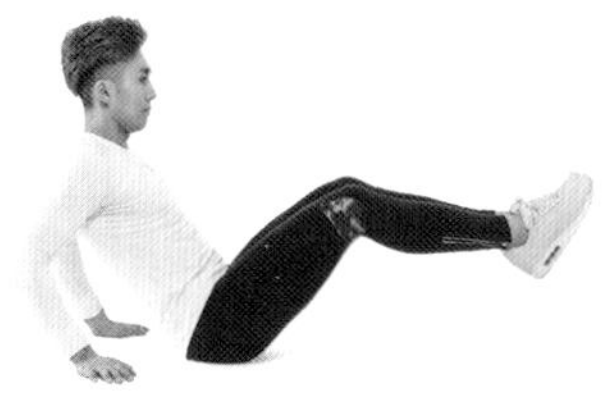

坐在瑜伽垫上，手臂弯曲向后撑地，将上半身略往后倒，再抬起双腿，膝盖并拢弯曲。

2

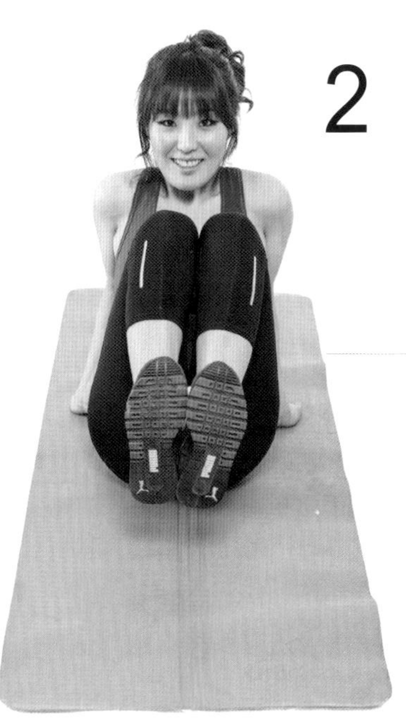

双手不动，将膝盖往身体方向拉近，尽量让大腿与地面呈90度。

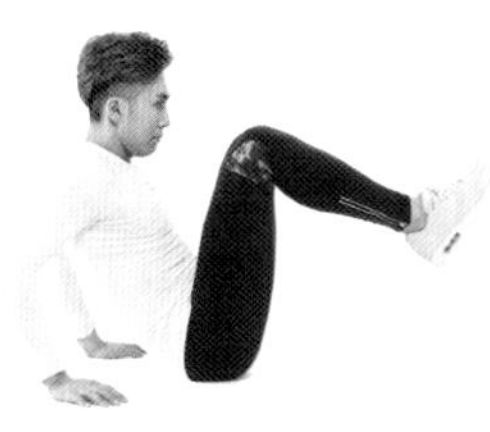

修饰肩部曲线　平举美肩操

运动部位：肩膀侧面、腿部、臀部

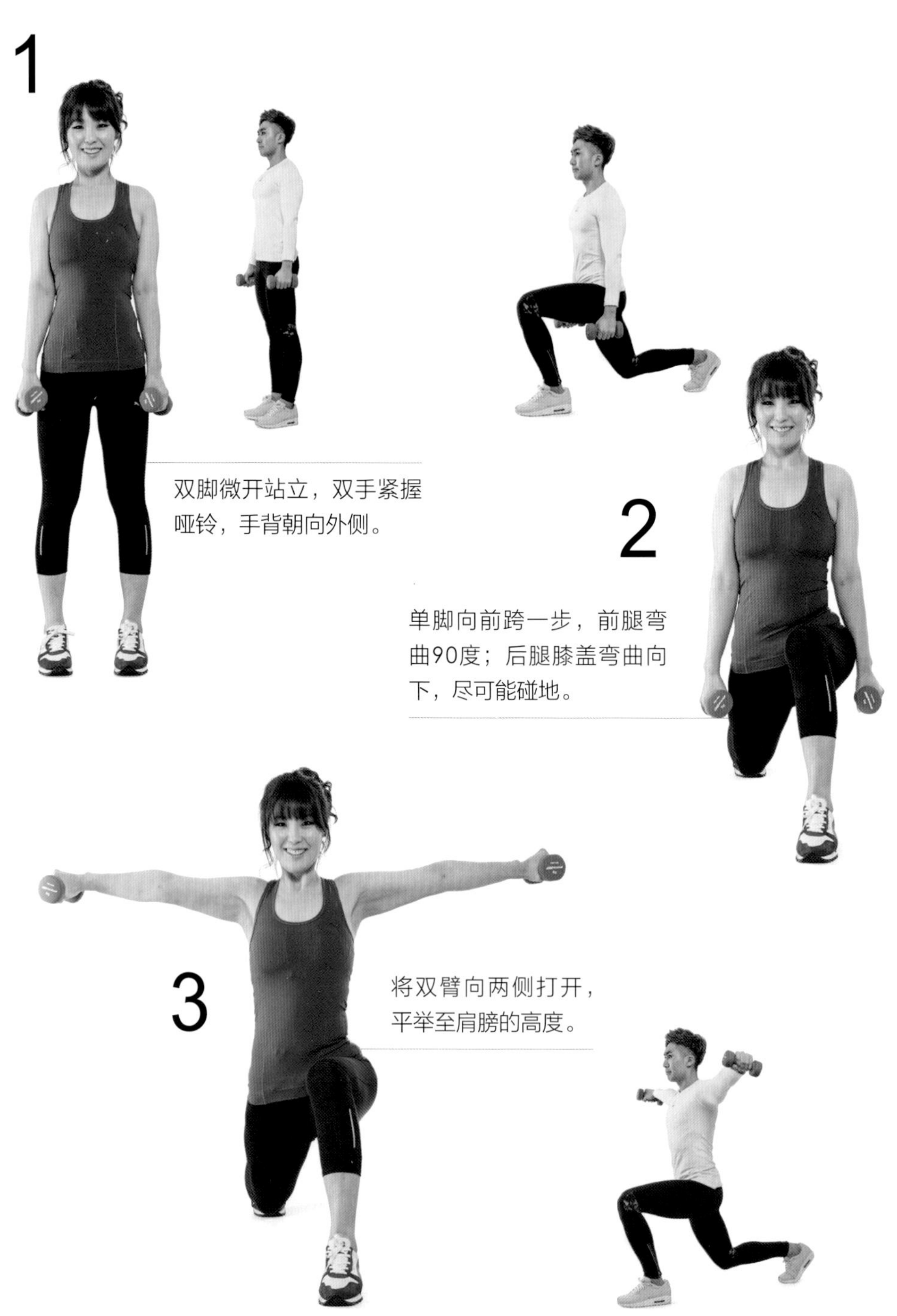

1

双脚微开站立，双手紧握哑铃，手背朝向外侧。

2

单脚向前跨一步，前腿弯曲90度；后腿膝盖弯曲向下，尽可能碰地。

3

将双臂向两侧打开，平举至肩膀的高度。

一起运动更有趣的双人减肥操

我真的很讨厌跑步机，尽管现在用健走代替，但一想到录制《瘦身女孩》时期的跑步机苦难，还是会令我头皮发麻！不过，只要和李承允学长一起跑，即使运动时间再长，还是觉得时间过得很快，跑步机上的李承允学长比玄斌、赵寅成、姜东元还帅气逼人啊！（当然，走下跑步机的瞬间，我就回过神来了）

独自一人运动时，就算只有一点点累，也很容易说出“这样就够了”而放弃。可是，进行双人运动时，因为会彼此督促、鼓励，进而降低运动的疲劳感。此外，也需配合彼此的速度和协调性，刺激难以运动到的部位，提升效果。更重要的是，双人运动不仅能增加身体的肌肉量，也能一并增长心灵能量，加温彼此的友谊或爱情哦！

强化臀部肌群　双人靠背深蹲

运动部位：腿部、腰部

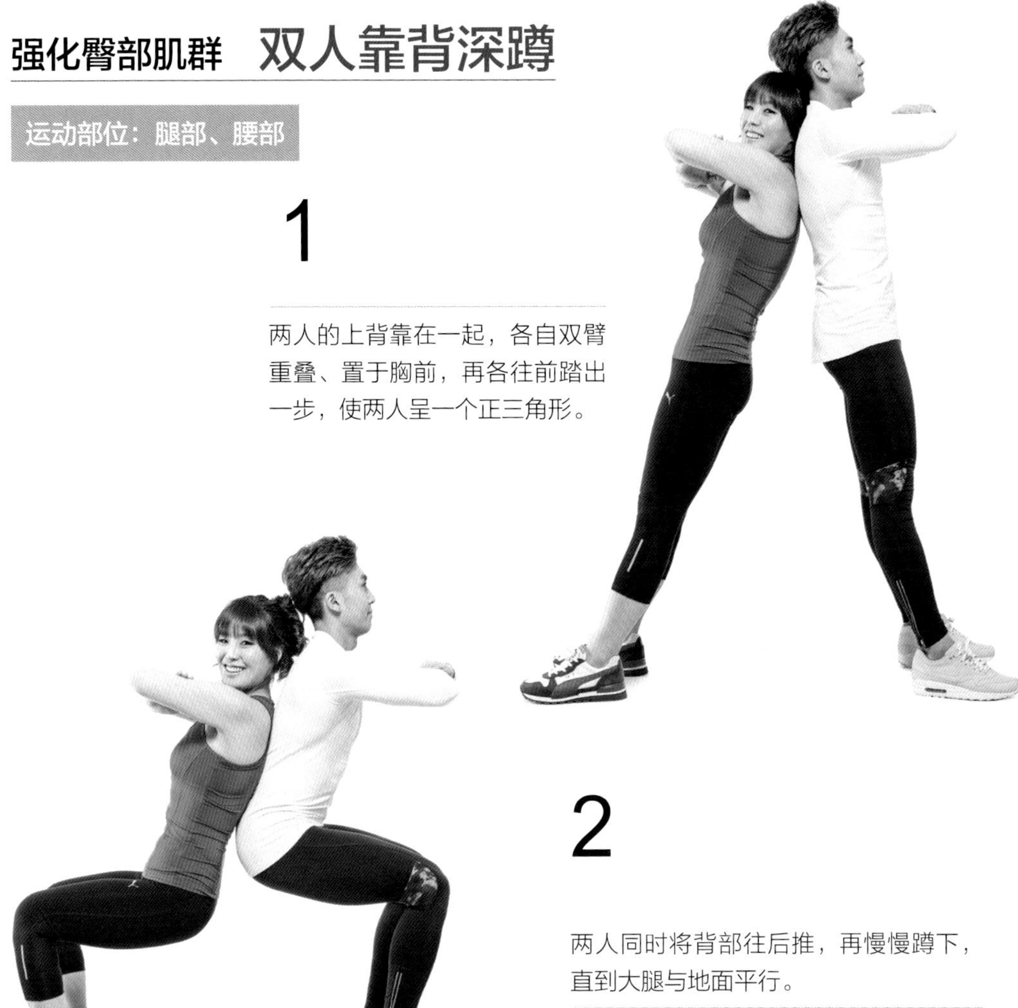

1

两人的上背靠在一起，各自双臂重叠、置于胸前，再各往前踏出一步，使两人呈一个正三角形。

2

两人同时将背部往后推，再慢慢蹲下，直到大腿与地面平行。

消除手臂和大腿赘肉 双人合掌弓箭步

运动部位：
手臂、腿部、臀部

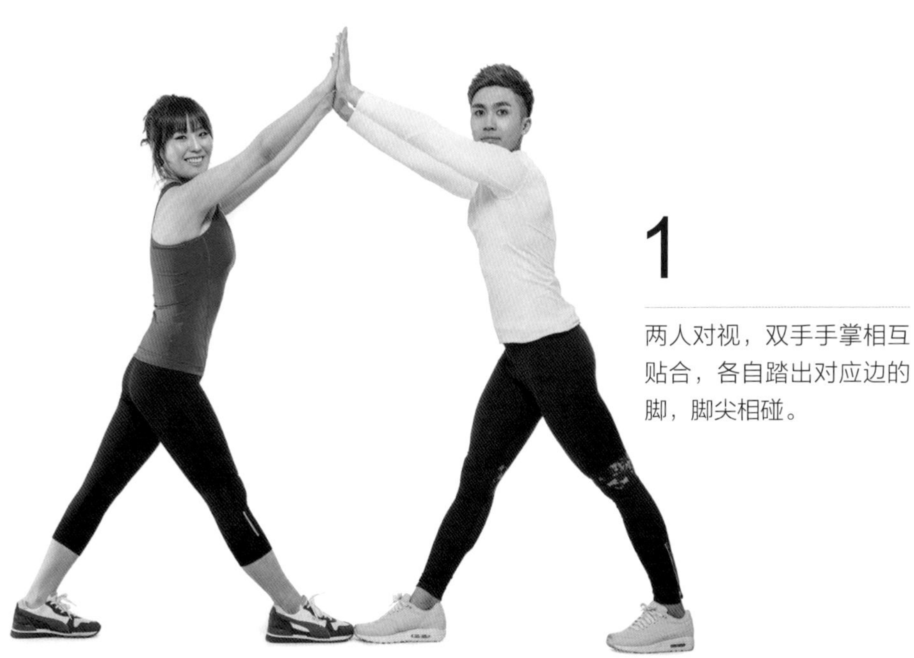

1

两人对视，双手手掌相互贴合，各自踏出对应边的脚，脚尖相碰。

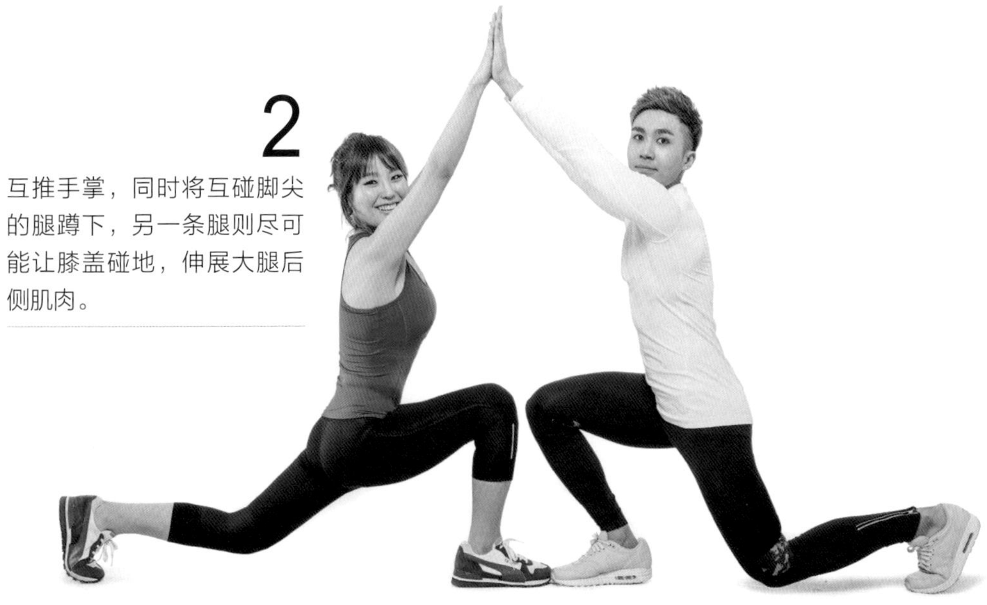

2

互推手掌，同时将互碰脚尖的腿蹲下，另一条腿则尽可能让膝盖碰地，伸展大腿后侧肌肉。

紧实体侧与腰线 双人拉手爱心操

运动部位：腰部、腿部

1

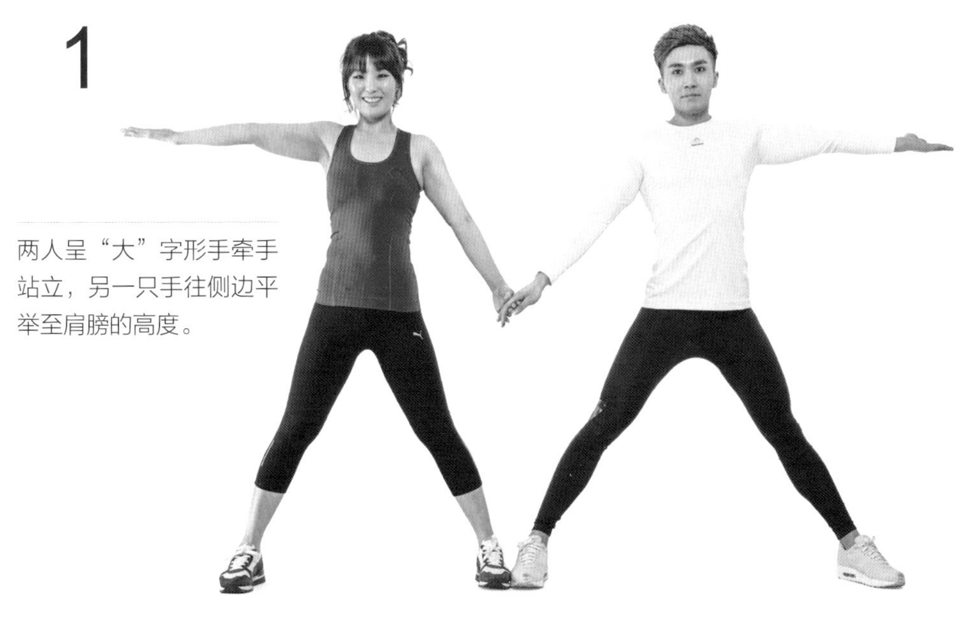

两人呈“大”字形手牵手站立，另一只手往侧边平举至肩膀的高度。

2

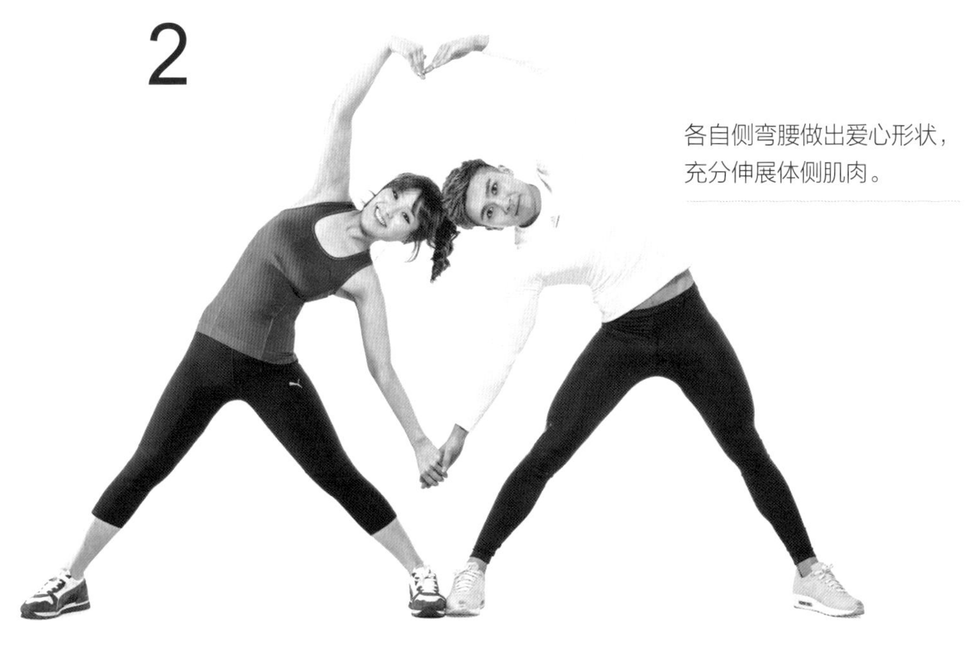

各自侧弯腰做出爱心形状，充分伸展体侧肌肉。

双人卷腹深蹲

运动部位：腹部、腿部

1

双人一躺一站，站立者双臂向前举起；躺下者双臂向上伸直，膝盖弯曲，双脚摆在站立者的双脚外侧。

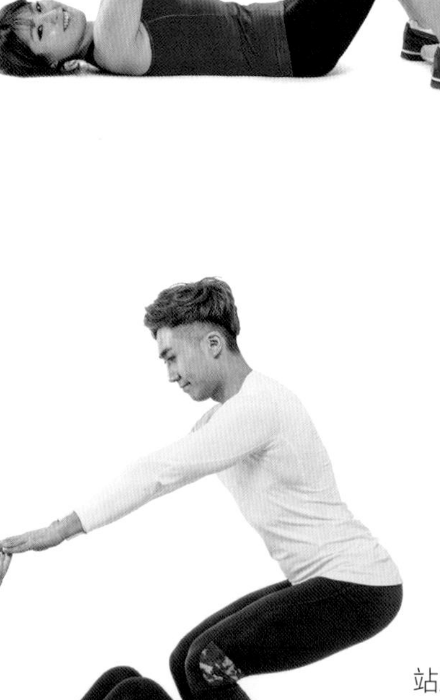

2

站立者向下蹲坐，直到大腿与地面平行；躺下者腹部用力，仅抬起上半身，让双方指尖互碰。

双人趴姿抬脚

运动部位：胸部、腿部

1

一人呈俯撑姿势抓住长椅的边缘；另一人则站立，将对方的腿放在肩膀上，蹲坐而下。

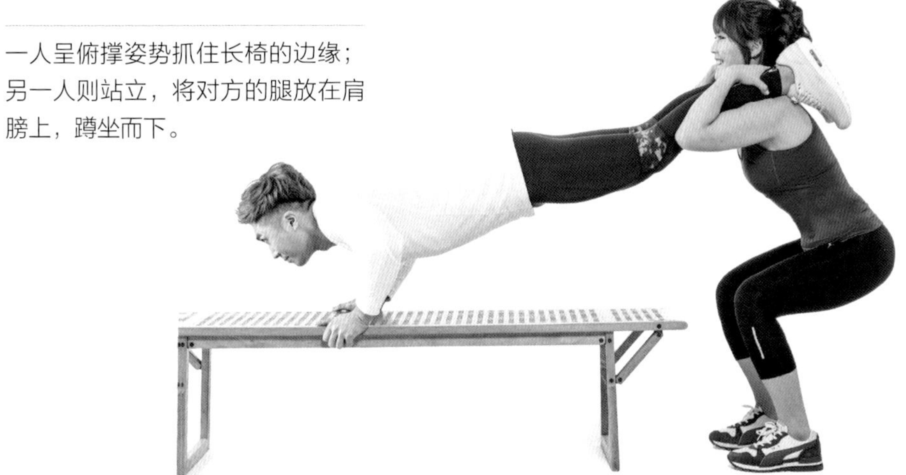

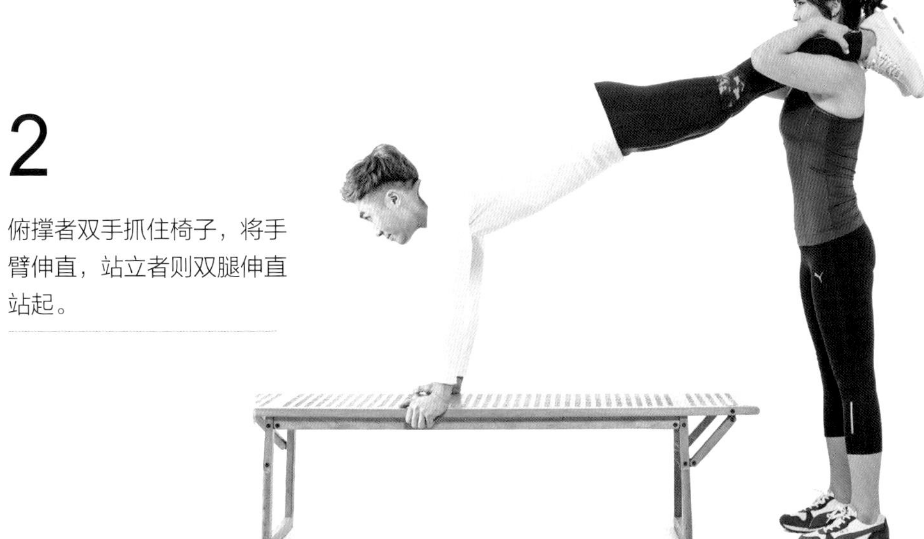

2

俯撑者双手抓住椅子，将手臂伸直，站立者则双腿伸直站起。

加强腰臀柔软度　双人鲸鱼式

运动部位：腰部、肩膀、腹部

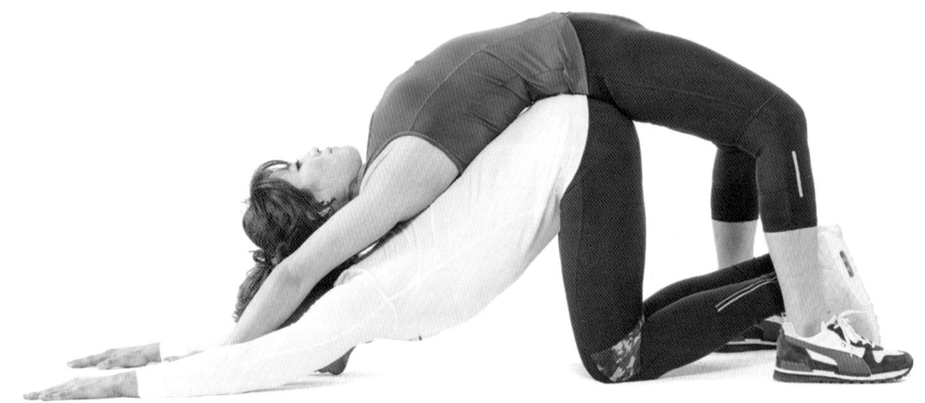

一人双膝跪地、上半身俯趴，将臀部抬起；另一人躺在俯趴者的背上，挺起胸部，往后下腰伸展。

雕塑大腿后侧曲线　双人坐姿推脚

运动部位：手臂、腿部

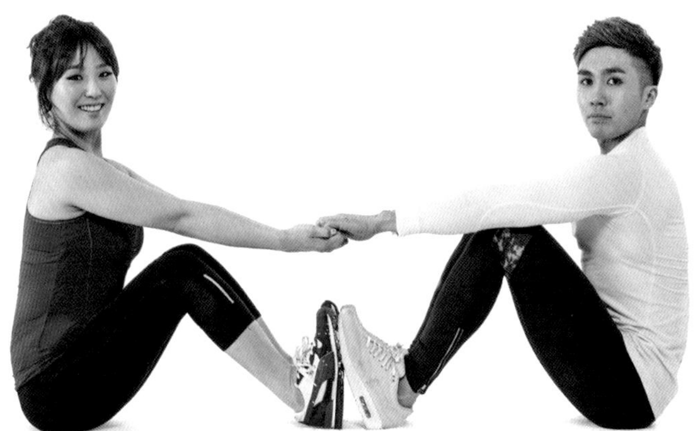

1

面对面坐着，双手牵起，脚掌相碰。

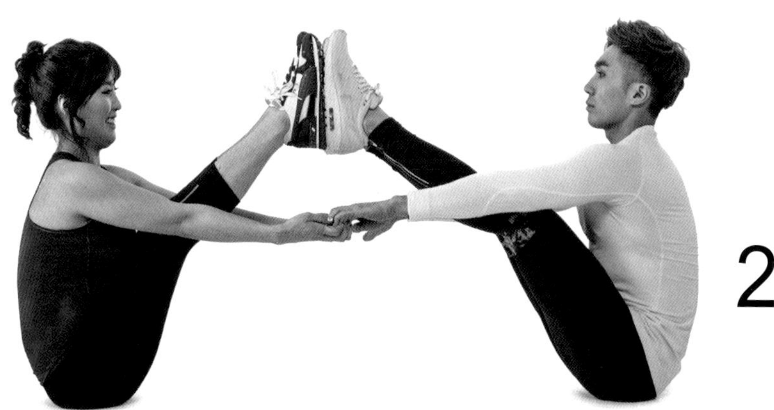

2

两人同时互拉双手，并将双腿向上抬起伸直，呈“W”形。

紧实下半身曲线　双人深蹲蹬腿

运动部位：下半身

1

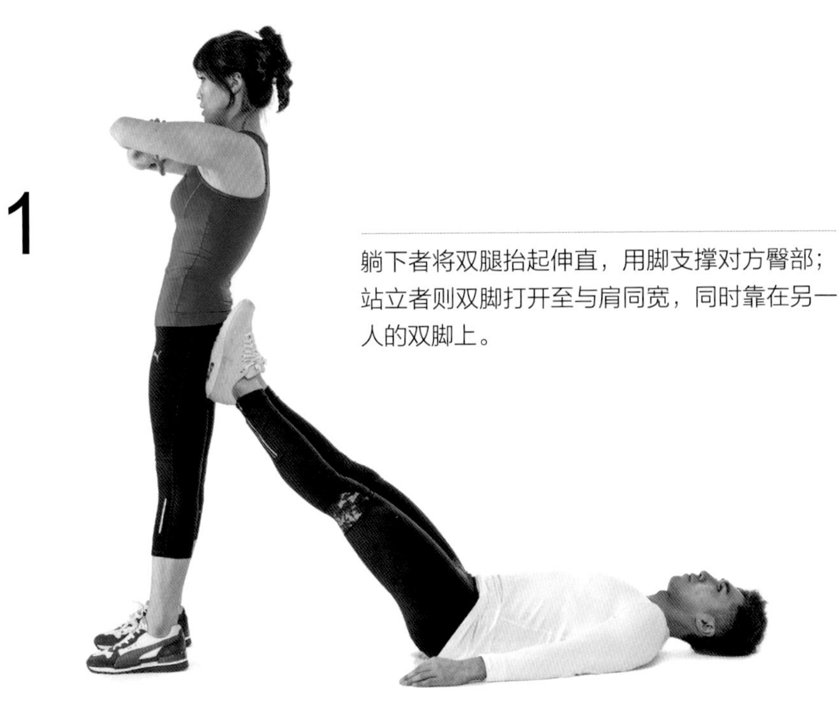

躺下者将双腿抬起伸直，用脚支撑对方臀部；站立者则双脚打开至与肩同宽，同时靠在另一人的双脚上。

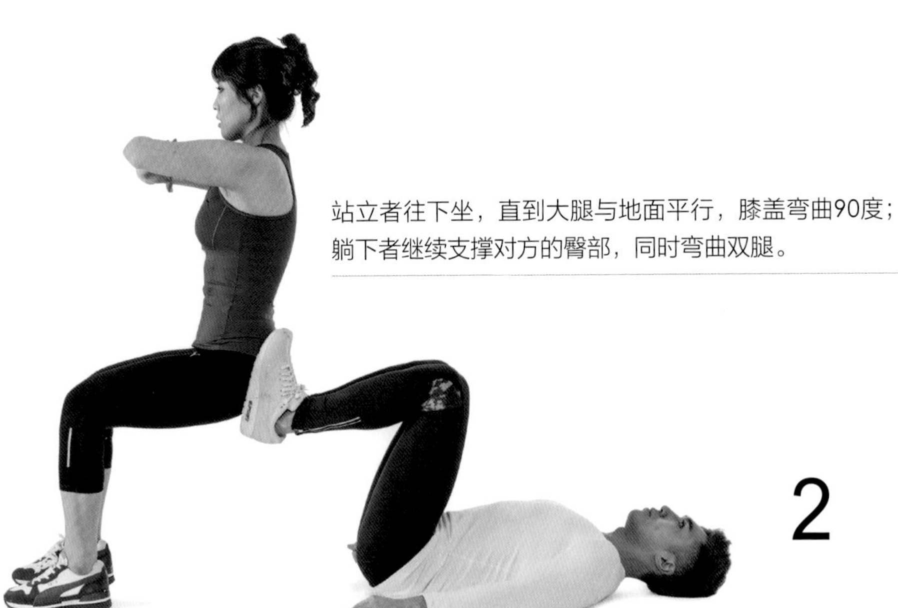

站立者往下坐，直到大腿与地面平行，膝盖弯曲90度；躺下者继续支撑对方的臀部，同时弯曲双腿。

2

帮助燃脂&感情加温　双人伏地挺身

运动部位：胸部、肩膀

1

两人十指紧扣。躺下者双脚弯曲，手臂弯曲贴地；站立者靠在躺下者的膝盖上，踮脚并将双臂伸直。

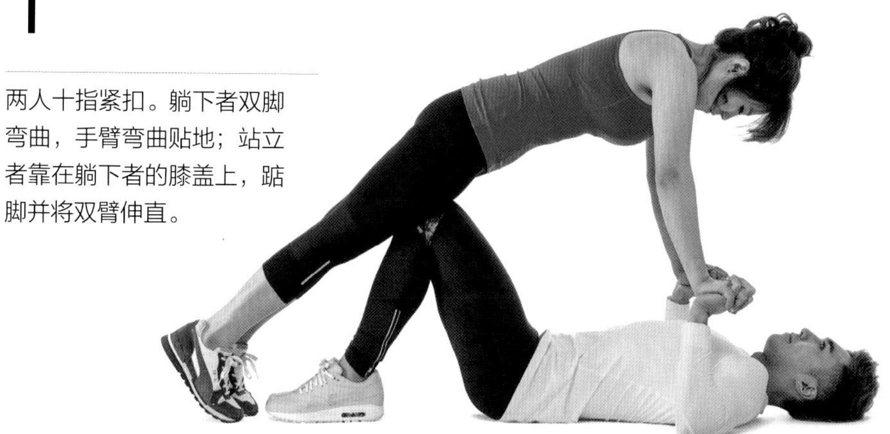

2

躺下者双手往上推举，将双臂略抬高；站立者则弯曲双臂，撑住上半身。

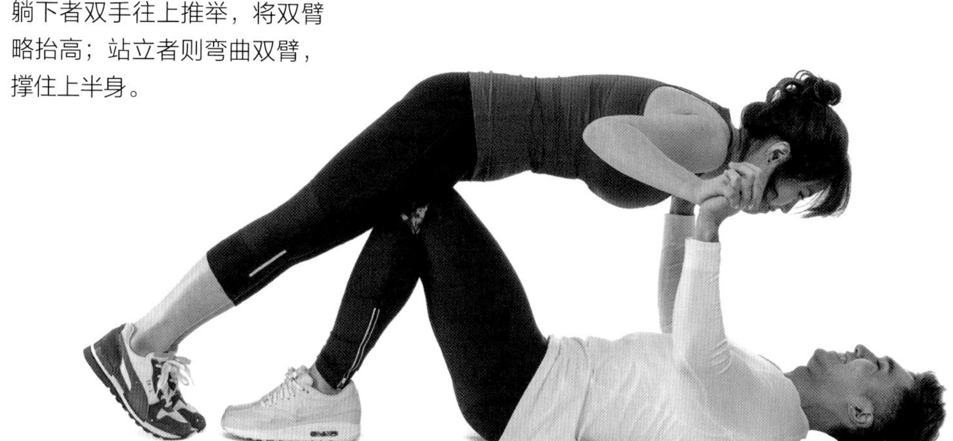

健身房NO！随时随地都能做的懒人运动法

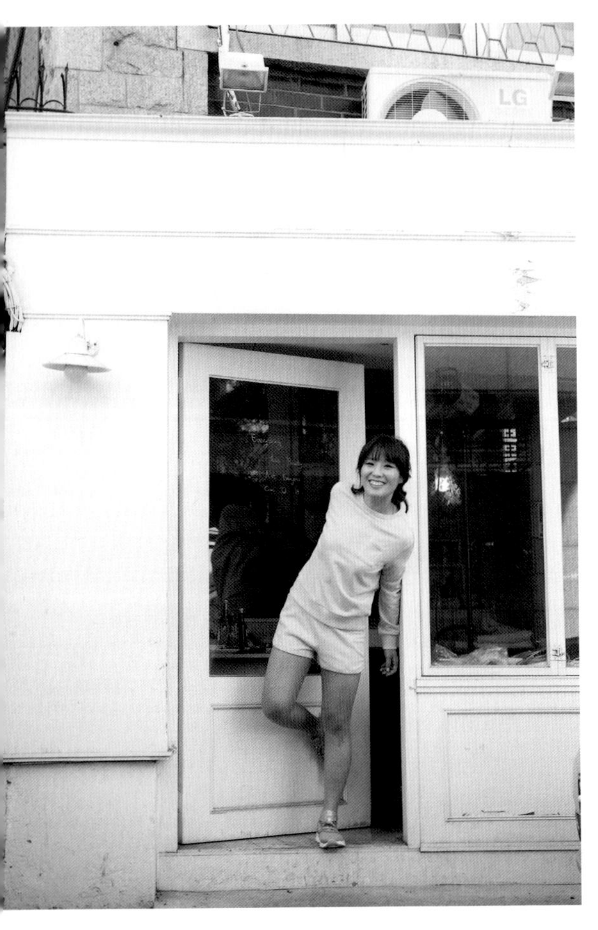

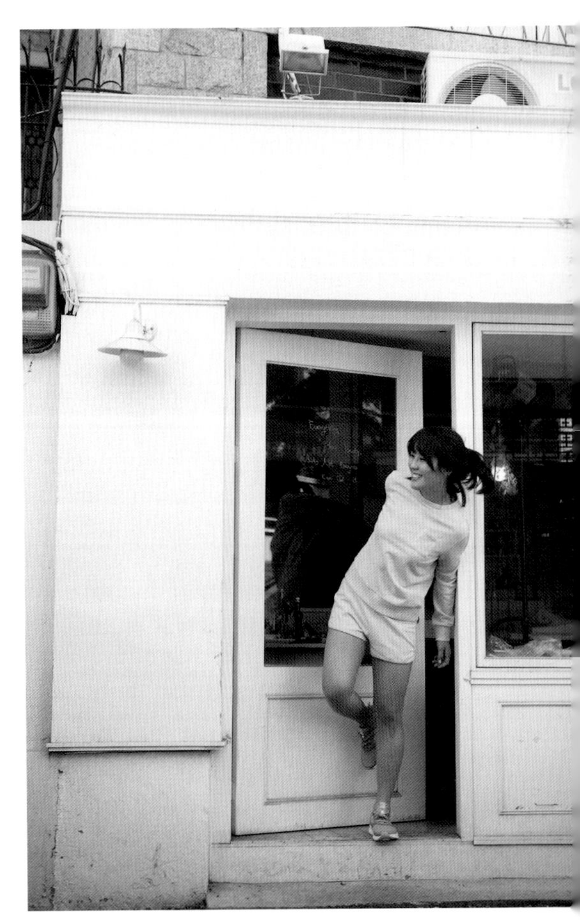

你说没时间运动？

懒得走去附近的操场？

拼命减肥却无法维持，觉得运动根本没有用？

我可无法接受这种借口，怎么会没时间呢？

运动怎么会没用？只是你懒惰罢了！

谁说运动非得上健身房，公园、街道、操场等，都是最棒的健身房。

一边哼着歌，或一边和朋友聊天，

然后沿着道路慢跑；也可靠着沿路的围墙做伸展操。

而我们，只需穿着轻便衣物和运动鞋，带着一颗想要运动的心就好！

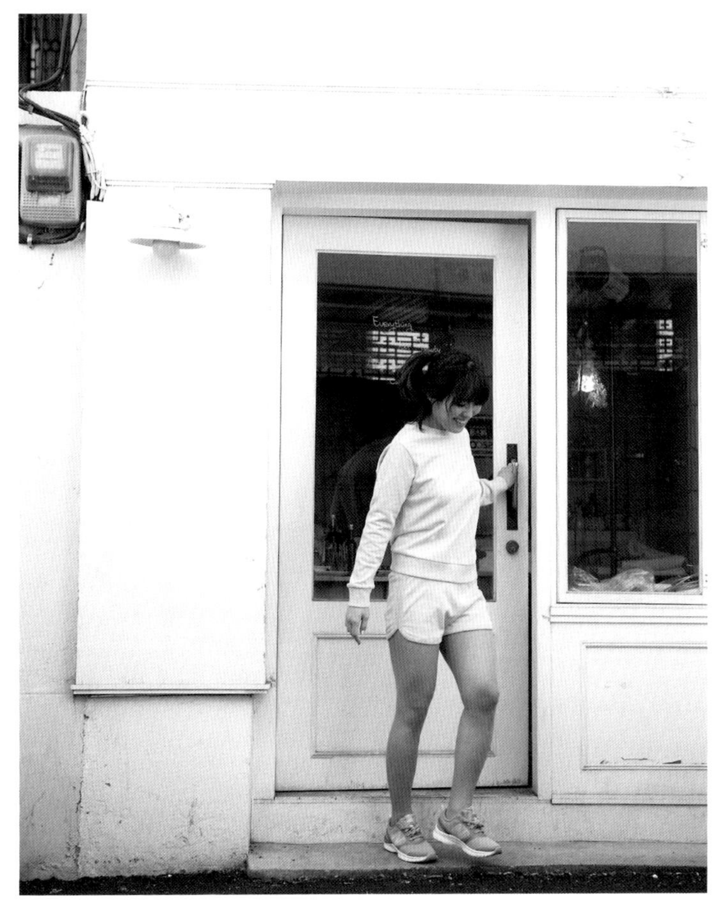

出家门

走出家门，其实是运动中最困难的一步，

辛苦了一周，一到周末便和床融为一体的各位，

现在请和它断绝关系，大声说再见！

既然下定决心要减肥，就勇敢地踏出家门吧！

走！出门去运动！

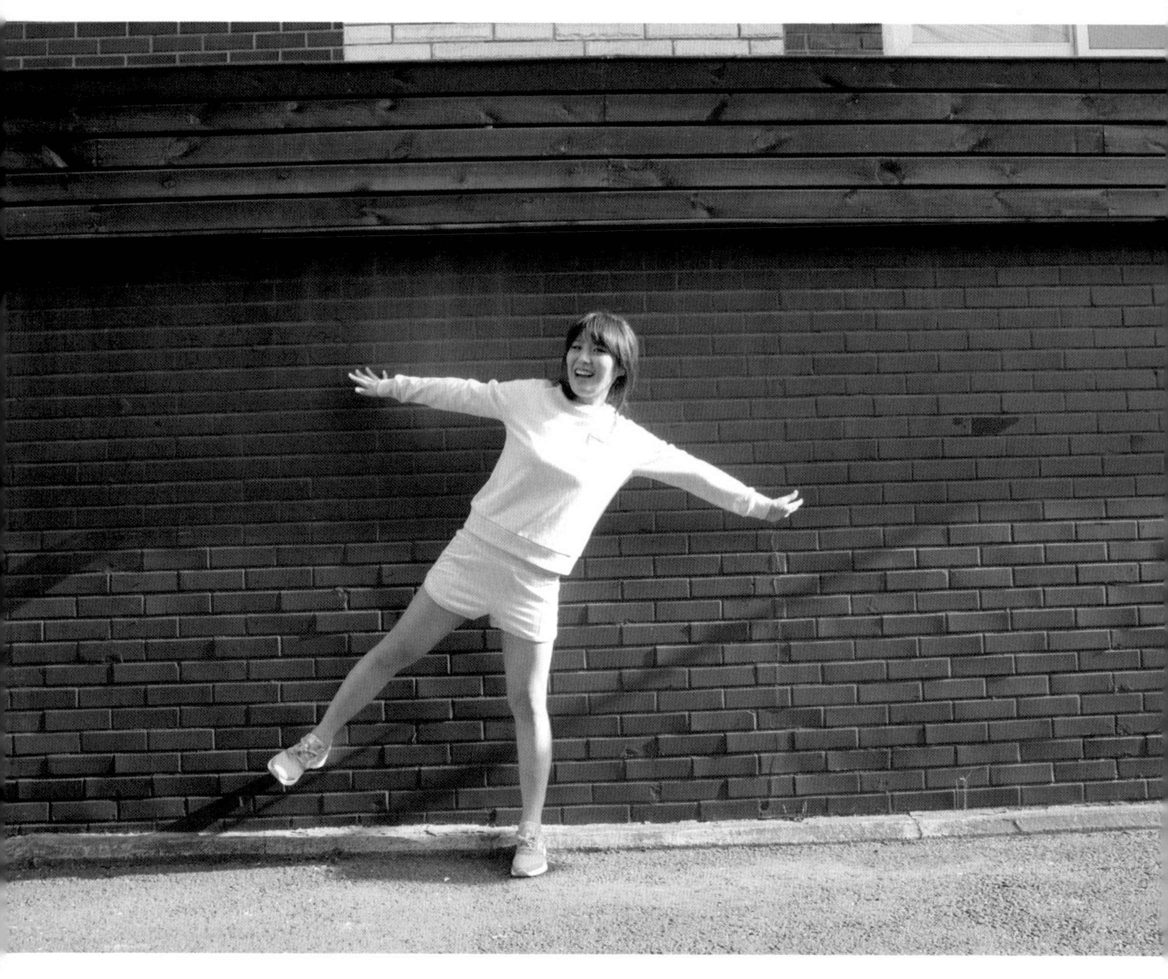

晒太阳，有助燃烧脂肪

我曾经看过一则报道，是美国西北大学的研究结果，

内容是“每天晒半小时的太阳，不仅令人心旷神怡，也有助于减重”。

因此，我变成早起的鸟儿，也变得更苗条。

虽然，我一直都是早起的鸟儿，可是知道这个好处后，我起得更早了。

如果各位试过却不如预期，可别找我算账啊！

而是要去找发表这篇研究报告的团队哦！

举双手，打造S曲线

有空时，建议可常将双臂高举过头，

只要将身体拉长延展，便能美化体侧与腰线，

尽情伸懒腰也是不错的塑身法！

高举双手万岁的感觉，你懂的~

Put your hands up的感觉，你懂的~

拜拜肉就此消失的感觉，你懂的~

对了，双手握住毛巾，效果更好喔！

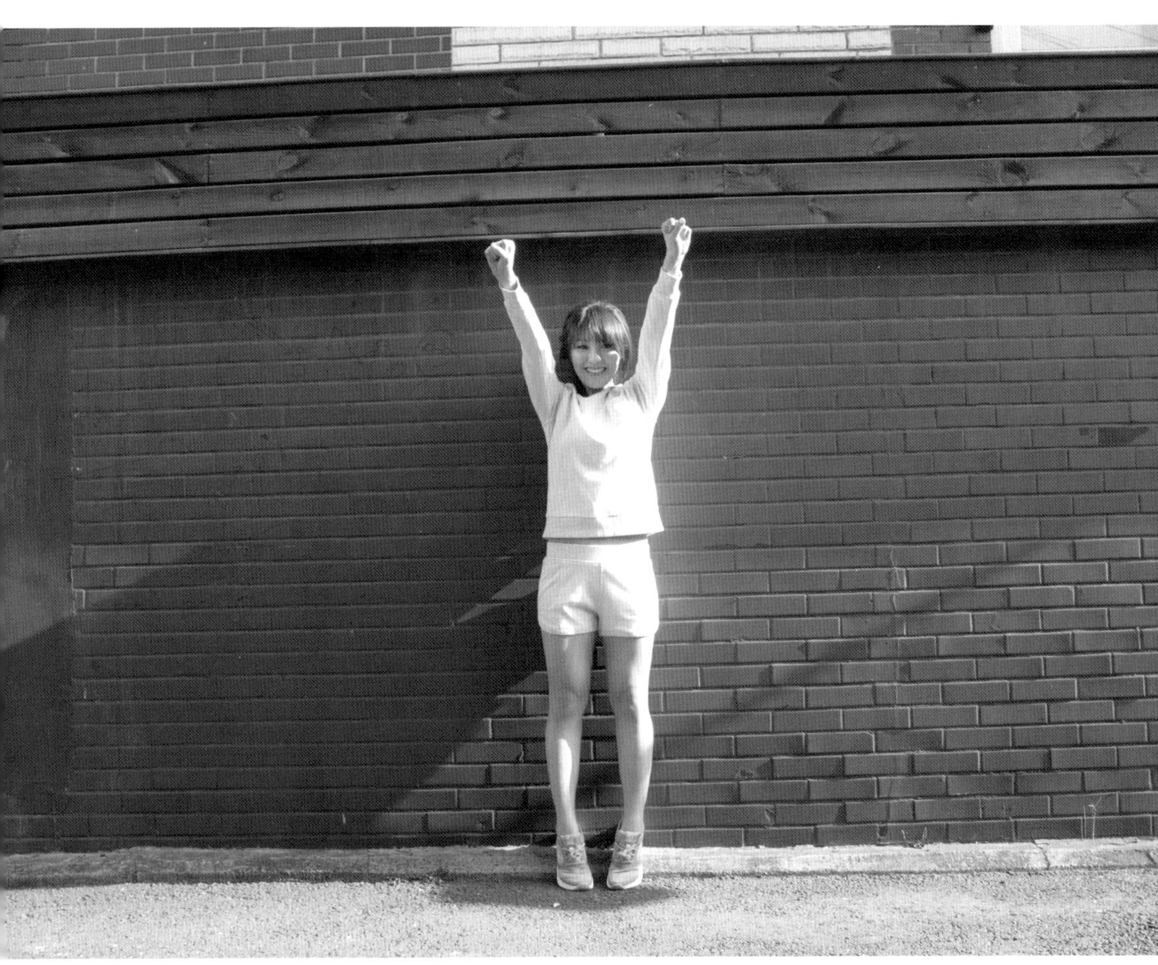

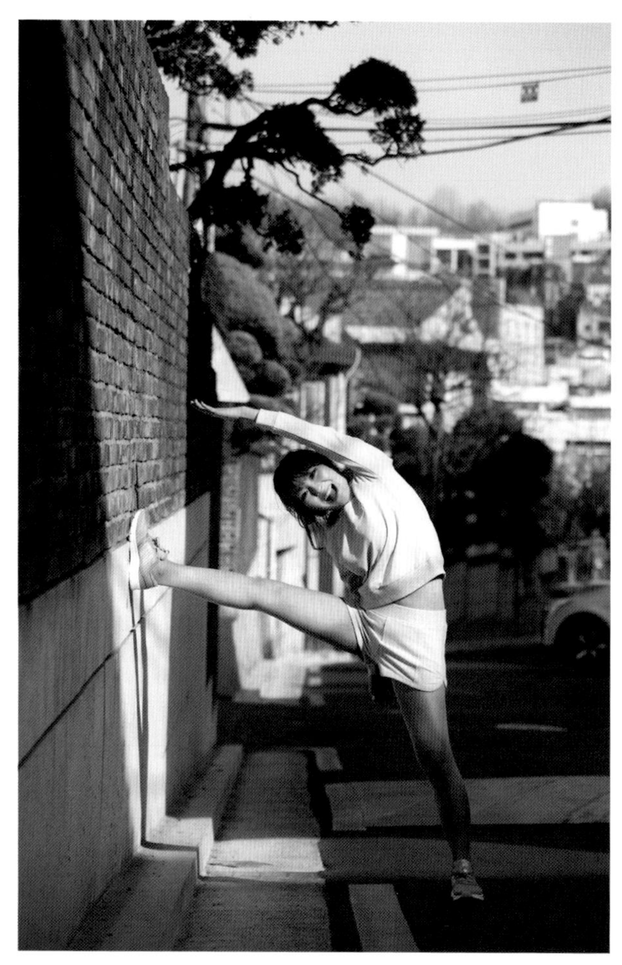

用力摆动手臂，消除拜拜肉

大家平常走路时，会摆动手臂吧！

请尽可能大幅度摆动，还要很有活力，不要怕被路人看！

同时，狠狠地掐住自己的手臂，便能消除堆积在手臂上的赘肉，

并意识到革命尚未成功，可怕又可恶的拜拜肉还在！

每天来个夸张的捏手臂操，

穿上短袖及短裙的日子就不远了。

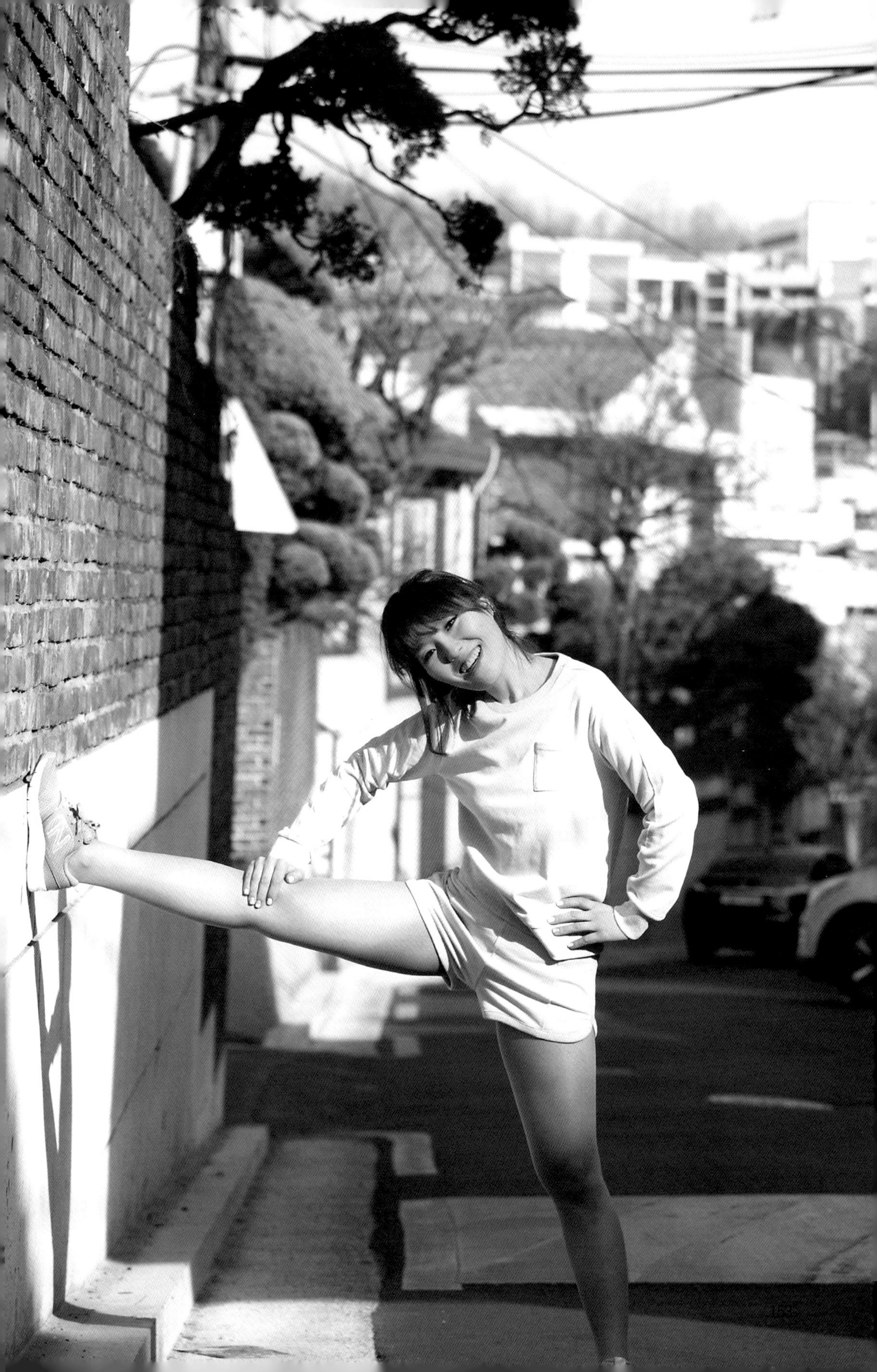

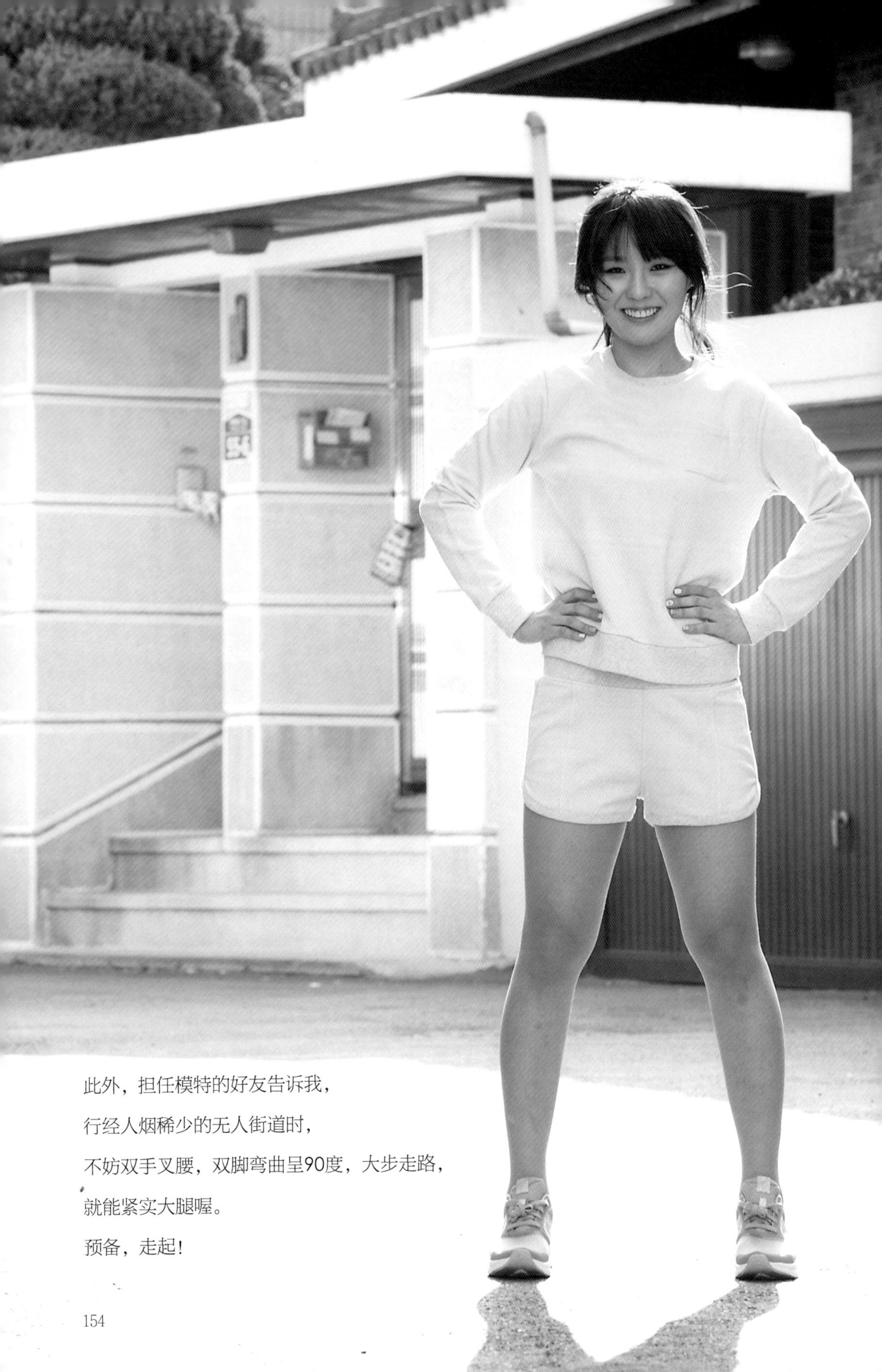

此外，担任模特的好友告诉我，

行经人烟稀少的无人街道时，

不妨双手叉腰，双脚弯曲呈90度，大步走路，

就能紧实大腿喔。

预备，走起！

这样健走和慢跑，最有效！

这是没有任何限制的运动，只要注意一些小地方，效果瞬间加倍。

1.上半身挺直，眼睛直视前方15～20厘米处。

2.身体稍微前倾，用前脚掌支撑身体的重量。

3.踏地时，请先用后脚跟着地。

4.下巴缩起，不要仰头。

5.确认鞋底着地的样子，再检查自己的步伐是否正确。如果有均匀地踏到鞋子的后方外侧与前方内侧，就代表走路姿势正确。

6.比起慢走，“竞走”的运动效果更好。走路时过于从容不迫，运动效果会大打折扣。可考虑“急速竞走”，帮助消除更多赘肉。

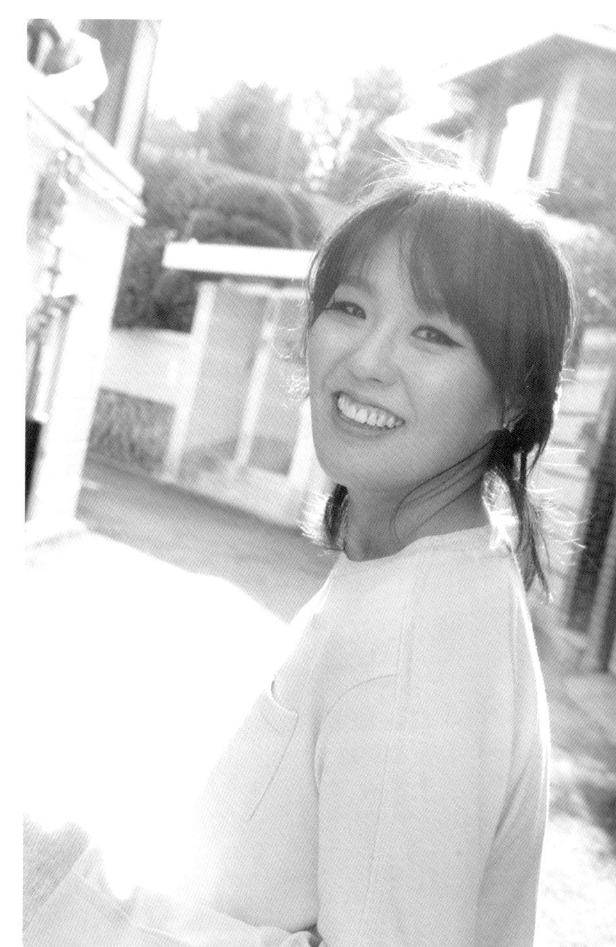

慢慢散步，消除恼人压力

除了能转换心情，

亦能排出体内的废物；

当你气色不佳时，可改善气色；

当状态良好时，可让容貌更出色，

此外，还能舒压，赶走讨人厌的压力！

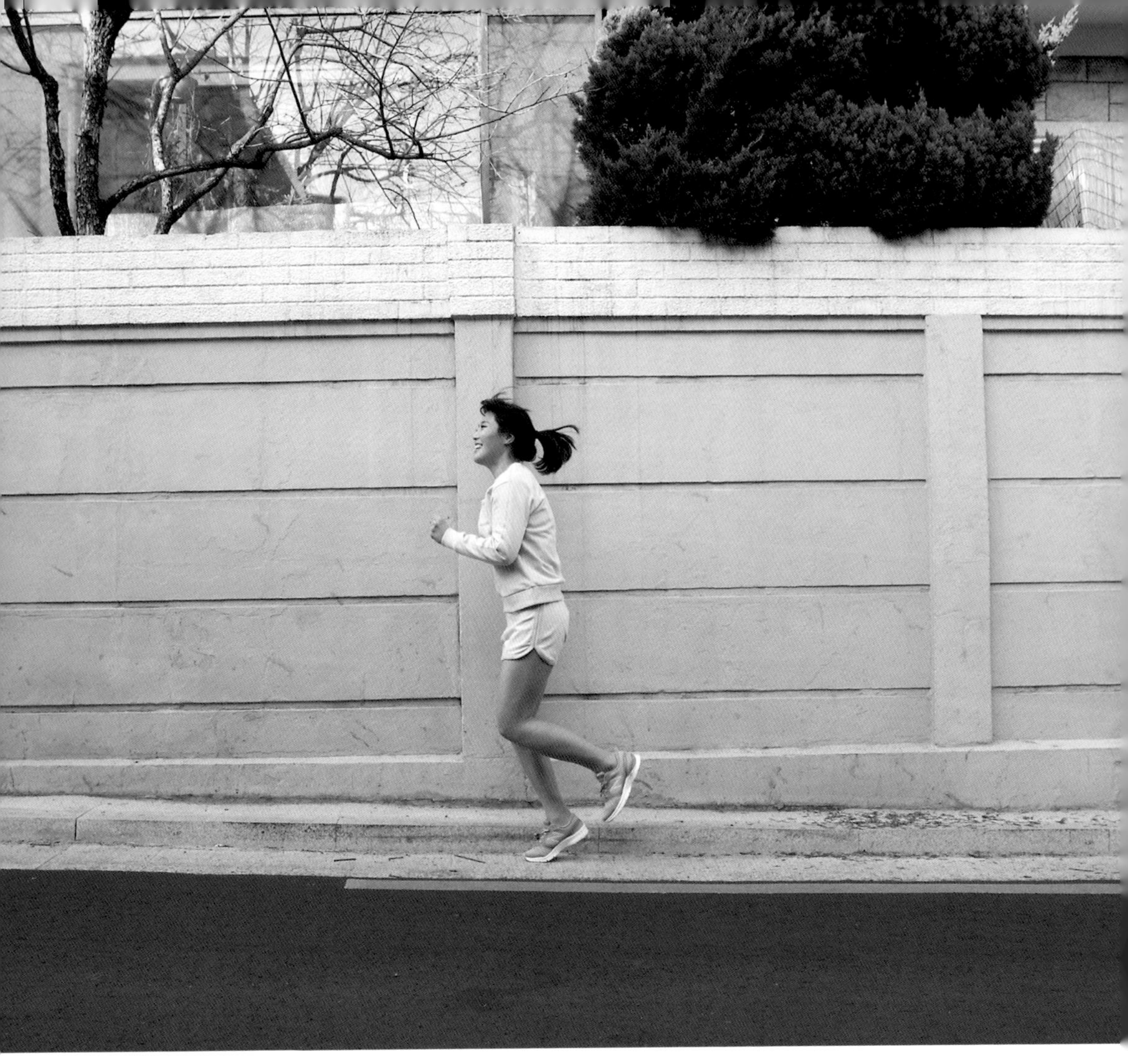

倒退跑

跑腻了吗？要不要试试看倒退跑呢？不要以为我在说笑，因为倒退跑可以使用反向肌群，使腿部肌肉均衡发展。尽管起初会有些不平衡，只要多练习，就能培养平衡感，感受接触地面的冲击力比往前走时少，还能保护膝盖。只要持之以恒，就能拥有一双纤细笔直的黄金美腿哦！

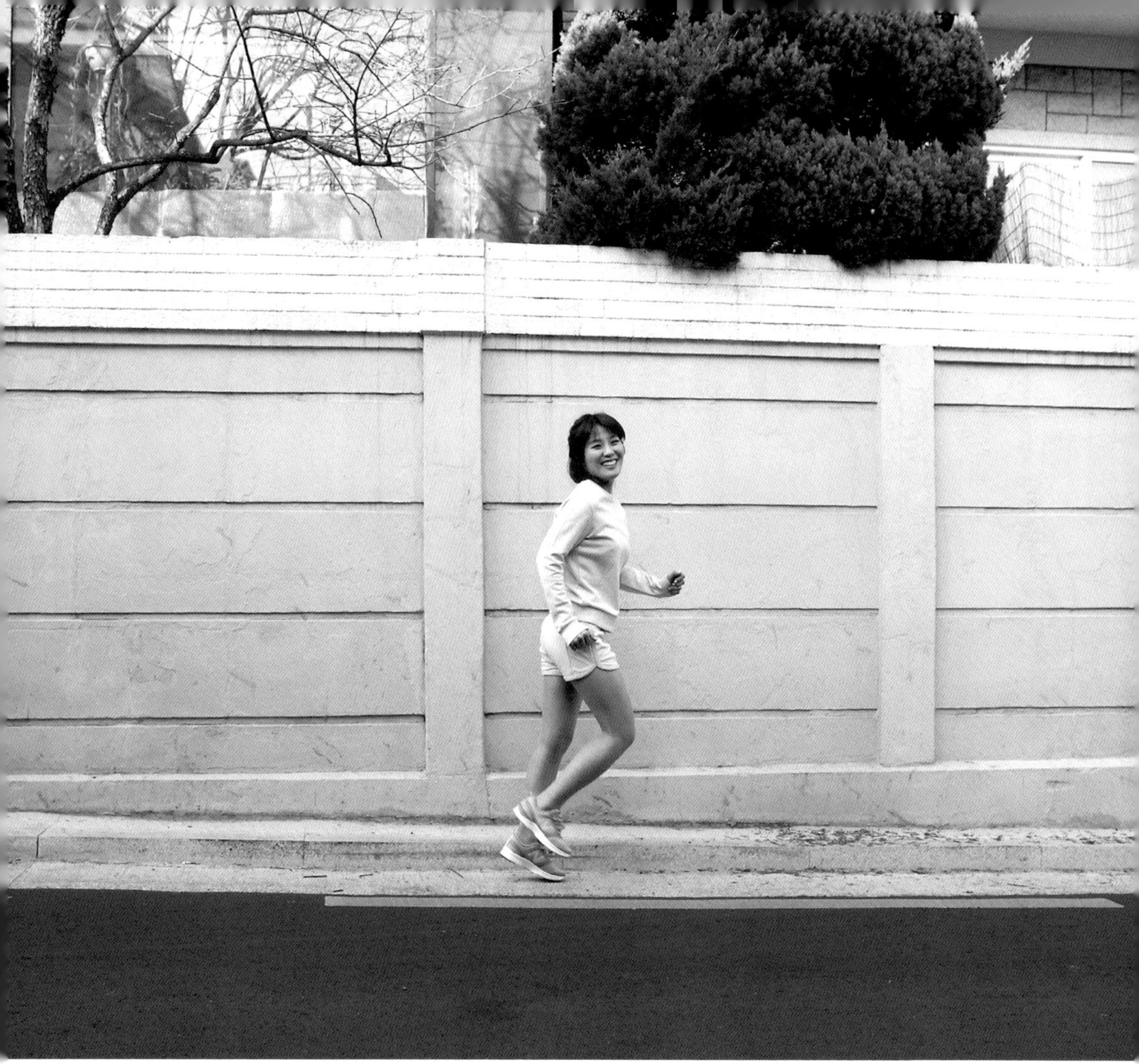

随时不忘“吸气、夹臀、缩小腹”

如果平常走路时，习惯吸气、夹臀、缩小腹，

便可在不知不觉中，达到紧实腹肌与臀部的效果。

另外，亦可试着将硬币夹在肚脐上，

这样走路时，会因为担心硬币掉落，

而不得不使尽全力缩肚子！

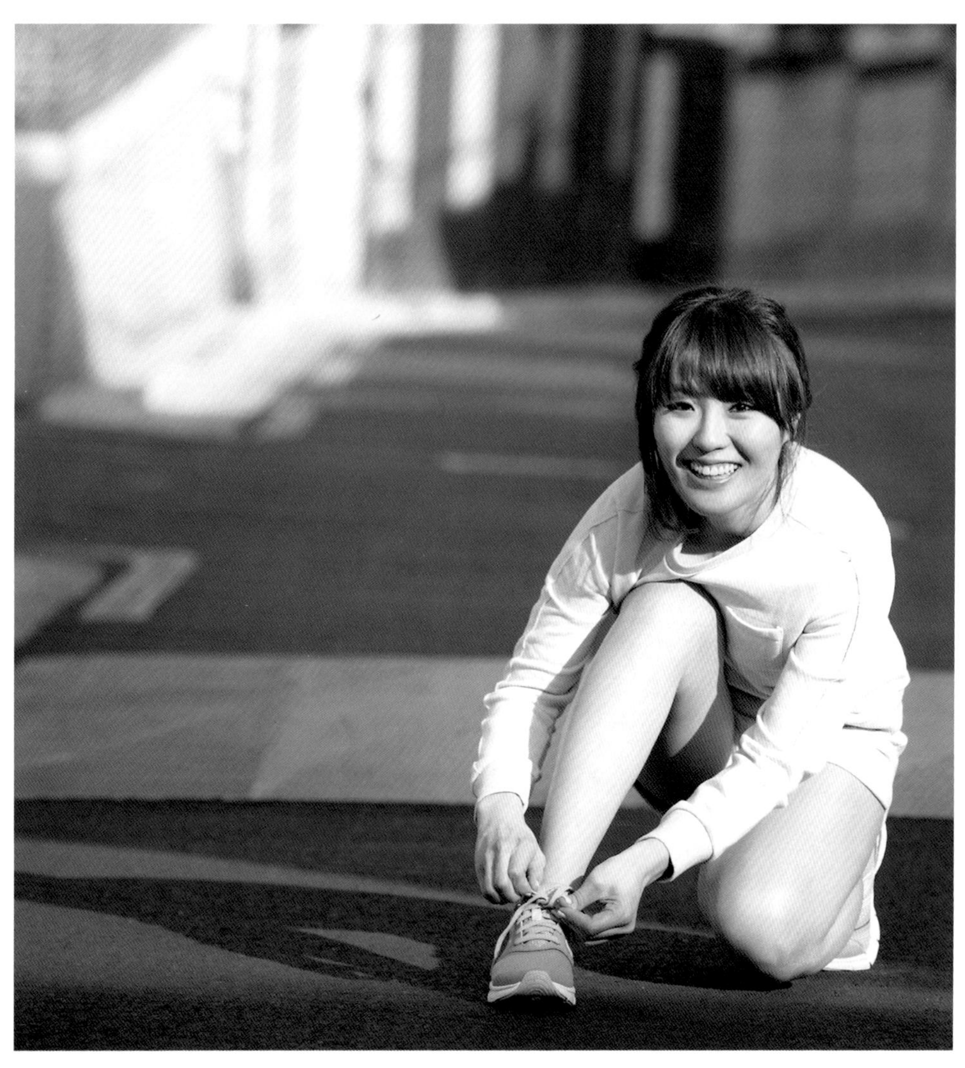

定期换穿高度不同的鞋子

根据鞋跟的高低不同，小腿后侧肌肉的发展也会不一样。

只穿平底鞋走路的你，可换穿高跟鞋；

只穿高跟鞋走路的你，可换穿平底鞋。

只要轮流穿上各种高度的鞋子，

小腿肚就会均衡发展，进而塑造出笔直漂亮的小腿线条。

另外，穿运动鞋走25步，具有穿皮鞋走10步的效果，

所以，运动时，请认真换上运动鞋吧！

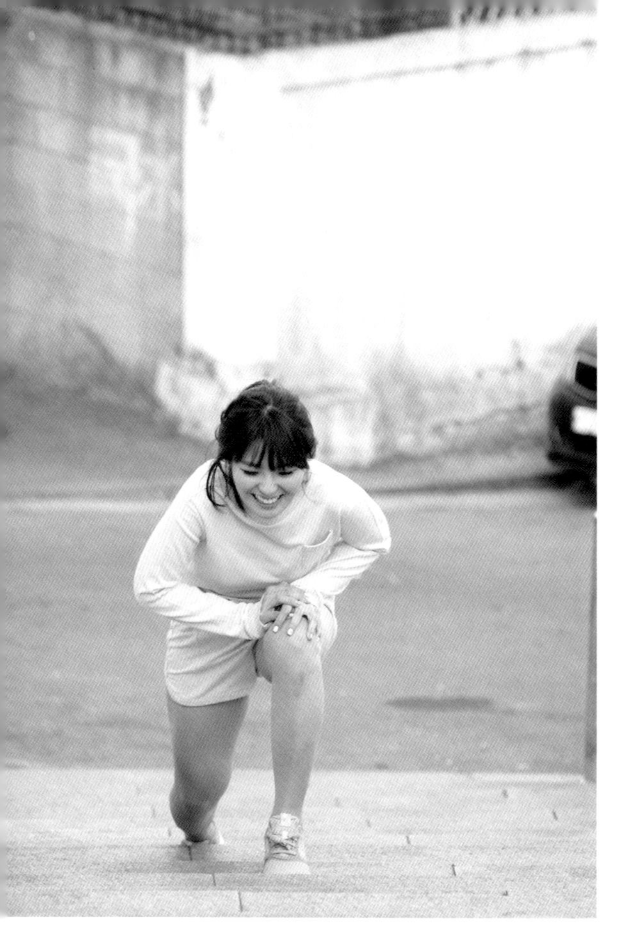

努力爬吧！这是奔向美腿的阶梯

抬起前脚跟，后脚跟着地，一边拉伸小腿，一边爬楼梯。

这样能充分刺激小腿肚的肌肉，雕塑小腿后侧线条。

我把它命名为“打造美腿的天国阶梯”。

由于下楼梯时，膝盖必须承载比体重还重的重量，

会对膝盖造成不少伤害，因此我建议，

体重过重、脚踝或膝盖较脆弱的人，只要爬楼梯就好，

尽量避免大量下楼梯的动作。

消失吧！大腿赘肉

这是快速消除“大腿赘肉”的好方法之一！

一开始，一阶一阶慢慢往上爬，逐渐适应后，

再开始加强，变成一次爬两阶、三阶。

由于大腿内侧的赘肉非常顽固，不易消除，

因此，用腿部内侧去承载身体重量，并用脚尖爬楼梯，就能有效消除恼人的多余赘肉。

发挥爆发力，让赘肉闪开，滚一边去吧！

谁说楼梯只能用来往上爬，

也可将楼梯当做支架，进行伏地挺身、弓箭步、上下踏步等伸展！

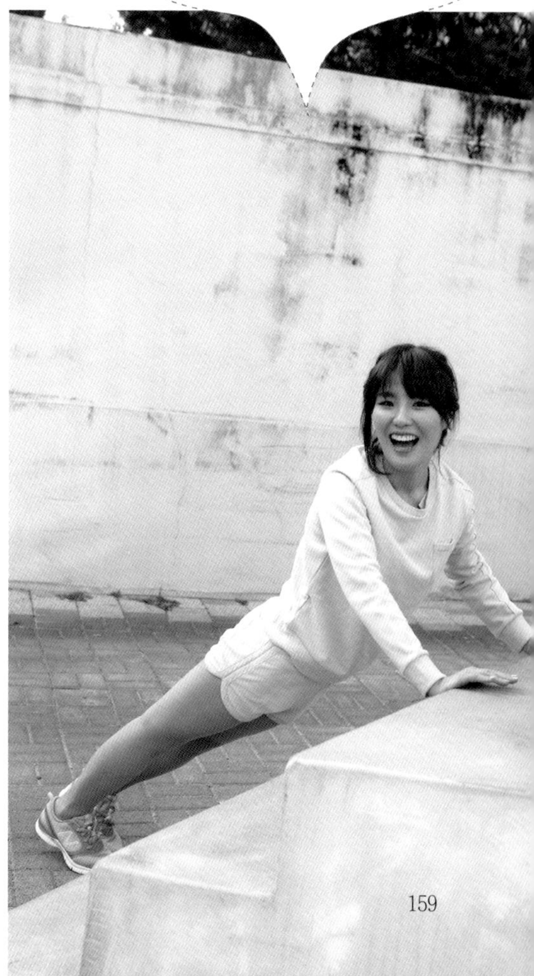

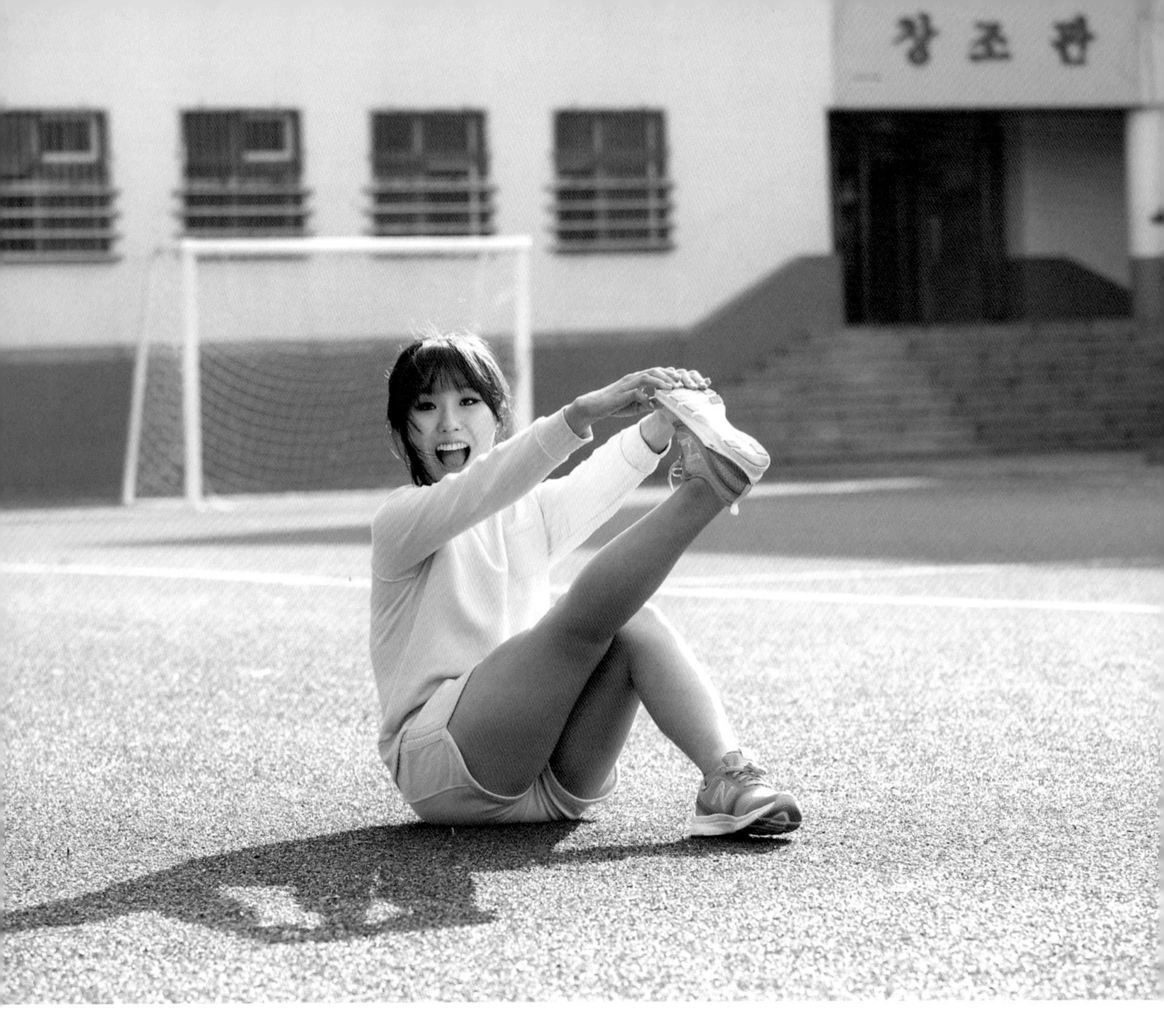

一起抬腿，消除双腿水肿吧！

想要变美丽，“腿部曲线”是胜负的关键！

女生容易下肢水肿，今天的水肿如果没有马上消除，

水肿的部位会原封不动地变成肥肉或肌肉，让小腿变粗壮。

所以我强烈建议，“今天的水肿，今天消除”。

方法很简单，坐在地上，将双腿伸直，左右脚踝各扭转五次后，再用手揉捏，

接着将双腿朝向天空延展，提起至臀部并维持1分钟。

太累或嫌麻烦时，也可直接将双腿置于高处，做抬腿运动即可。

姿势正确，自然就能瘦

不良的姿势会阻碍身体的新陈代谢，使身体水肿，囤积脂肪。

一旦水肿，即使付出相同努力，也不易成为易瘦体质，使体态不端正。

虽然驼背或轻松的平躺，会让你感到相当的舒适，却也会毁掉你的身体！

为了真正瘦下来，得到减重成功的快乐与喜悦，

请一定要摆脱这让人短暂放松的迷药，迎向身体真正的自由！

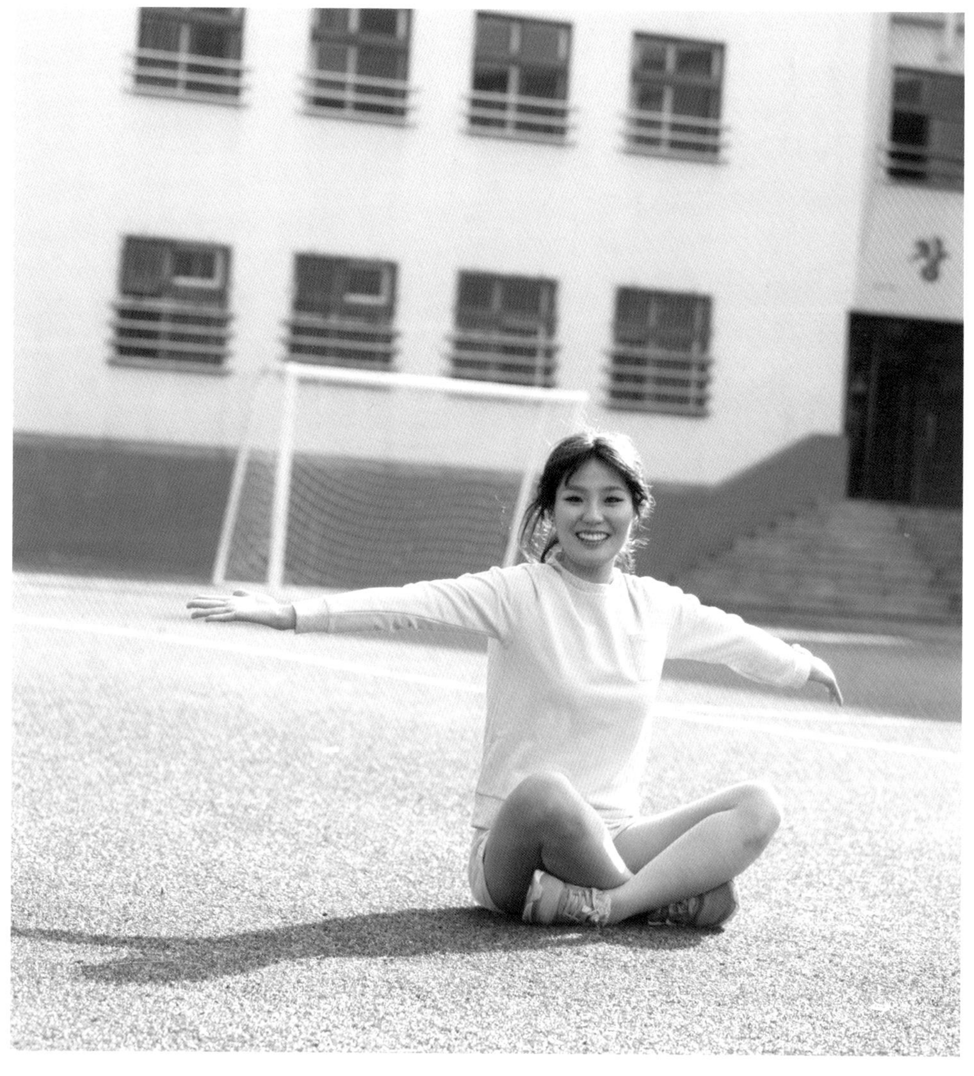

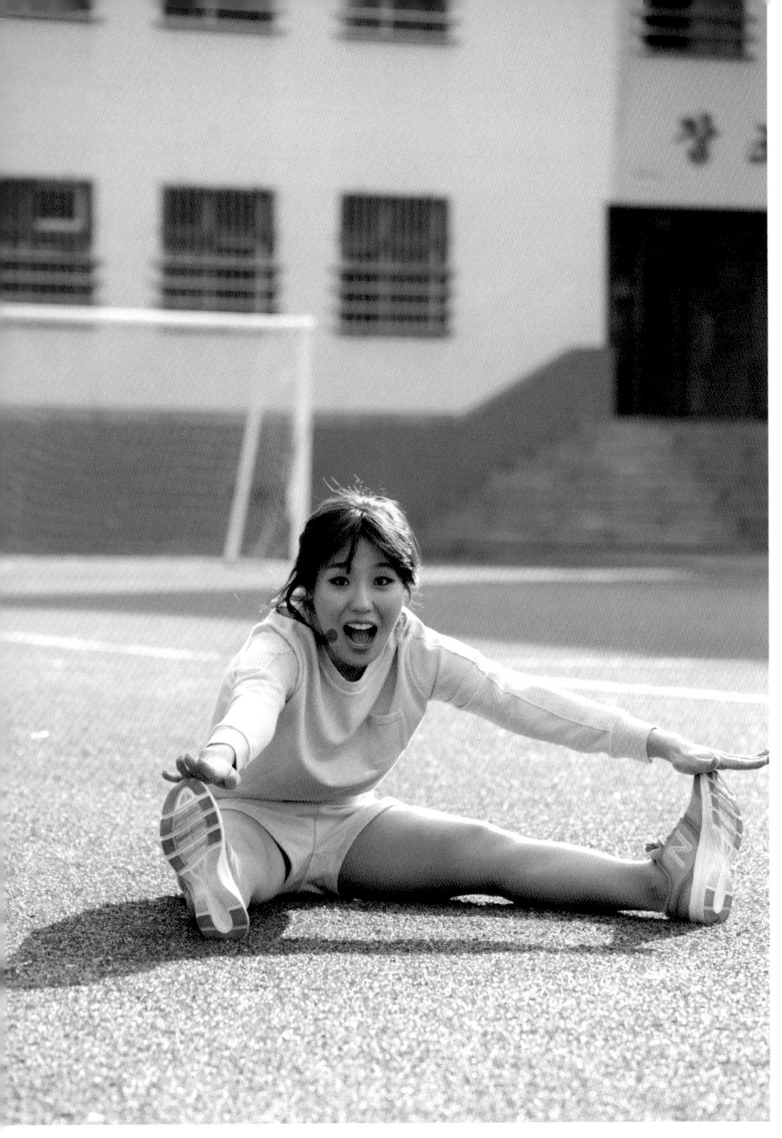

每天伸展，专攻难瘦部位

“伸展运动”要经常做、想到就做、不厌其烦地做。

最好养成“每天伸展”的好习惯。

伸展时，由于会使用身体中小巧且精细的肌肉，

因此有助于维持漂亮的曲线。

没有人规定该怎样做才对，哪个部位特别有益的伸展运动法，

因此，别拘泥于形式，顺着自己的心，找出专属的伸展运动，尽情延展吧！

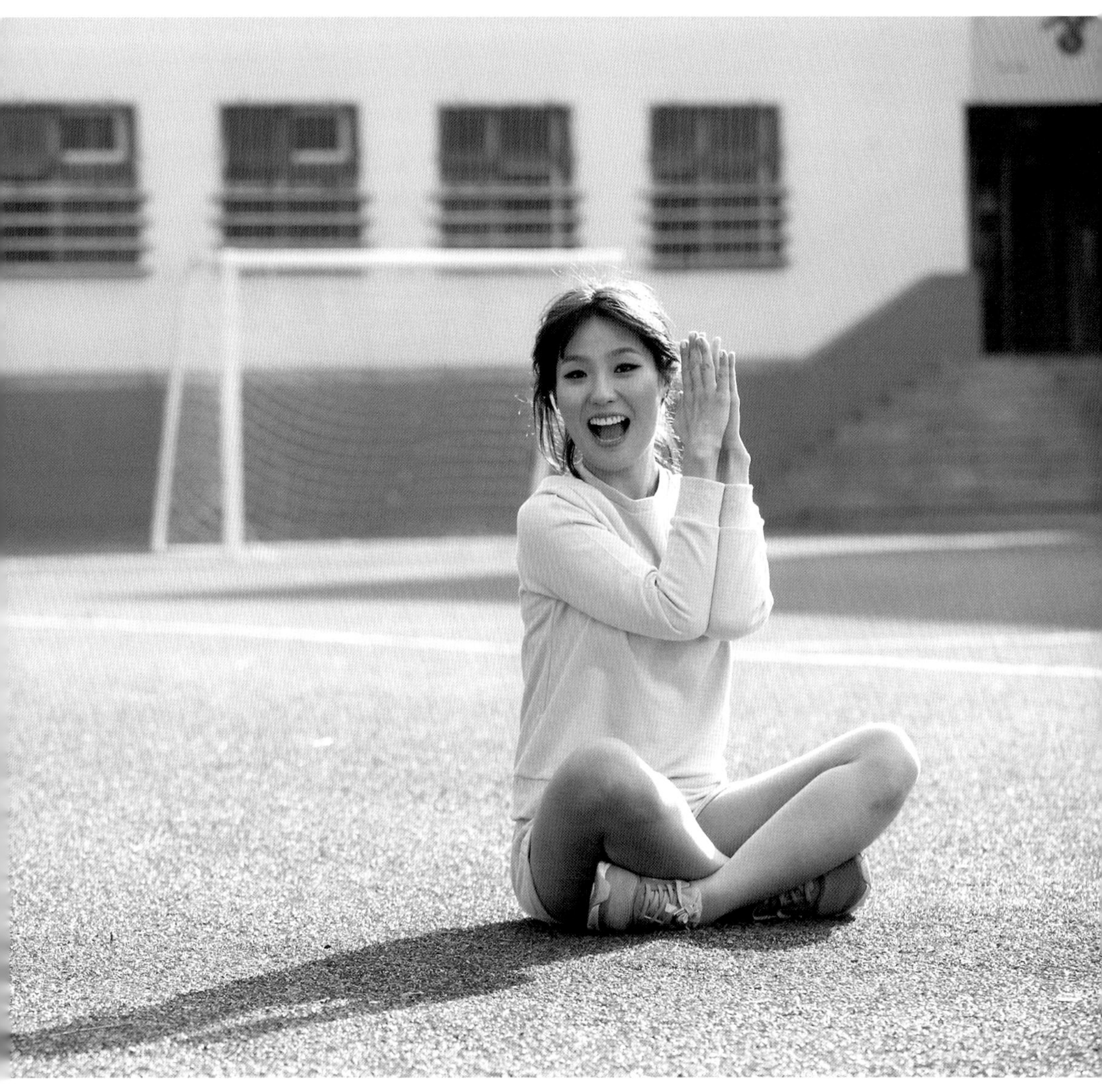

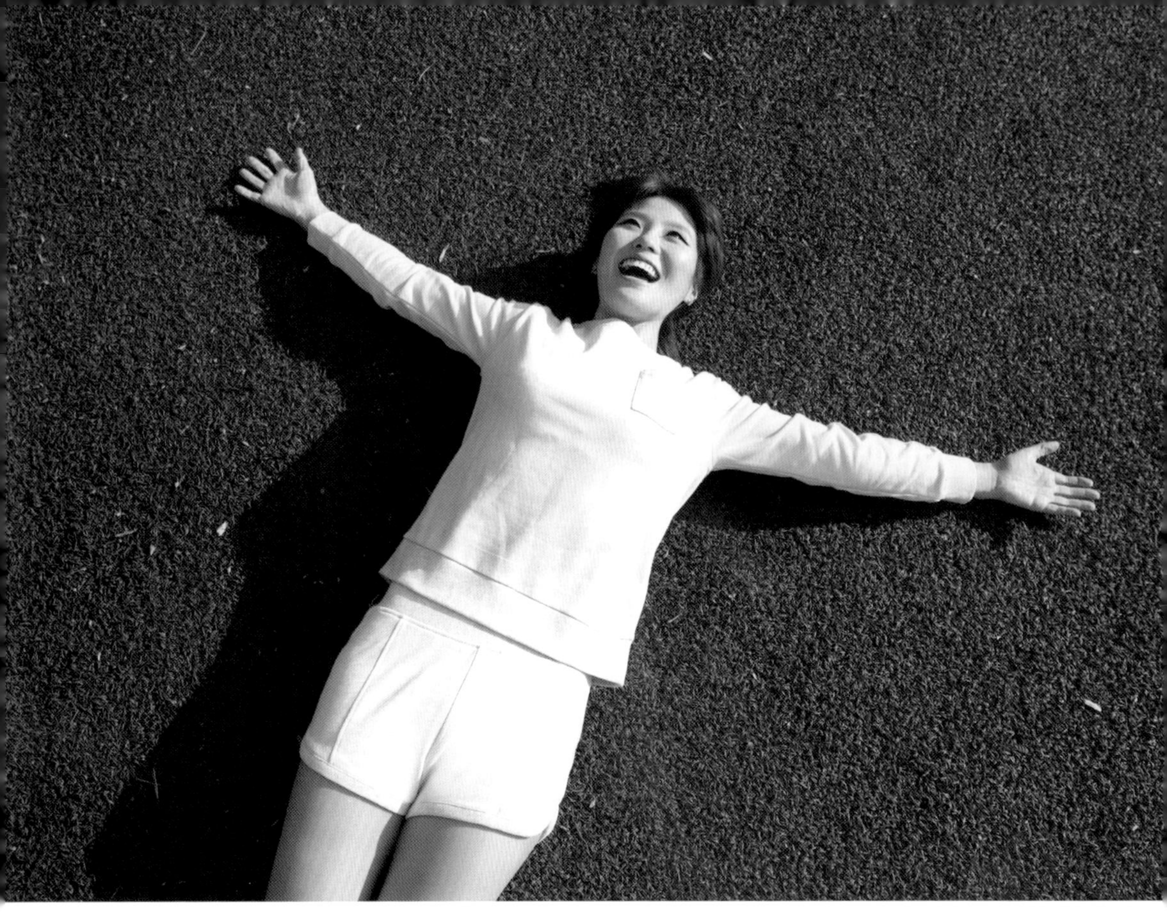

我的身体里，住着一只“大食怪”

由于把“明天再开始减肥吧！”挂在嘴边，

导致每天的晚餐都是“最后一餐”；

因为减肥，所以早餐吃得超级营养，像个国王；

午餐就以工作太累为由，吃更多来犒赏自己；

晚餐终于忍住不吃了，半夜却被饿醒……

只好告诉自己“还是吃吧！”于是又吃了。

就这样，开心时吃、不开心时也吃，

赌气说“会瘦就会瘦”而吃；变胖时，沮丧地说“不管了啦”而吃；

说“剩饭好可惜，会遭天谴”而吃……为了吃而捏造的借口，说也说不完。

哇哈哈哈！

想吃的时候，就看着晴朗天空，大口吃尽美好风景吧！

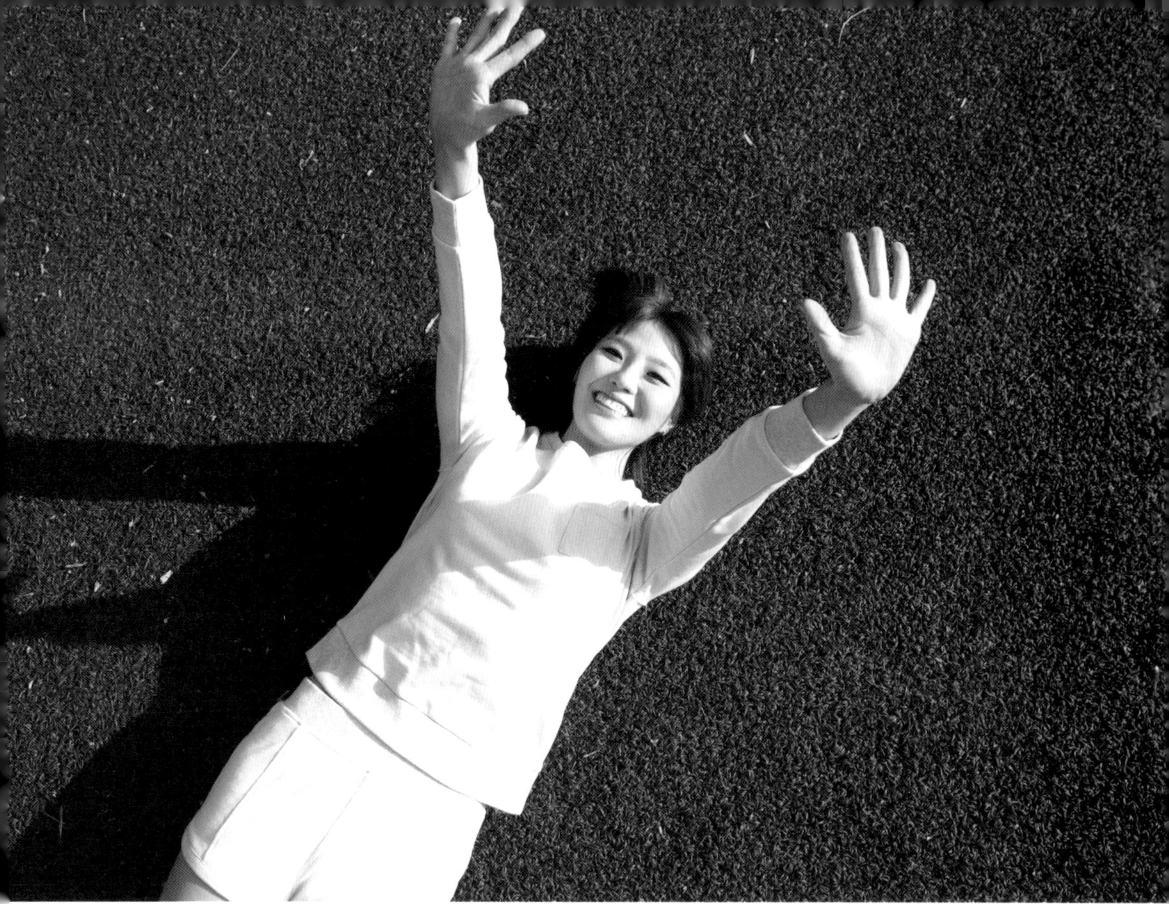

躺着就能做的腹式呼吸法

躺在草地上休息时，也能变瘦！（床上也可以喔！）

利用腹式呼吸法，可快速甩掉腹部赘肉。

双脚屈膝，背部完全平躺于地面，用鼻子慢慢吸气10秒，接着闭气2秒，再缓慢吐气。

不妨用手一边按压肚子，一边吐气，效果更好。

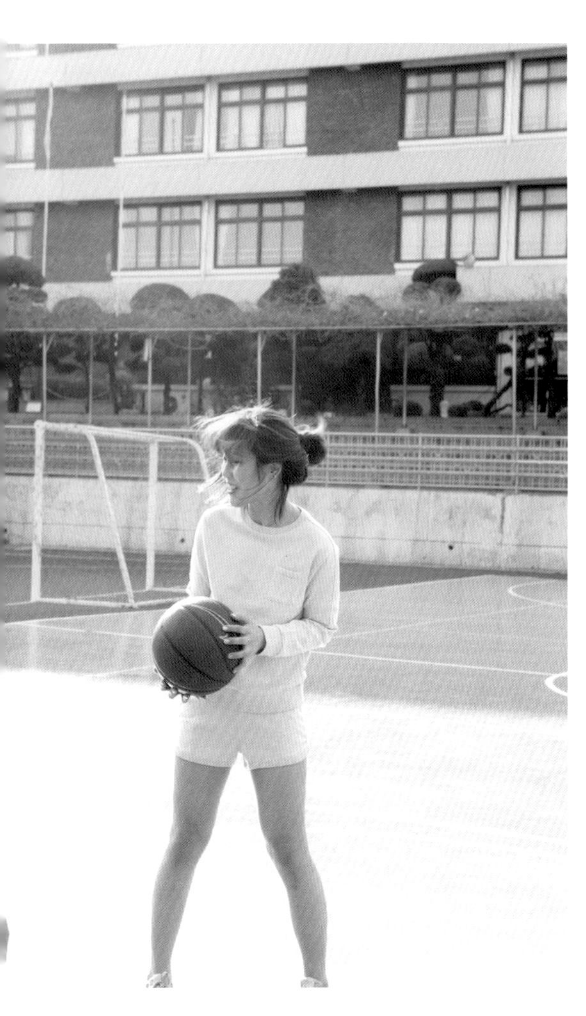

呼朋引伴，尽情享受运动吧！

厌倦锻炼肌力、训练心肺耐力吗？

这时候的你，千万不要放弃“运动”，不妨改为登山、游泳、普拉提、跳舞、拳击等其他运动吧！

通过这些运动，同样能瘦身，甚至更能打造匀称体态。

此外，也能帮助消除烦恼、放松心情，再次注入满满的热情于生活中，让你更有信心。

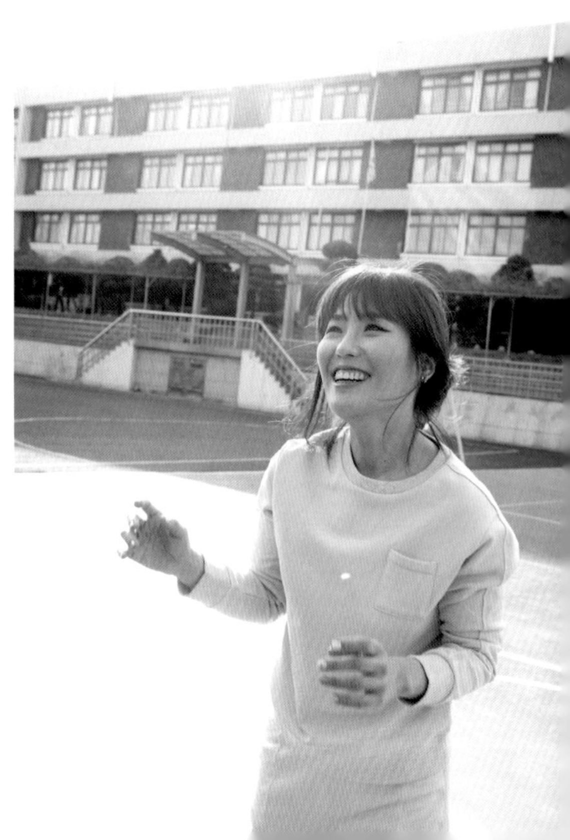

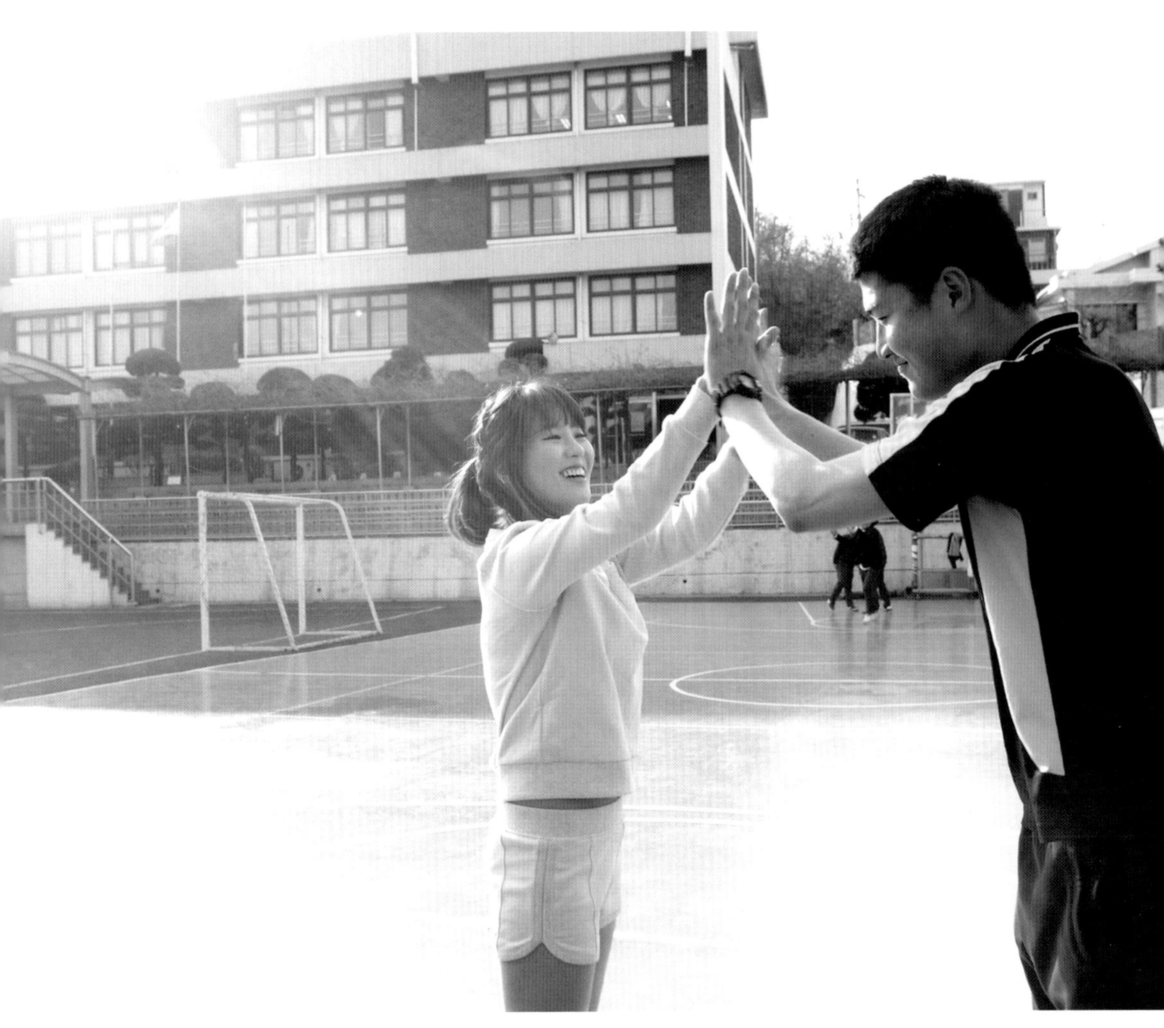

在住家附近的运动场中，有人在踢足球、有人在打篮球。

反正大家都是邻居，就当他们是你的朋友或家人，一起运动吧！

因为人数多，有时认真、有时嬉闹，时间不知不觉便流逝了。

比起独自运动，果然还是呼朋引伴才不无聊啊！

对了，在网络上召集减肥之友或交流心得，也是不错的办法。

不但可彼此激励，亦能互相加油，瘦身效果超棒！

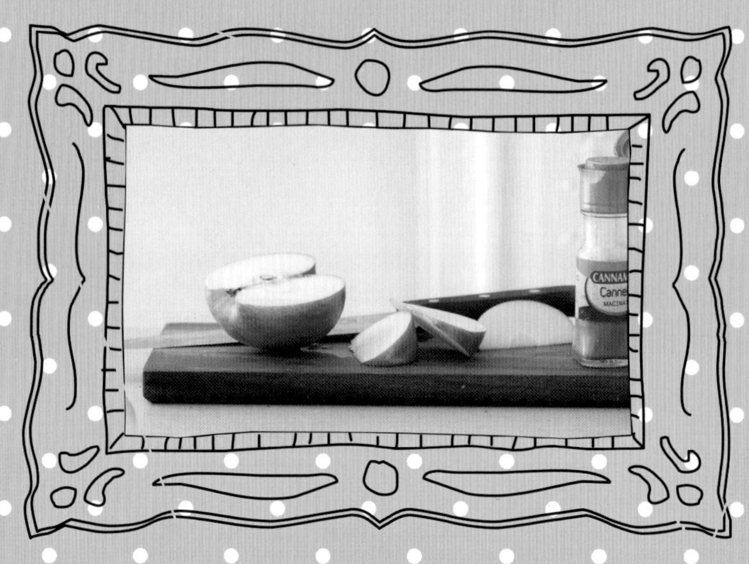

再也不用算克数！“手”就是最好的计量工具速记！用“手掌”计算食物分量的方法

碳水化合物：手摆成字母C的形状时，就是饭的分量。

蛋白质：掌心的厚度及大小就是分量。

蔬菜：手指微弯并缩起成碗状，装满整只手即可。

水果：分量是一个握紧的拳头大小。

Chapter 4

饱足感UP！

越吃越瘦的50道超燃脂料理

当你开始吃减肥餐时，人生也跟着改变了！

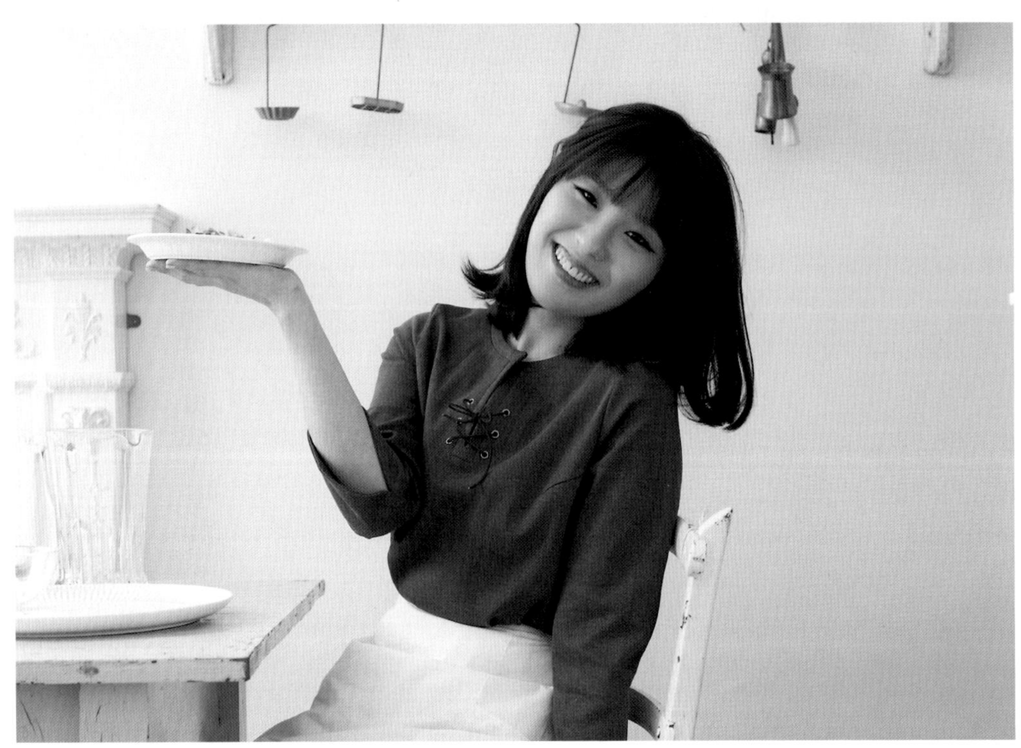

因为“饭后吃药”的关系，所以我喜欢吃药。我也喜欢吃烤肉，但当肉快被烤完时，就会感到很不安，便立刻对着服务员喊“请再来三人份的肉”；在餐厅里，我绝不会只点一道菜，我最少会点两道。

想不起来是何时，我明明要写的是“好像没有了”，却不由自主地写成“好像吃了”；明明在网站搜寻“荷兰时间”，却莫名其妙寻不到，当我发怒地说：“啊，时间为什么查不到，气死我了！”这才发现，我搜寻的竟是“荷兰餐厅”。

我对“吃”如此关心；我没有小鸟胃，只有大食胃，说不定跟大胃王比赛，我不会输喔！

偶尔大吃，是给自己的奖励

我现在依然为了吃而运动。或是说，因为“吃”，我爱上了运动。即使变瘦，也无法立即改变饮食习惯。虽然我尽可能调整饮食，也会有“失控”的时候，为了不让失控变成一发不可收拾，我自订一周一次的“享瘦日”，让自己放松用餐一次。

放松用餐并不代表“暴饮暴食”，只是放自己一天假，吃想吃的食物，不考虑热量。刚开始实施计划时，根本就是我的“大吃日”，常会发了疯似的狂吃，宛如这就是我的最后一餐；但大吃后压力很大，隔天又开始绝食，并下定决心不再这么做，可是却又再度狂吃、绝食，陷入无止境的循环中。

人就如同弹簧一样，如果没有适时放松，总有一天会断裂。我绝不会跟减肥的人说：“一定要忍住！不可以吃！”或许有人办得到，但我肯定会忍到一半就“砰”地大爆炸。所谓熟能生巧，饮食习惯也是一样，想让自己的胃突然改变长久以来的习惯，是不可能的，因此，不妨用“享瘦日”当作调整饮食型态的过渡期吧！只要注意用量，不失控即可。

如果能自己动手做料理，可提升瘦身成功的机会。我刚开始做菜时，也面临过许多困难，差点失火、嫌料理步骤太麻烦、食材太贵等。经过这段说长不长，说短不短的减肥期间，我想与大家分享制作瘦身料理的秘诀：

① 善用唾手可得的便宜食材
② 料理时间不宜太长
③ 烹调方式简单、好上手即可
④ 使用可重复搭配的食材
⑤ 料理时，不需使用特殊工具

有人认为自己太忙，没时间下厨，难道我就是闲着没事的人吗？我也是一忙起来，就闲不下来的人。一天只有24小时，更需要谨慎地分配时间。

如果只有我知道这些美味的瘦身料理，实在太可惜了，因此，本章我要介绍这些料理。只要善用瘦身料理，除了体重减轻，也能让大脑、肠胃、肾脏等器官更健康，皮肤更干净透亮。只要持之以恒，你会变得更瘦、更苗条，连人生都会改变。

让我们尽情享用这些美味、无负担，又可以吃饱饱的超燃脂料理吧！

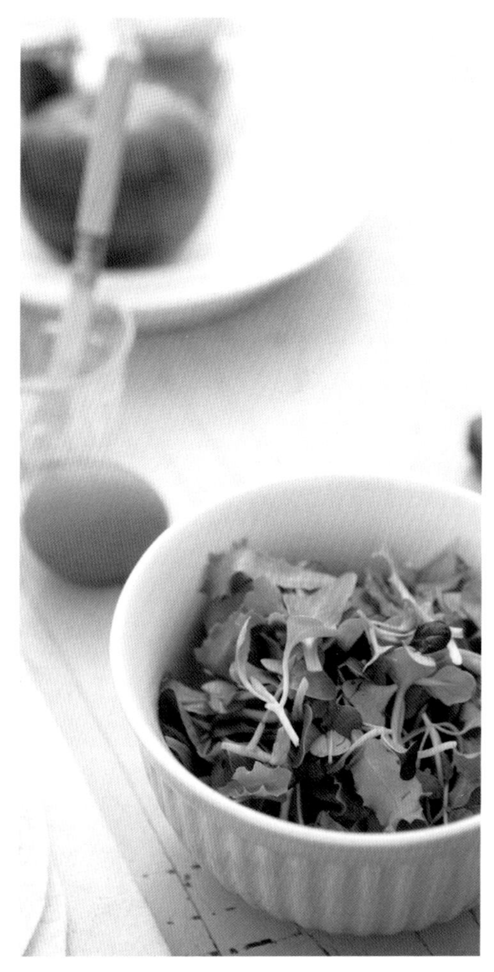

补血海带粥

我的朋友们都很喜欢来我家，除了我做的料理好吃外，他们在我家也能睡得很好。每当有朋友生日时，我都会煮一碗热腾腾的海带粥庆祝。或许就是因为海带粥，让我们的友情变得比大海还深厚。

材料 海带20克，韩式味噌酱2大匙，糙米饭1／2碗，小鱼干、葱、金针菇皆少许

做法 ❶ 将小鱼干和海带放入水中浸泡，泡软后取出，水留用。❷ 将海带切成方便入口的大小；葱和金针菇剁碎备用。❸ 将韩式味噌酱放入①的水中熬煮。❹ 将事先煮熟的糙米饭放入③中熬煮。❺ 待④沸腾后转小火，并放入海带慢慢熬煮。❻ 待饭熬成粥时，再放入葱和金针菇，再沸腾一次即可食用。

用冷水浸泡海带，可完整保留海带的风味与香气，且不易泡烂。此外，海带不用油炒，而是直接熬煮，即使粥冷掉，也不会感到油腻。

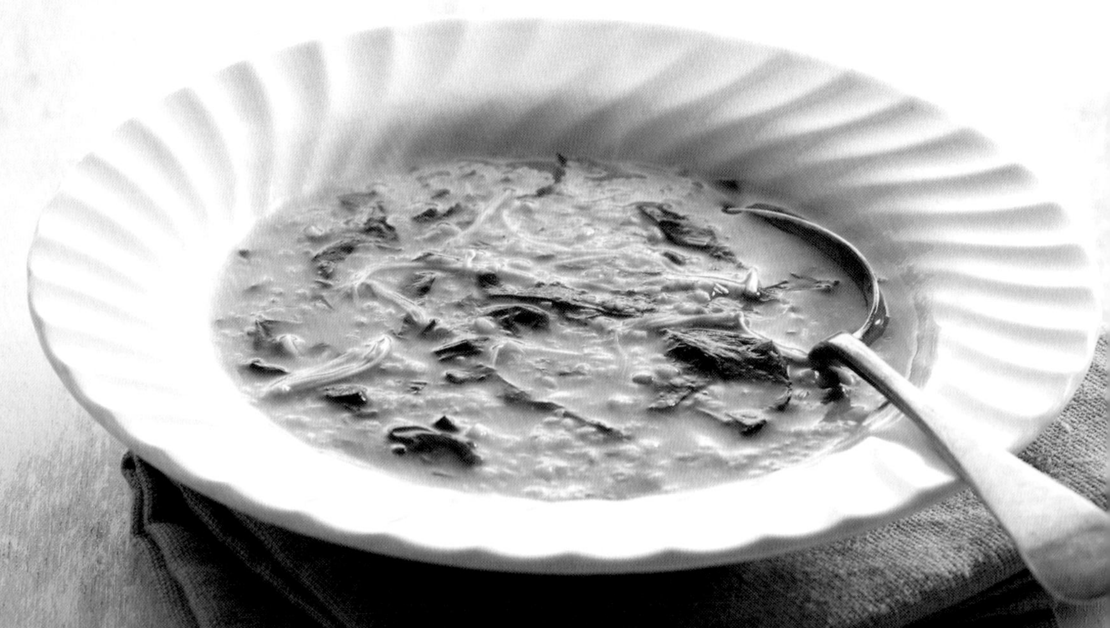

海带 是低热量、低脂肪的最佳减肥食品，且富含膳食纤维，能带来饱足感，并促进肠胃运动，预防便秘。另外，海带含有丰富的铁、钙、蛋白质及镁，能预防贫血、骨质疏松有调节胆固醇及净化血液等多重功效。

香菇 低卡、低热量，且富含维生素、矿物质及必需氨基酸，对人体有益。此外，香菇有嚼劲，适合取代肉类，可同时满足美味与健康。

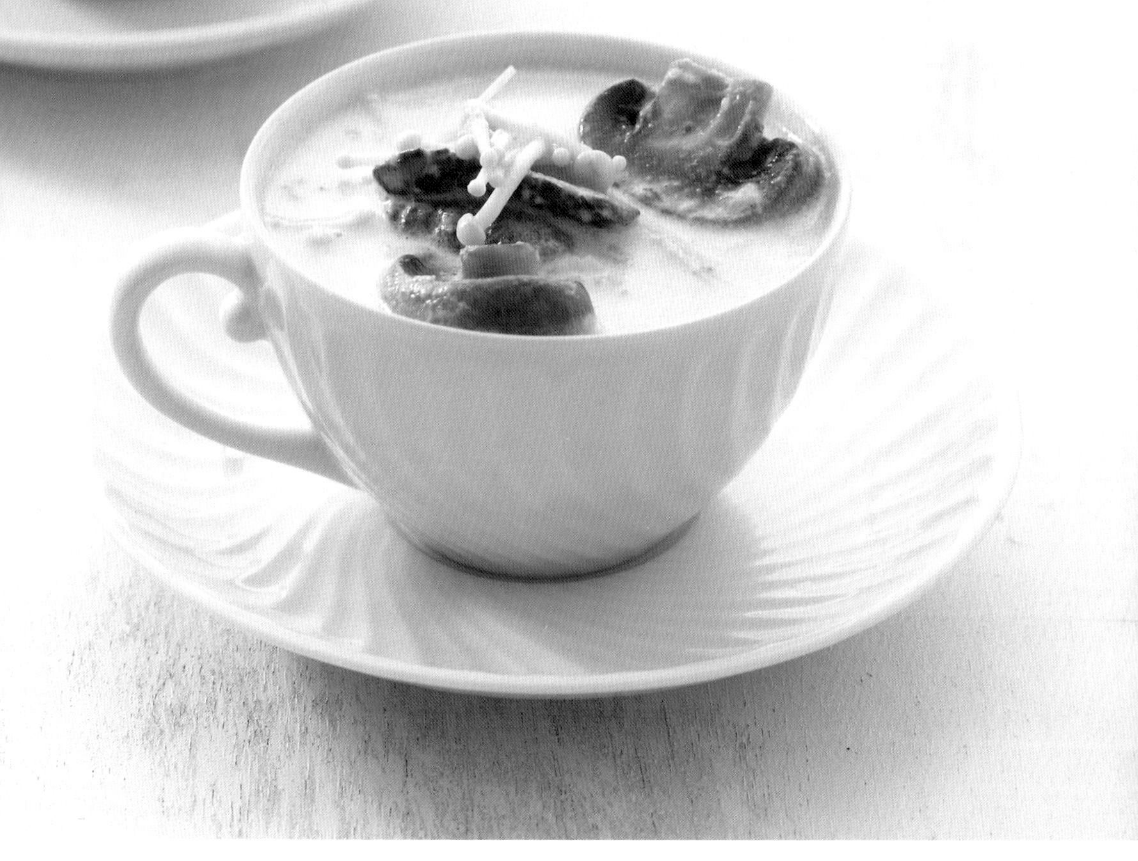

低卡香菇浓汤

为了维持香菇的营养成分和香气，调理时间不宜过长。

从20岁开始，我就一直顶着妹妹头，也就是俗称的香菇头。我必须坦诚，这么做是为了让别人觉得我很可爱，嘻嘻～～看着以前的照片，我兴起“不如来做香菇料理”的念头，便立刻跑去厨房，完成了这道香甜、嫩滑、有嚼劲的低卡香菇汤。

材料 香菇5朵，碎核桃2粒，洋葱1／4个，蒜末1小匙，牛奶200毫升，橄榄油、海盐、欧芹粉（欧芹切碎即可）少许

做法 ❶ 将洋葱和香菇切细备用。❷ 在锅内倒入少许橄榄油，放入洋葱末和蒜末拌炒。❸ 将香菇放入②中拌炒。❹ 将牛奶倒入③中煮滚。❺ 再放入碎核桃，并搅拌至熟。❻ 依个人口味加入海盐调味，再撒上欧芹粉即可食用。

松子饱足粥

减肥是一场长期战争，有时候也会想放松、偷懒，这时，松子粥就是最佳的疗愈食物。每次只要感到饥饿时，我都会煮这道幸福料理，犒赏自己。因为松子能刺激饱足感激素分泌，防止进食过量，又能快速止饥。

材料 糙米50克，松子15粒，水200毫升

做法 ❶ 将糙米洗净后，放入水中浸泡。❷ 将泡软的糙米取出，再将糙米、松子和水放入搅拌机中，打碎成泥状。❸ 将②放入锅中，边煮边搅拌，煮沸后即可食用。

粥快煮好时，可放入3大匙牛奶一起熬煮，会更美味。

松子 含有丰富的不饱和脂肪酸、维生素B_1、铁和镁，相较于其他坚果，其铁的含量特别高，能预防贫血。

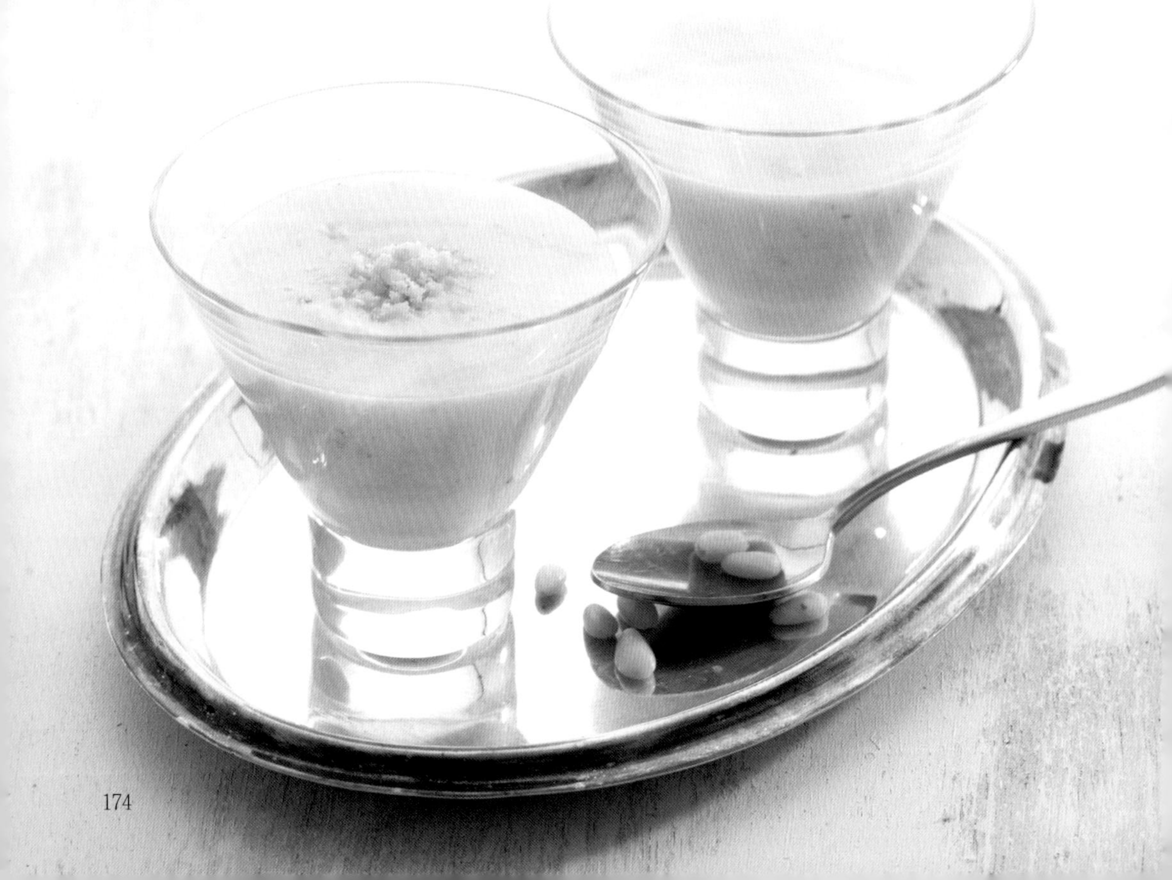

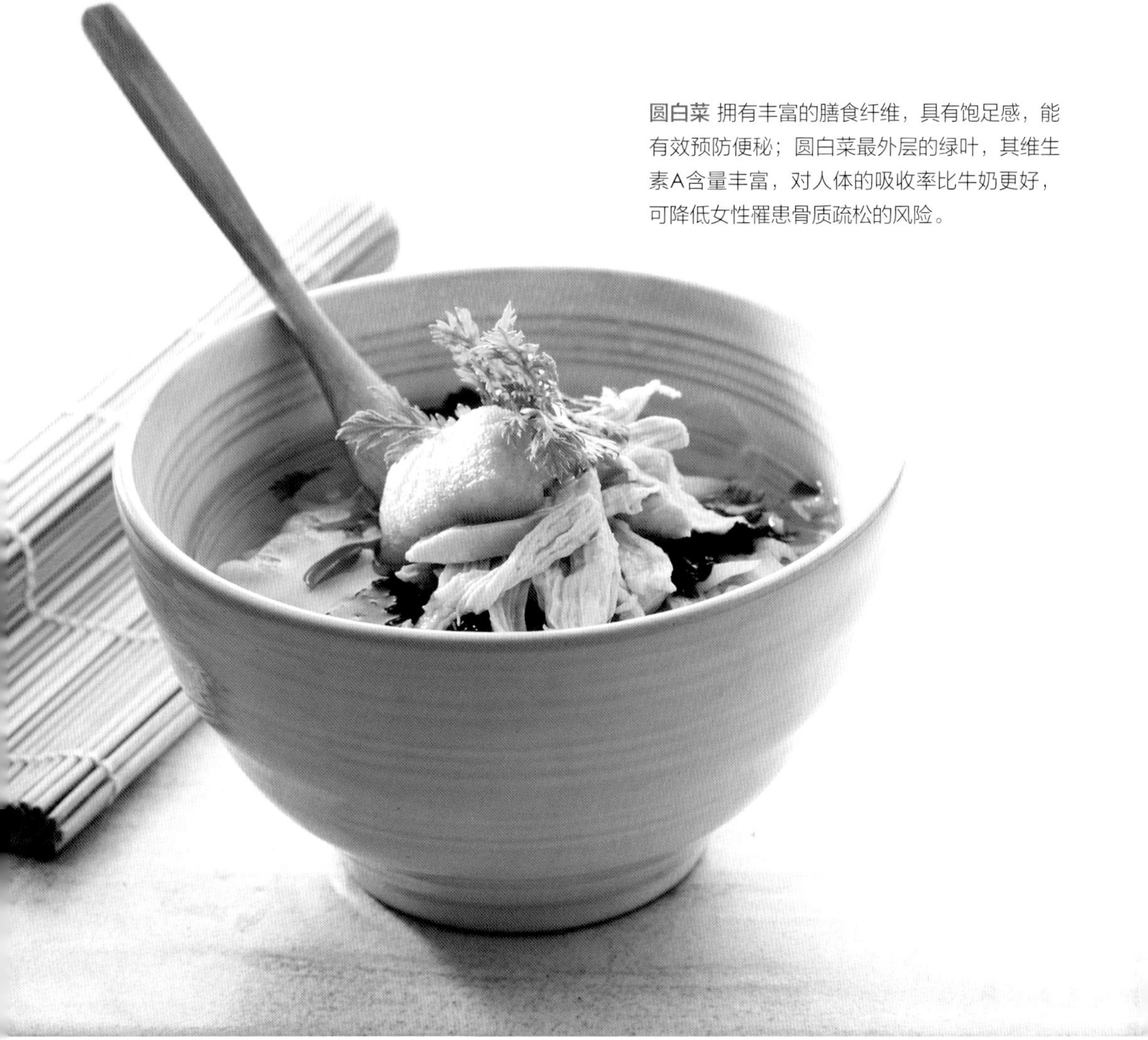

圆白菜 拥有丰富的膳食纤维，具有饱足感，能有效预防便秘；圆白菜最外层的绿叶，其维生素A含量丰富，对人体的吸收率比牛奶更好，可降低女性罹患骨质疏松的风险。

多纤蔬菜面

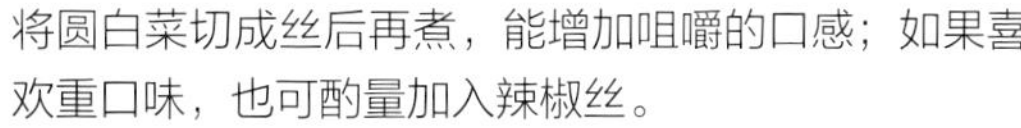

将圆白菜切成丝后再煮，能增加咀嚼的口感；如果喜欢重口味，也可酌量加入辣椒丝。

每当有重要的拍摄工作，我的神经就会紧绷，而且食欲又总是在此时爆发！到外地跑行程时，经纪人总会在休息站吃乌龙面，我却只能捞圆白菜吃。于是，我暗自记住这个味道，用圆白菜丝代替乌龙面，完成这道美味的瘦身料理。

材料 圆白菜1／4颗，油豆腐1块，洋葱1／6个，大葱1／2根，汤用酱油1大匙，水2杯，鸡胸肉、茼蒿、海带、海苔少许

做法 ❶ 将油豆腐过水去油，拧干水分。❷ 将鸡胸肉放入水中，煮沸后剥成细丝；将圆白菜、洋葱、茼蒿、海带和葱切成细丝。❸ 在锅内倒入两杯水，放入备好的细丝熬煮。❹ 煮沸后再滚15分钟，用汤用酱油调味。❺ 摆上鸡胸肉丝和油豆腐即可。

紫苏面疙瘩

爱犬延深在尝过红薯的味道后，就开始不吃狗粮了。于是，我将红薯捣碎，包着狗粮给它吃，想不到它竟然只吃红薯，把狗粮都吐掉！其实我非常了解延深的心情，就跟我吃过国产紫苏粉后，便能精准辨别出国产与非国产紫苏粉的差异。我对紫苏粉的爱，就如同我对延深的爱一样深。

材料 香菇4朵，金针菇1/3把，口蘑3朵，紫苏粉1/4杯，蒜2瓣，小葱1根，洋葱1/6个，豆腐1/4块，水1杯，海盐适量

做法 ❶ 豆腐切块；蒜、小葱和洋葱切成细丝；香菇、口蘑切片，金针菇切段。❷ 将水煮滚后，放入①煮沸。❸ 待②煮滚后，放入香菇片、金针菇段、口蘑片，煮约1分半，再放入紫苏粉和豆腐块。❹ 加入适量海盐调味即可食用。

将浸泡香菇的水保留，与小鱼干一同熬煮，
便是鲜美的高汤，美味又简单。

紫苏 含有植物性不饱和脂肪，可用来取代动物性脂肪。此外，其含有γ-生育醇，具有抗氧化作用，能减缓细胞老化；另一成分α-亚麻酸则可降低胆固醇。紫苏属于热性食物，能温暖身体，体寒的人可多食用。不过，因热量偏高，建议减肥者不要过量摄取。

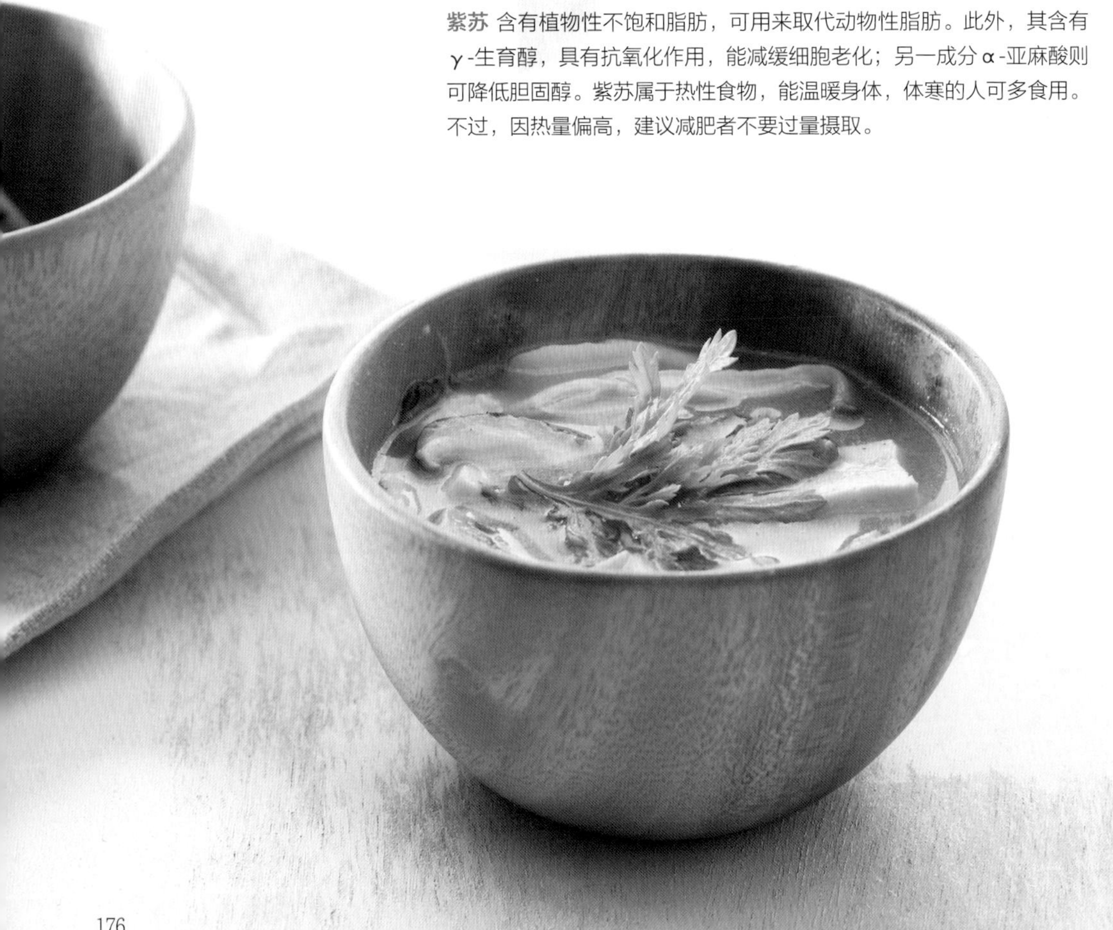

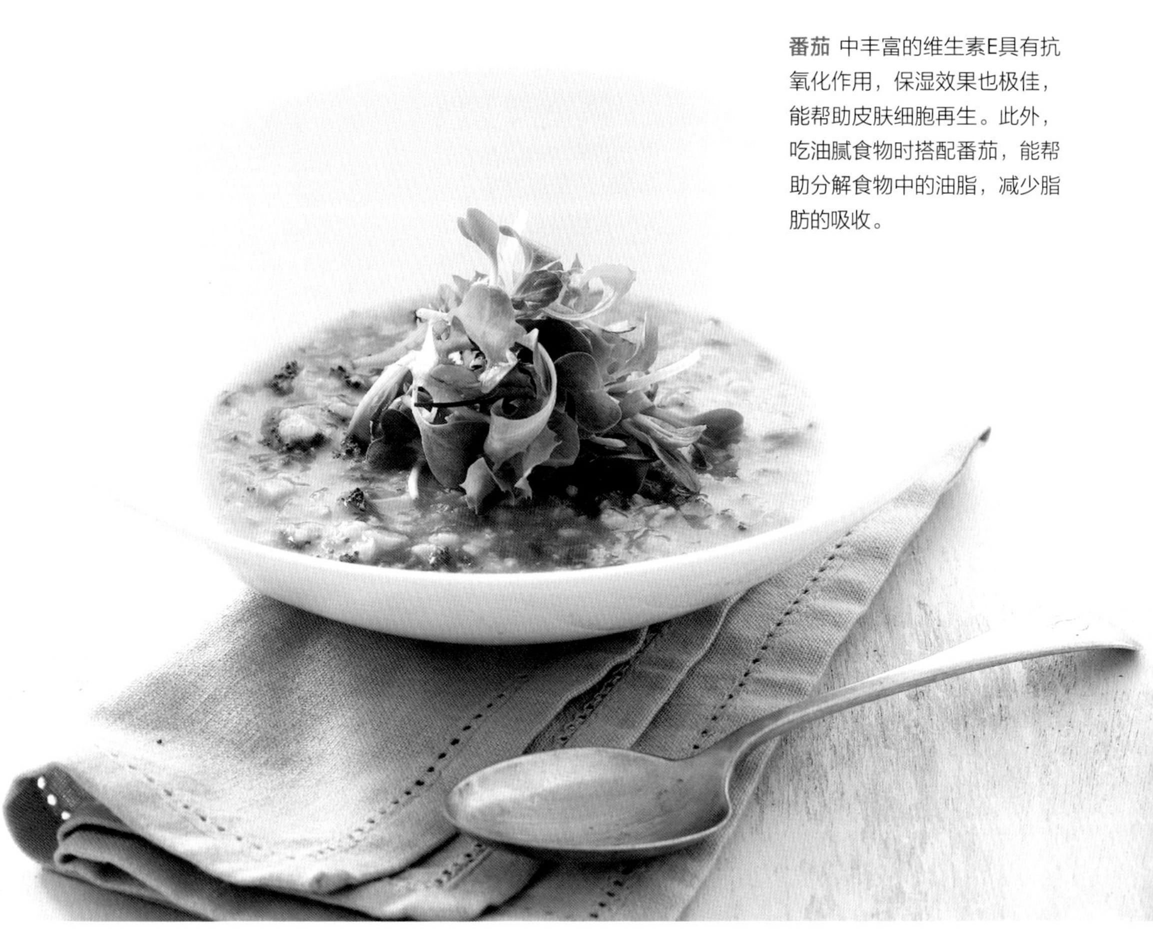

番茄 中丰富的维生素E具有抗氧化作用，保湿效果也极佳，能帮助皮肤细胞再生。此外，吃油腻食物时搭配番茄，能帮助分解食物中的油脂，减少脂肪的吸收。

少油番茄牛肉粥

如果锅底太薄，粥很容易粘锅或烧焦，因此建议熬粥时，使用厚底锅较佳。部分食谱会建议将番茄去皮，但这样一来就只剩下甜味，风味与营养成分皆被破坏，因此，我建议大家使用完整的番茄料理较好。

以前去超市购物，我只买打折饼干、面包或冰淇淋；最近则变成独爱促销蔬菜、水果的贪心鬼。有次，看到番茄在减价促销，就买了一大堆回家。有的直接吃、有的打成果汁、有的拿去料理，这道菜就是在这个状态下诞生的。

材料 番茄1个，糙米50克，牛肉泥20克，蒜2瓣，水3／4杯，红甜椒、黄甜椒少许，西蓝花、橄榄油适量

做法 ❶ 将糙米泡软后，沥干备用。❷ 将番茄、红甜椒、黄甜椒和西蓝花切丁；蒜切片。❸ 将橄榄油倒入预热的锅中，再放入蒜片拌炒。❹ 将牛肉泥放入③一起拌炒。❺ 将①放入拌炒，待糙米熟透再放入3／4杯的水和番茄丁，小火炖煮。❻ 待水几乎收干时，再放入红甜椒丁、黄甜椒丁和西蓝花丁，煮滚后即可。

低卡口蘑轻盈餐

我一直都很喜欢菇类，开始减肥后，更是完全爱上蘑菇了！因为蘑菇的口感独特，适合取代肉类，饱足感也十足。另外，与肉类一起料理，更是美味。这道菜便是融合了蘑菇、猪肉、蔬菜等，保留食材最自然风味的口蘑料理。

材料 口蘑8朵，猪肉泥100克，洋葱1／4个，胡萝卜1／4根，葱1／3根

做法 ❶ 将口蘑去梗，清洗后备用。❷ 将口蘑梗、洋葱、胡萝卜和葱剁碎备用。❸ 将②和猪肉泥放入平底锅拌炒。❹ 口蘑切十字，将③填入后再放入微波炉中加热30秒，即可食用。

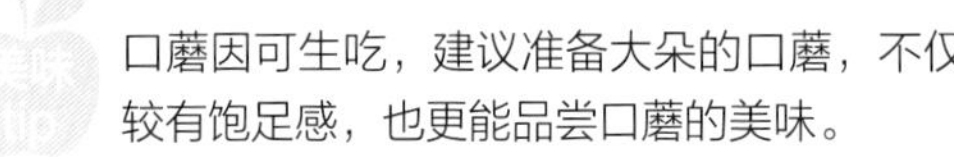

口蘑因可生吃，建议准备大朵的口蘑，不仅较有饱足感，也更能品尝口蘑的美味。

口蘑 的热量非常低，且富含维生素、纤维和水分，饱足感十足。每天只需吃五朵蘑菇，便已足够一天所需的维生素含量。

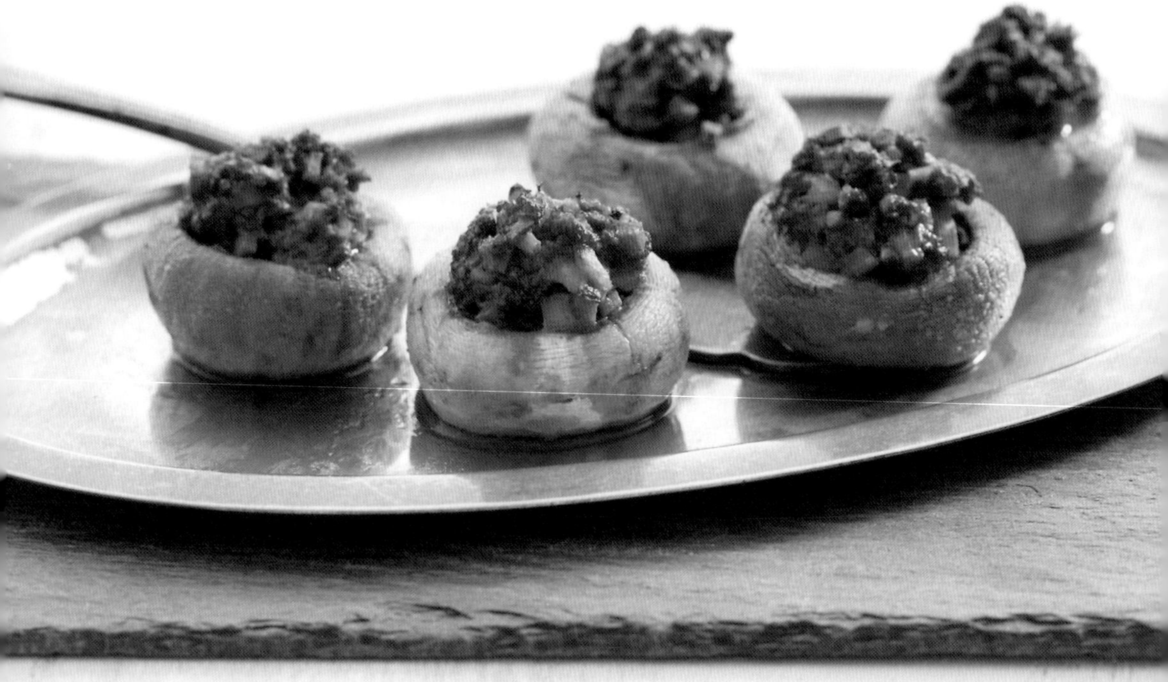

茄子 含95%的水分，因此运动后大量流汗时，非常适合以茄子补充水分。此外，它富含维生素A和维生素C，有助于消除压力，促进身体健康。

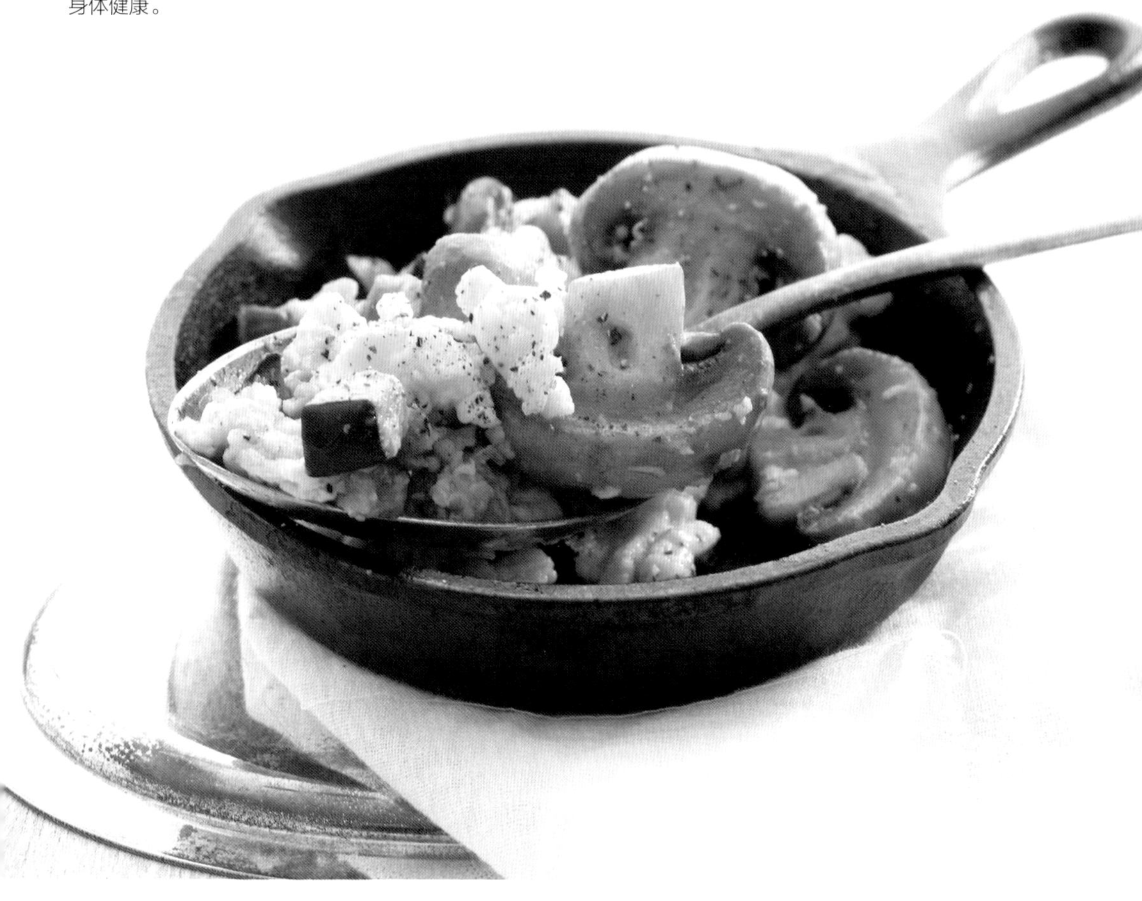

德式紫茄炒蛋

建议添加香油，补充茄子不足的营养和风味，也可依个人喜好，放入蒜末拌炒。如果想消除茄子的苦涩味，只要在料理前将茄子浸泡在盐水中，便可去除。

录制《瘦身女孩》时，我唯一能吃的夜宵就是这道菜，虽然只是平凡的茄子炒蛋，我还是吃得津津有味。曾经极度讨厌茄子的我，将充满美好回忆的炒蛋，加入最讨厌的茄子中，结果，比想象中更美味！

材料 蘑菇5朵，蛋清2个，蛋黄1个，茄子1个，胡椒粉少许

做法 ❶ 将茄子切段，放入滚水中煮熟后捞出，沥干水分后备用。❷ 将蘑菇切厚片，以保留口感。❸ 将两个蛋清和一个蛋黄充分混合打散。❹ 热锅后，将①和②放入拌炒。❺ 将③倒入锅中，与④一起拌炒，最后撒上少许胡椒，即可食用。

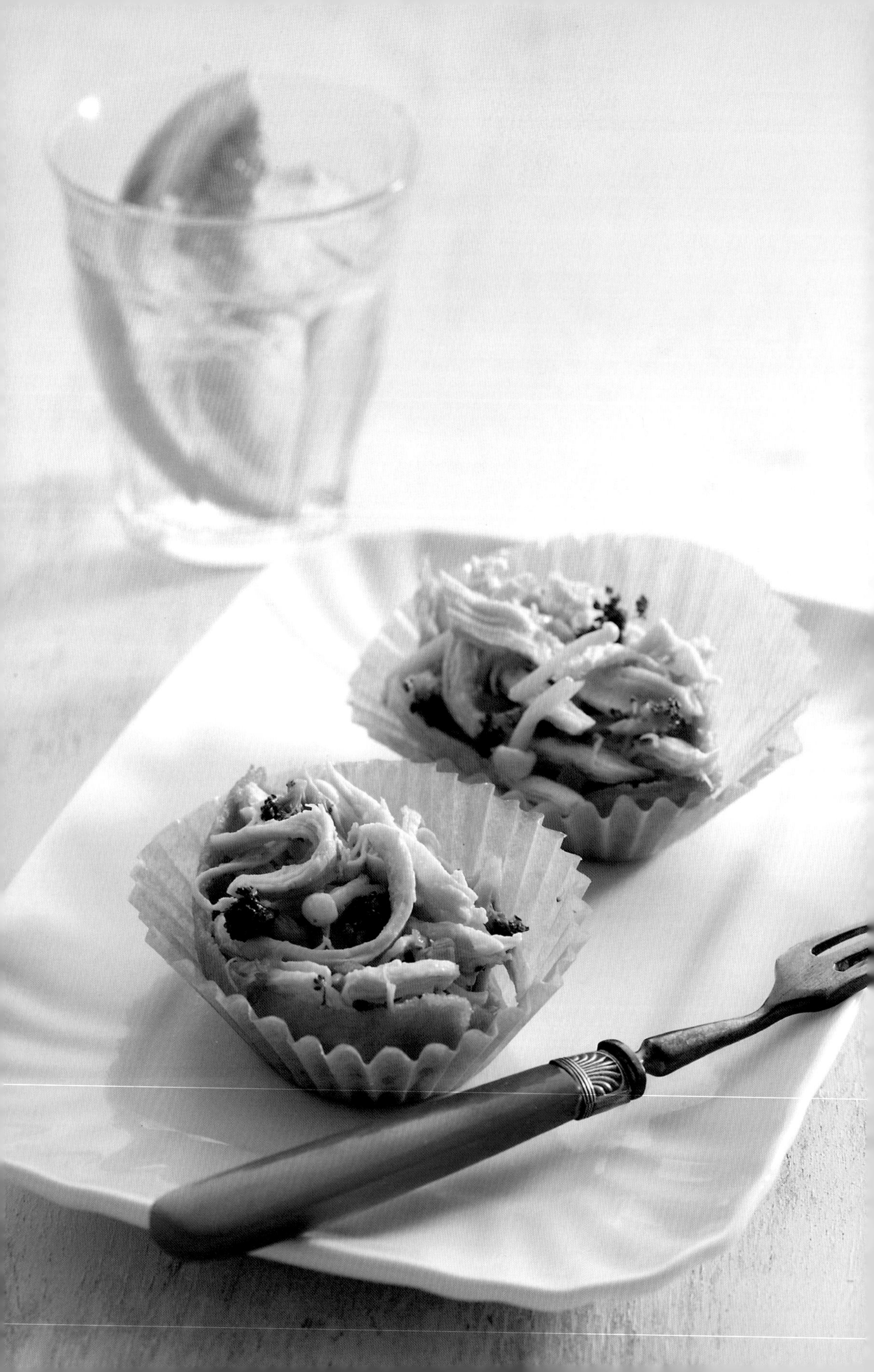

低脂鸡肉豆包饭

减肥时，可多吃**鸡胸肉**等富含蛋白质的瘦肉，可促进胸肌发展，有丰胸作用，不愧是鸡“胸”肉啦！

我喜欢在晚上去超市添购食材，因为会碰到大特价。这道料理的诞生，是因为我在促销时买了鸡胸肉、金针菇、胡萝卜、葱、西蓝花、油豆腐。我想着“该煮什么好呢？”苦思后，决定将所有食材放进油豆腐里，结果，超级好吃！

材料 鸡胸肉100克，金针菇半包，胡萝卜1/3根，葱1/2根，油豆腐7块，西蓝花适量

做法 ❶ 鸡胸肉煮熟后，撕成丝备用。❷ 将金针菇、胡萝卜、葱、西蓝花皆切成细丝后备用。❸ 将鸡胸肉丝和②的蔬菜丝一起下锅拌炒。❹ 油豆腐氽烫后挖空中心，将③的所有食材填入，即可食用。

只要用力揉捏鸡胸肉，便能很容易地将肉撕碎。油豆腐是豆腐油炸后制成的，用滚水氽烫后去油，便能降低热量。

+自制健康鸡胸肉火腿

与市面上贩售的鸡胸肉火腿一样，食用前要解冻或在平底锅上微煎后享用。完成后，需密封并放冰箱冷藏，可保存5天。

材料 鸡胸肉1千克，梅子醋6大匙，迷迭香2大匙，柠檬汁3大匙（可用葡萄柚、柳橙、橘子等爽口的果汁代替），海盐、胡椒粉少许，水适量

做法 ❶ 将梅子醋、柠檬汁、迷迭香、海盐、胡椒粉和鸡胸肉一起拌匀。❷ 将①的所有食材，装进密封容器中腌渍一天。❸ 将腌好的鸡胸肉从罐中取出，并去除水分。❹ 将水倒入汤锅内，煮沸后关火备用。❺ 将鸡胸肉放入煮沸的水中，盖上锅盖，放7小时使其闷熟即完成。

抗氧蓝莓意大利面

以前总是苦恼“该怎么煮才能吃得更多？”现在烦恼的却是“该怎么煮，才能吃得更营养？”下厨也是一种享受。如果想来点浪漫料理，我极力推荐这道看似冲突却很美味的意大利面。

材料 蓝莓2大匙，豆浆1杯，洋葱1／3个，意大利面50克，蒜3瓣，低脂奶酪1片，帕玛森奶酪粉1大匙，橄榄油少许

做法 ❶ 将意大利面放入沸水中煮熟后取出，沥干备用。❷ 将洋葱切丝；蒜切片备用。❸ 将豆浆和蓝莓放入搅拌机中，打碎成泥状。❹ 先将橄榄油倒入锅中，再加入蒜片、洋葱丝一起拌炒。❺ 将③倒入锅中一同熬煮，注意烹煮时间不宜过长。❻ 将煮好的⑤放在煮熟的意大利面上，洒上一些奶酪后拌匀，即可食用。

＊帕玛森奶酪的热量很高，不可吃太多；不过其钙含量很高，可适量食用，有效预防骨质疏松症。

在煮意大利面的沸水中加入少许盐，可增添面的口感与风味；最佳的黄金比例是1升水加1大匙盐。

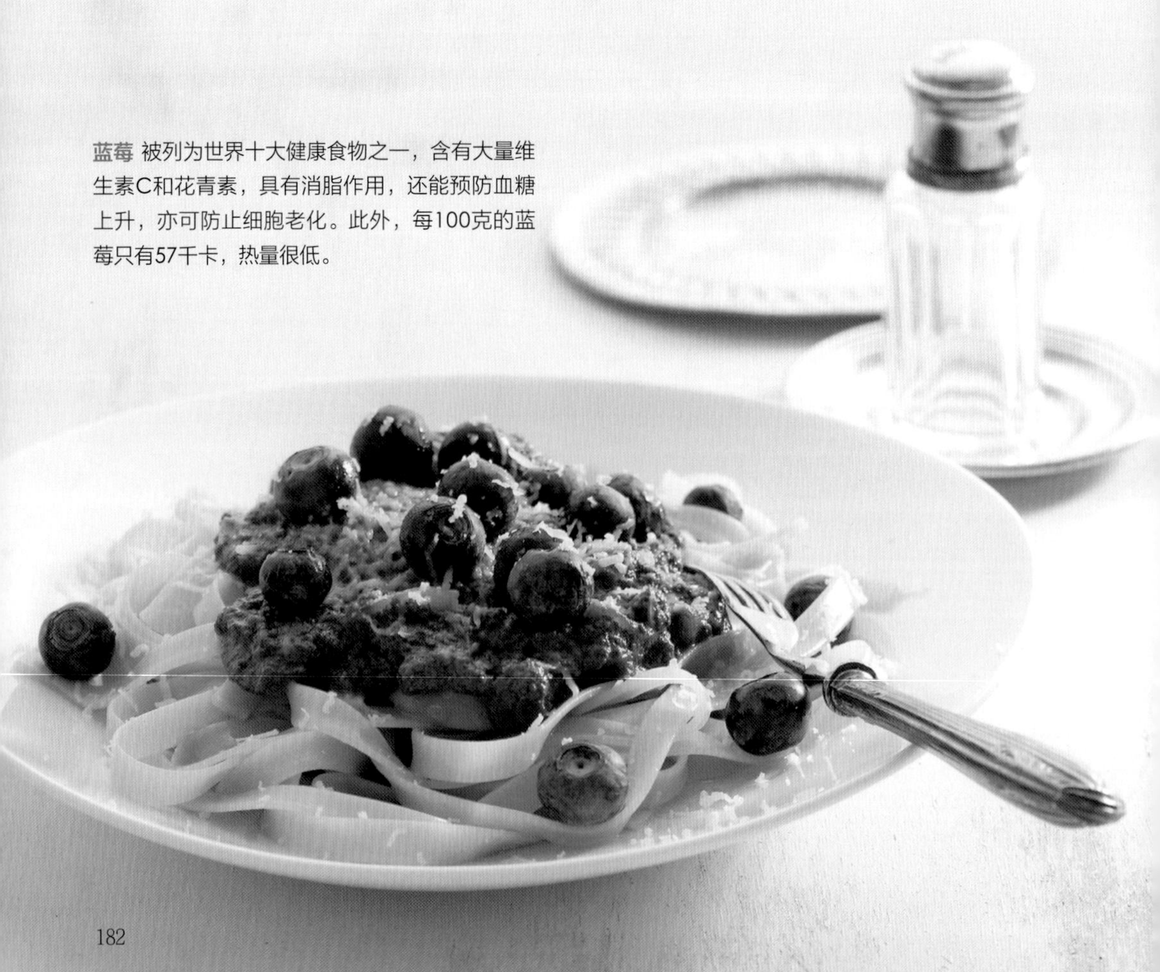

蓝莓 被列为世界十大健康食物之一，含有大量维生素C和花青素，具有消脂作用，还能预防血糖上升，亦可防止细胞老化。此外，每100克的蓝莓只有57千卡，热量很低。

牛奶 丰富的钙和维生素B_2，能强健骨骼及牙齿，并能抑制体内的脂肪累积，有助于减肥。此外，内含的胶原蛋白能帮助肌肤恢复弹力，具有美白功效。

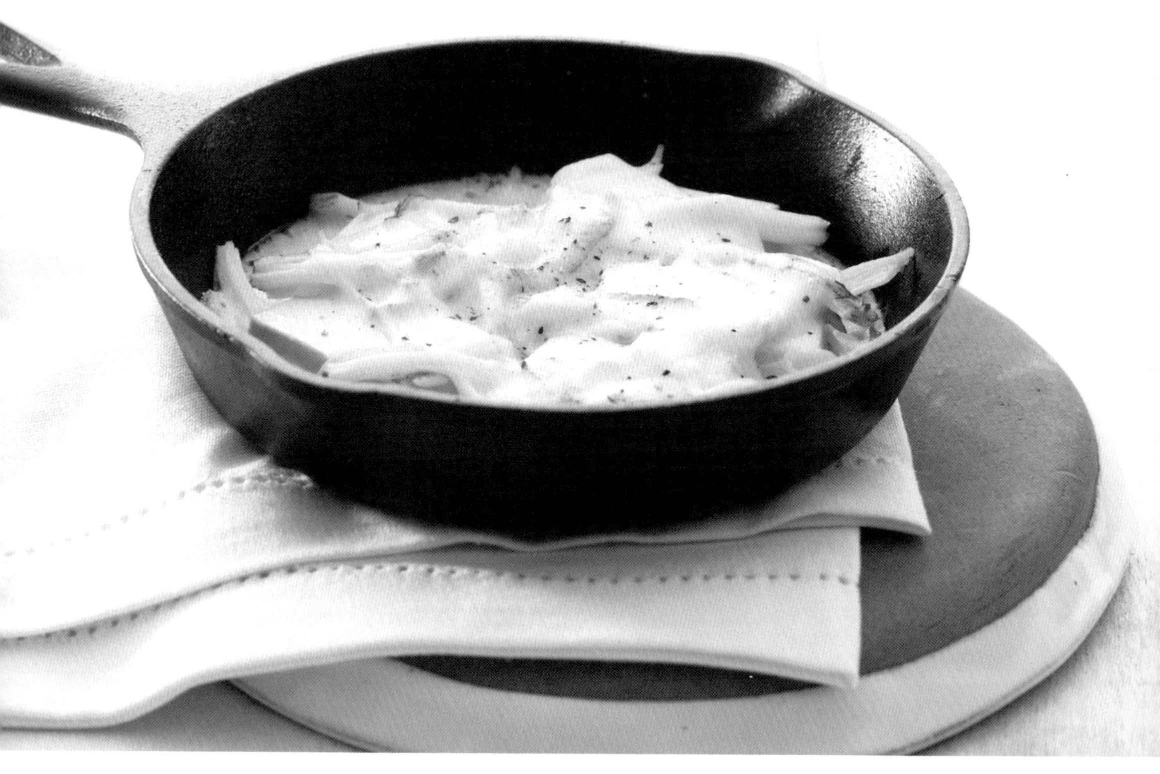

低脂蟹肉豆腐排

蟹肉本身就带有海鲜的咸味，因此，不需另外调味。

我和好友们喜欢在13号的星期五聚首，于是有了“黑色星期五”聚会。尽管我们的职业、性格与长相不同，却有一个共同点，就是“减肥”。只要有人搬家，我们就会煮这道奢侈料理。虽然吃的是低卡餐，却不停喝酒，真是矛盾啊！莫非这是黑色星期五的诅咒？

材料 豆腐1／2块，低脂牛奶200毫升，低脂奶酪1片，蟹肉1条，胡椒粉少许

做法 ❶ 豆腐去除水分，放入锅中煎至表面呈金黄色。❷ 将牛奶倒进汤锅中熬煮；煮开后，再放入低脂奶酪，并用小火熬煮。❸ 待奶酪融化后，将蟹肉撕碎放入锅中。❹ 将煎好的豆腐放入锅中，稍微滚煮一下，撒上胡椒粉后即可食用。

凉拌鸡肉海瓜子

当妈妈说："瘦身女孩的妈妈们也要很苗条，所以我也要减肥！"我以为她只是随便说说，没想到真的做到了。因此，妈妈特别拜托我做一道料理，来慰劳她减肥的辛苦。为此，我精心准备这道瘦身料理，但妈妈却在我下厨时，抢着跟我做，或许，就算我变成70岁的老奶奶，在妈妈眼里也是需要照顾的小宝宝吧。

芥末酱材料 芥末粉1／2大匙，温水4大匙，醋1大匙，梅子醋1大匙，蜂蜜1小匙

材料 鸡胸肉、海瓜子各100克，小黄瓜、胡萝卜各1／3根

做法 ❶ 将鸡胸肉烫熟后，撕成方便入口的大小备用。❷ 将小黄瓜和胡萝卜切成细丝备用。❸ 将海瓜子浸泡于水中吐沙，再放入滚水中煮开，去壳将肉取出备用。❹ 将鸡胸肉、海瓜子肉、小黄瓜丝和胡萝卜丝盛入盘中，倒入自制芥末酱拌匀后，即可食用。

料理时可加入少许绿茶粉，消除海鲜的腥味。此外，若将芥末酱放入瓶中发酵20分钟，口味会更辛辣。芥末酱除了搭配海瓜子外，也可配蛤蛎或淡菜等其他贝类海鲜。

海瓜子 的热量和脂肪含量低，是减肥圣品，并含有大量的铁，可预防贫血。

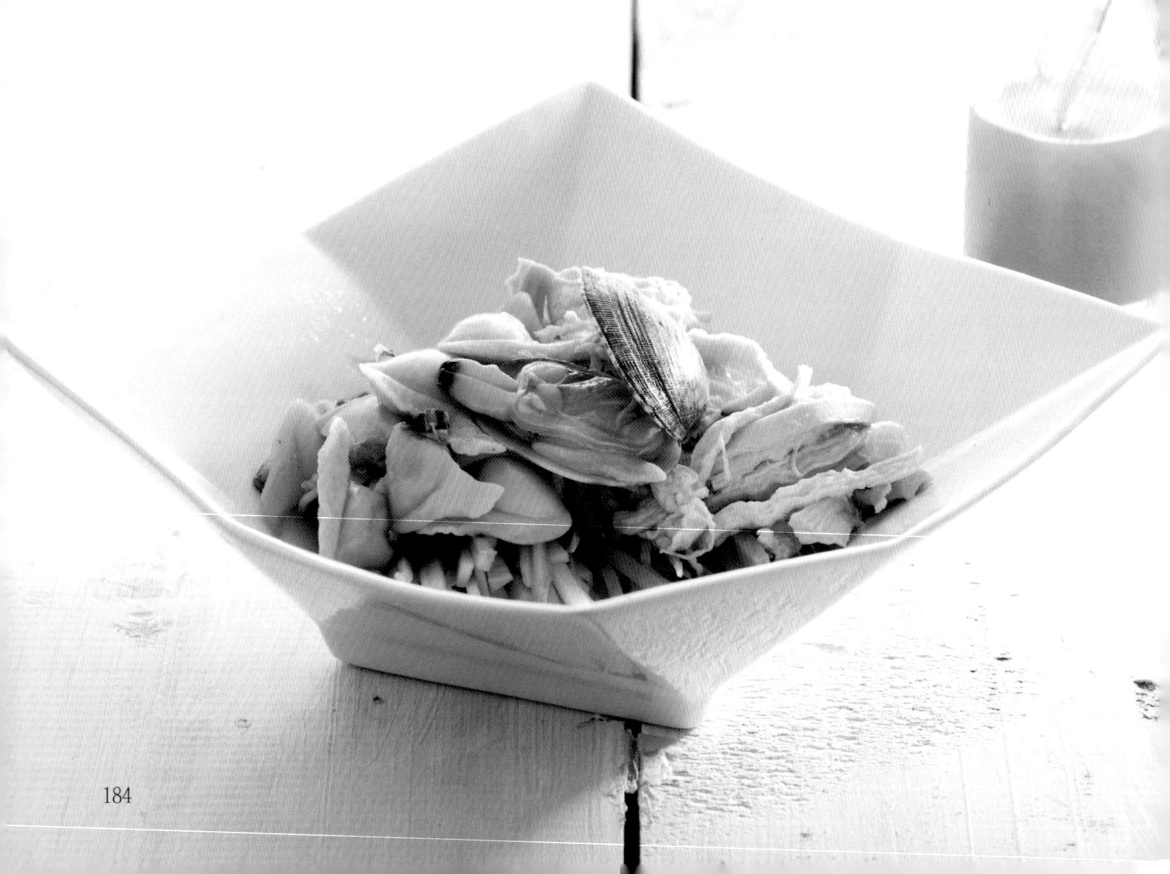

红薯 含丰富的β-胡萝卜素、叶酸、钙及膳食纤维，能促进肠胃蠕动，消除便秘；红薯甜味十足，适合减肥者在嘴馋时食用。

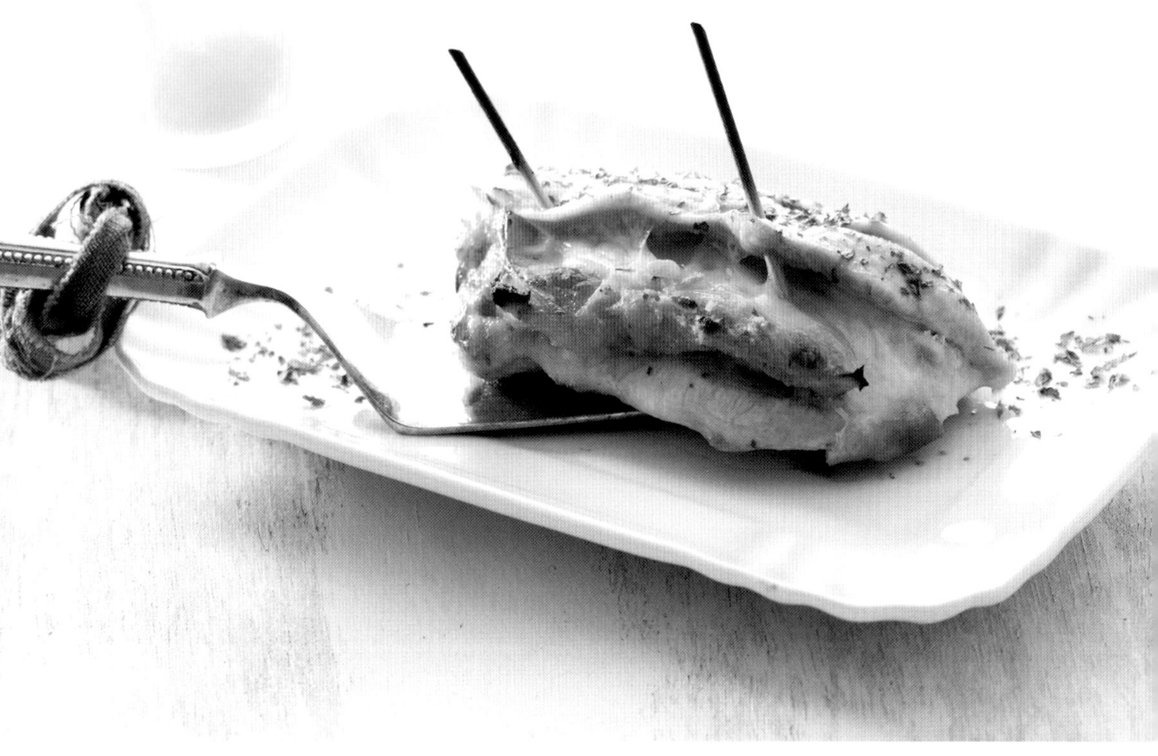

美肠奶酪红薯饼

可加入些许咖喱粉，烹调成咖喱风味，也相当美味。

担心奶酪搭配红薯太油腻、热量太高吗？别忘了，健康料理就不需担心发胖。

材料 鸡胸肉100克，红薯50克，低脂奶酪1片，香草粉少许

做法 ❶ 在鸡胸肉上切数刀花纹后，撒上香草粉，腌渍约15分钟。❷ 红薯蒸熟后，捣碎成泥状。❸ 将①的鸡胸肉切成两半后摊开，放上低脂奶酪和红薯泥；再盖上另一片鸡胸肉，用竹签固定。❹ 将鸡胸肉放入200度的烤箱（也可用微波炉代替）中，烤约15分钟后，取出食用。

韩式辣炒鸡排

原本身上有一层厚厚脂肪的我，很少觉得冬天寒冷；没想到瘦下来后，变得非常怕冷。因此，冬天时朋友的邀约我都会找借口推辞，因为实在是太冷了。某次，我对邀约去春川旅行的朋友们撒谎，说生病无法出门，可是不知道怎么回事，他们竟看穿了我的谎言，跑来我家说“不想去春川，那就做辣炒鸡排赔罪吧！”哎呀，我真命苦啊！

辣酱材料 低盐酱油1小匙，辣椒粉1小匙，蒜末1小匙，味醂1／2小匙，梅子醋1小匙
材料 鸡里脊肉100克，红薯1个，洋葱1／2个

做法 ❶ 将鸡里脊肉切成方便入口的大小备用。❷ 将红薯和洋葱切成块状备用。❸ 将辣酱的材料放入碗中，充分拌匀后，放入①和②腌15分钟。❹ 将③下锅拌炒至熟，食材皆均匀上色后即可食用。

建议将鸡肉和红薯先稍微汆烫再下锅，可减少脂肪吸收率，也可以缩短拌炒的时间。

鸡里脊肉 是几乎零脂肪、高蛋白质、低热量的食物，但也正因如此，肉很容易就变干、变柴，影响口感，要特别注意。

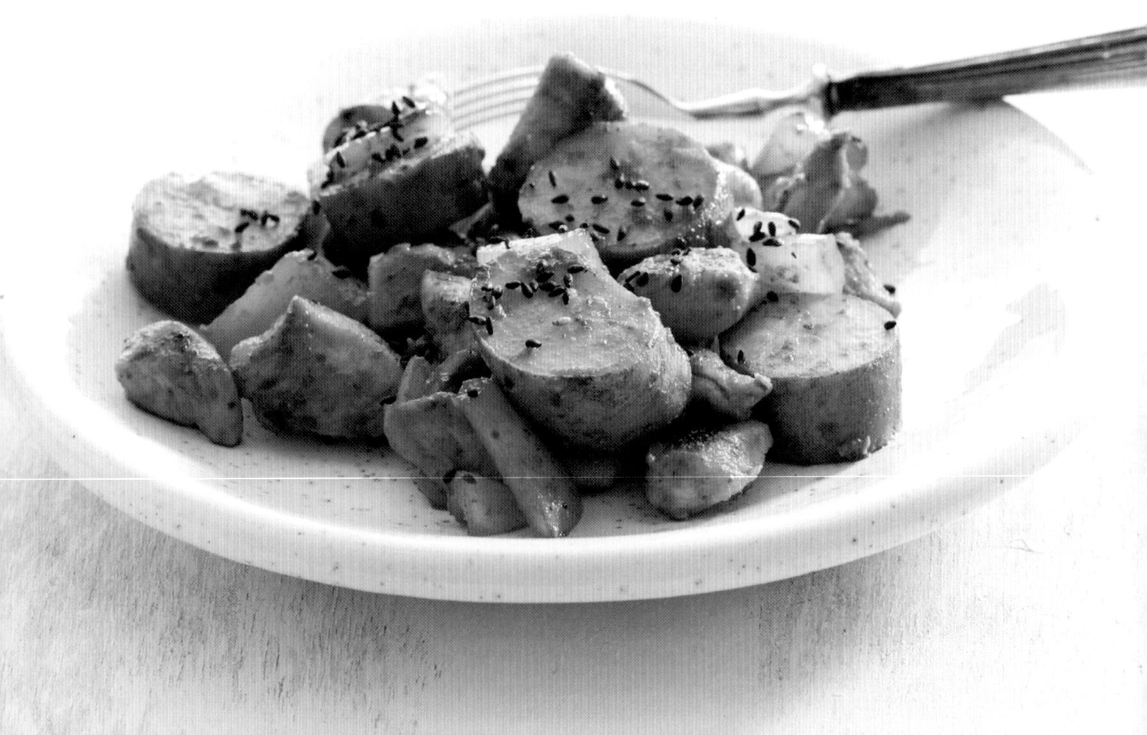

虽然糙米饭与米饭的热量差不多，营养价值却相差数倍。糙米外层的米糠含有大量碳水化合物、脂肪、蛋白质和矿物质，能降低胆固醇，预防疾病；此外，其所含的膳食纤维和维生素B_1，亦能调节血糖的上升速度，增加饱足感，预防腹部肥胖。

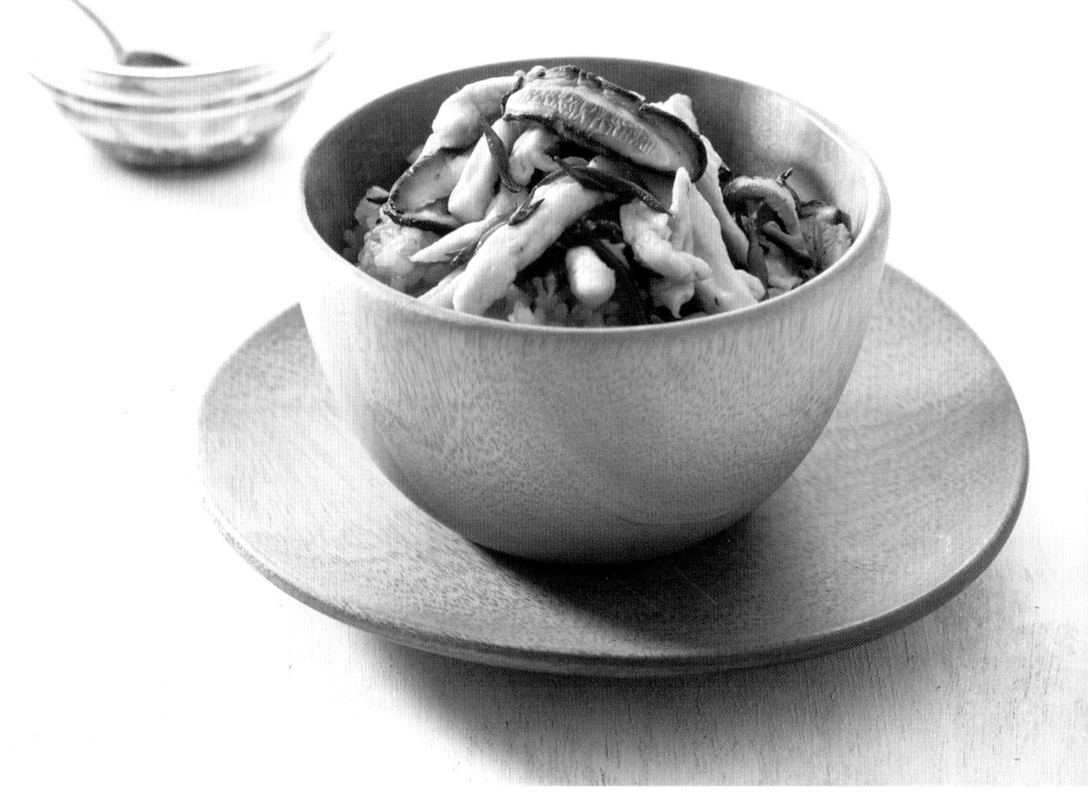

低糖鸡肉香菇盖饭

虽然用压力锅蒸糙米，时间较短，但会使营养流失，建议用一般电饭锅蒸煮较好。

顺从自己的心情做菜，才能开心地做完，再高兴地吃下去。哈哈～这道菜是我习惯做的料理之一。至于如何避免热量过高，只要将家里的冰箱填满健康食材，就不用担心发胖了。大家一起和健康食材当好朋友吧！

腌酱材料 低盐酱油1大匙，芝麻少许，香油1小匙

材料 糙米饭1／2碗，羊栖菜50克，鸡胸肉100克，香菇2朵，青辣椒1／2根

做法 ❶ 将羊栖菜洗净后沥干水分，再切成适当大小备用。❷ 将鸡胸肉切细丝；香菇切片备用。❸ 将羊栖菜、鸡胸肉丝、香菇片下锅拌炒至熟。❹ 将青辣椒剁碎后，放入腌酱材料中混合拌匀。❺ 将③盖在糙米饭上，再拌入混有辣椒的腌酱后即可食用。

菠萝酸奶烤鸡

不能吃夜宵时，就只能看电视过干瘾！某天晚上看到电视台举办“外卖炸鸡”大评比，并亲自到店家直播颁奖实况。第一名是花椒炸鸡，第二名是米糕炸鸡，第三名则是酸奶柠檬炸鸡。其中，我最好奇的就是“酸奶柠檬炸鸡”，到底是什么味道呢？于是，隔天起床后，我抱着实验的心态做了这道料理，并加上咖喱粉，意外的超级好吃！

材料 鸡胸肉150克，菠萝40克，洋葱1／8个，原味酸奶50克，咖喱粉1大匙，蒜末1／2大匙，海盐、胡椒粉少许

做法 ❶ 在鸡胸肉上切数刀花纹，再撒上海盐和胡椒粉，腌20分钟。❷ 将菠萝和洋葱切成大块备用。❸ 将原味酸奶、咖喱粉和蒜末充分混匀后备用。❹ 将③淋到腌好的鸡胸肉上，再放进微波炉加热5分钟，即可食用。

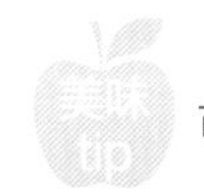

可用苹果或甜椒取代菠萝，也很对味。

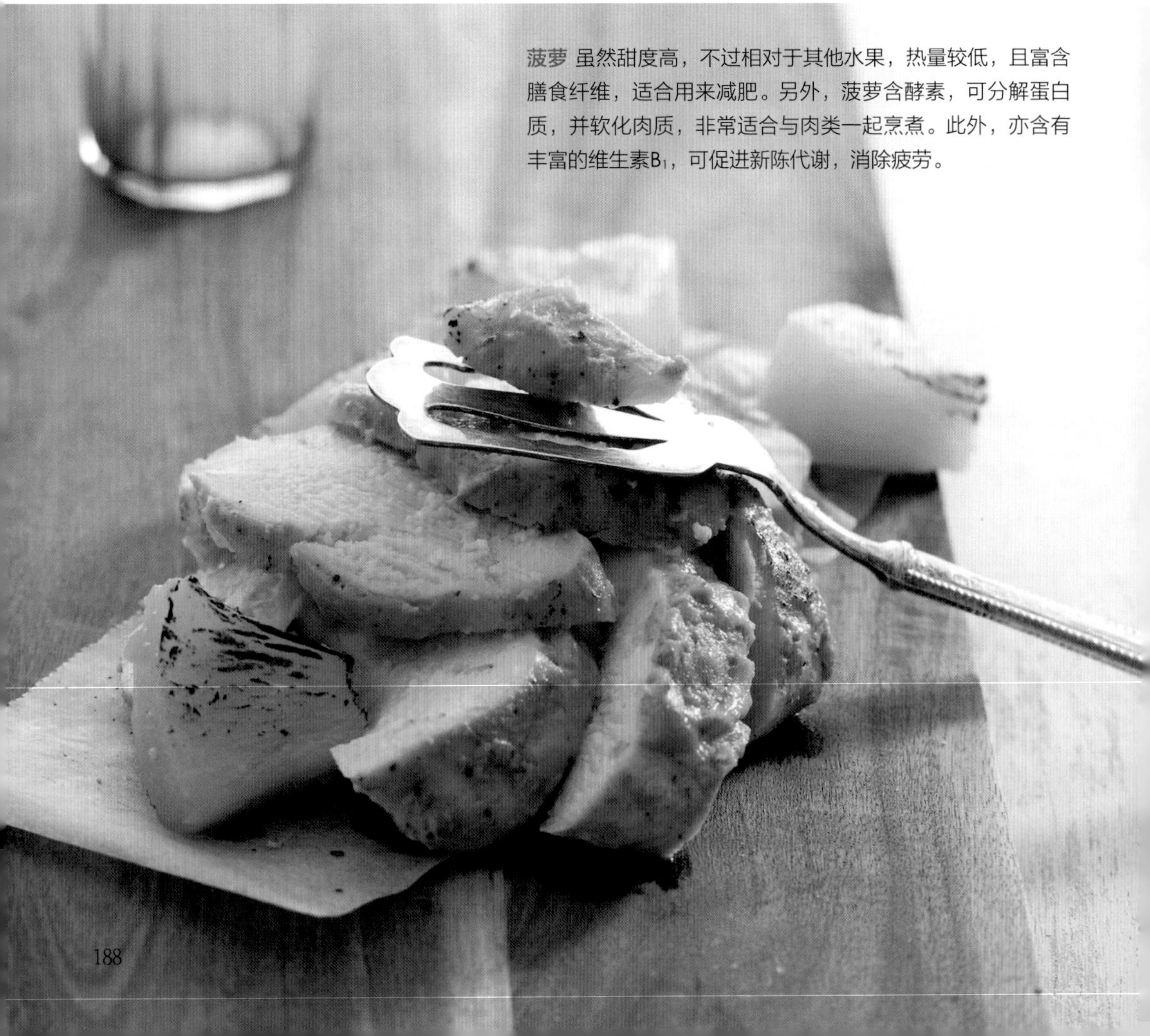

菠萝 虽然甜度高，不过相对于其他水果，热量较低，且富含膳食纤维，适合用来减肥。另外，菠萝含酵素，可分解蛋白质，并软化肉质，非常适合与肉类一起烹煮。此外，亦含有丰富的维生素B_1，可促进新陈代谢，消除疲劳。

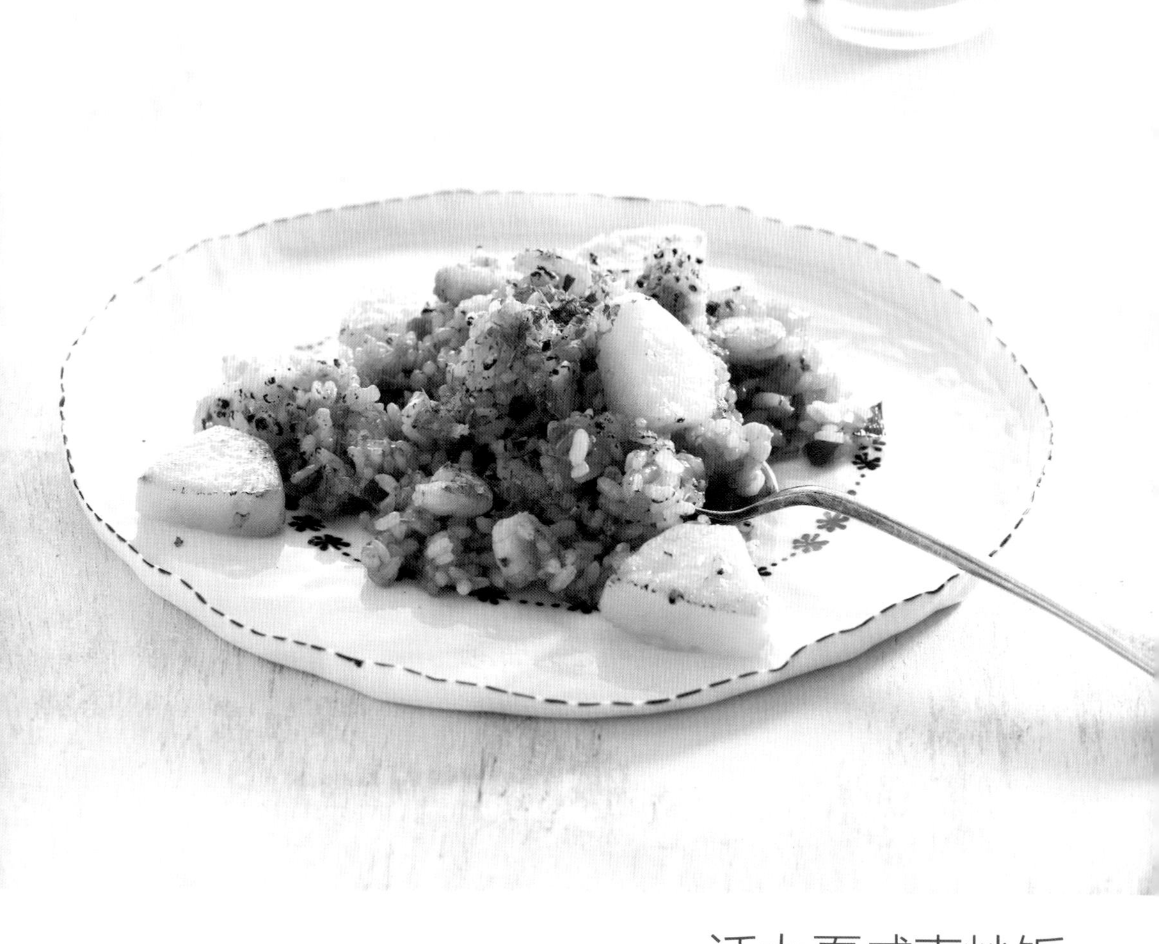

活力夏威夷炒饭

美味的关键就是边压边炒，让菠萝汁流出并包裹在米饭上；此外，调味料不需要下太多，才能尝到菠萝最原始的清甜滋味。

我不但是音痴，身体的韵律感也很不协调。可是，某天却突然迷上尤克里里。于是，我上网搜寻尤克里里的相关讯息，发现它源自葡萄牙，流行于波利尼西亚，且经常在夏威夷音乐上使用，看着这些资讯，我突然好想吃夏威夷炒饭哦！果真“吃”对我来说，比较有吸引力。

材料 糙米饭100克，菠萝30克，虾6只，土豆1／4个，洋葱1／4个，红甜椒、青椒少许，蚝油1小匙

做法 ❶ 将菠萝切成大块；土豆、红甜椒、青椒和洋葱则切成小块备用。❷ 将菠萝块下锅拌炒，炒至快出汁并软烂后，再将菠萝取出备用。❸ 利用原本的锅子，将土豆块、红甜椒块、虾、青椒块和蚝油一起下锅拌炒。❹ 再将糙米饭和炒好的菠萝块放入③中，充分炒熟拌匀后，即可食用。

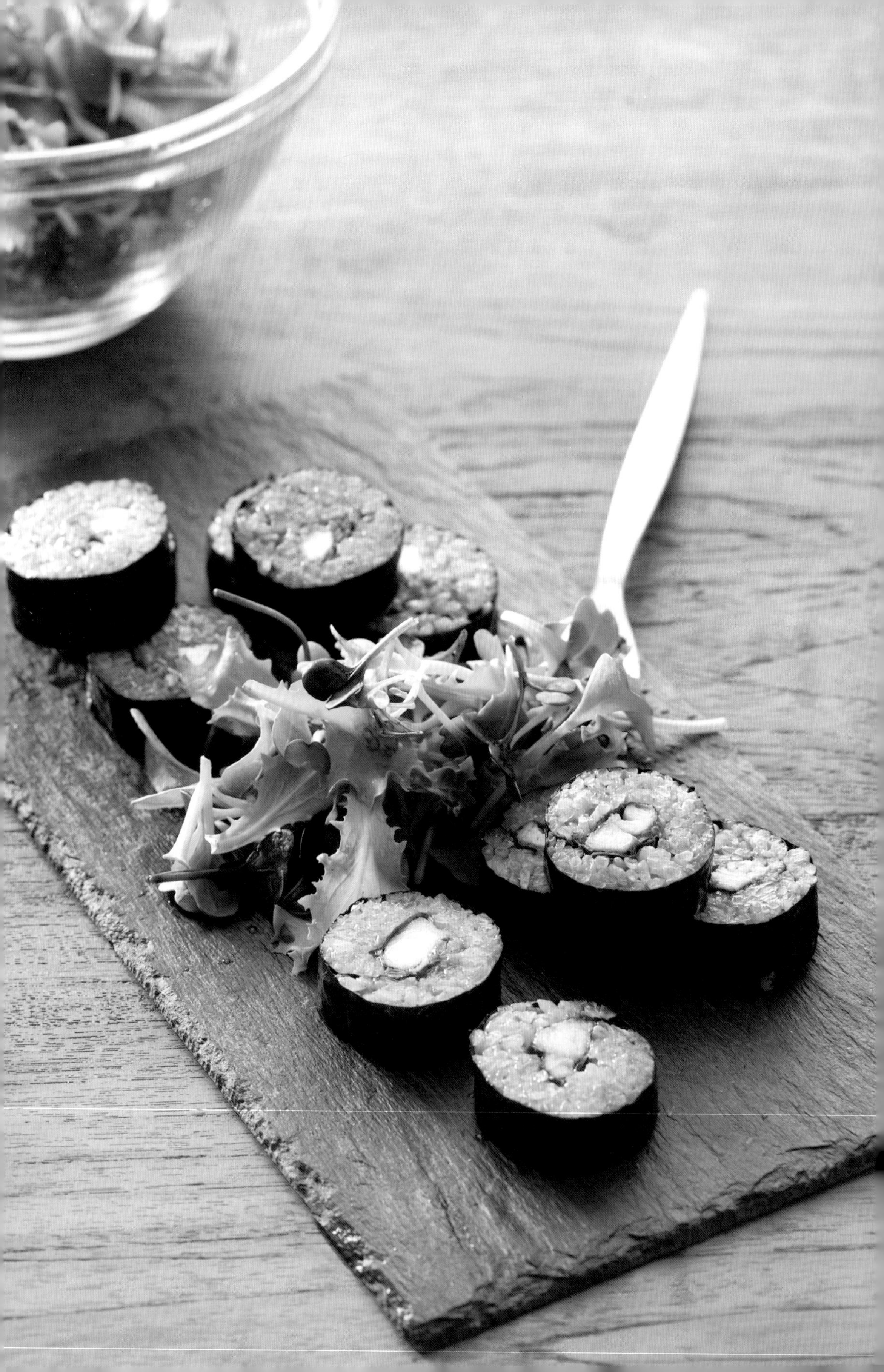

韩式鲭鱼美肌饭卷

鲭鱼 是青背鱼的代表，富含ω-3不饱和脂肪酸，可分解并排出脂肪，帮助改善肌肤。

《万国游览记》是我最喜欢的冒险类节目了！有一次介绍“长棍面包夹烤鲭鱼和蔬菜”，是土耳其的美食，看起来相当诡异，但他们却说好吃极了，真的吗？那我也要挑战看看！于是我用两种很难被联想在一起的食材，做成紫菜饭卷。

材料 糙米饭100克，海苔1张，鲭鱼1／4条，豆瓣酱适量，清曲酱粉1／2大匙（可至韩式食材专卖店购买），芝麻叶2片

做法 ❶ 将鲭鱼切片，放入烤箱，烘烤至表面略带焦黄色。❷ 将清曲酱粉放入豆瓣酱中，充分搅拌均匀。❸ 将海苔小火烤至酥脆。❹ 将烤过的海苔铺在寿司竹帘上，依序铺上糙米饭→芝麻叶→鲭鱼片→②后卷起，再切成适合入口的大小，即可食用。

建议可事先将鲭鱼片烤好备用，如果担心鱼腥味太重，可将鲭鱼清洗干净，再淋上生姜汁、梅子醋或清酒，亦可用没气的啤酒浸泡10分钟，就能消除鱼腥味。

韩式清曲美肠饭卷

一克的清曲酱约含有十亿个乳酸菌，能抑制肠道内的坏菌，帮助营养吸收，达到改善便秘的功效。相较于韩式味噌酱，清曲酱的钠含量低，较益于健康与减肥。

尚恩是小我四岁的好朋友，我们经常一起出去闲晃。某天我们在东大门逛了一整天后，肚子超级饿时，尚恩从包包中拿出便当盒，她称那道料理为“便秘紫菜饭卷”，这名字实在有点尴尬啊！不过，回到家后我的肚子真的好顺畅哦。

材料 糙米饭100克，海苔1张，清曲酱2大匙，韭菜少许，豆腐1／4块，栉瓜1／6根，香油1小匙，芝麻1小匙，海盐少许

做法 ❶ 将香油和芝麻拌入刚煮熟的糙米饭中，放凉备用。❷ 将栉瓜切成方便入口的大小备用。❸ 将清曲酱和栉瓜块下锅拌炒，可依个人口味，酌量加入海盐调味。❹ 将豆腐的水分沥干，切成长条后，下锅煎至表面略带金黄色。❺ 将海苔用小火慢烤，使其酥脆。❻ 将①铺在海苔上，依序放①→栉瓜块→煎豆腐条→韭菜后卷起，再切成适合入口的大小，即可食用。

如果觉得清曲酱的味道太重，可加一些黄豆粉中和味道。

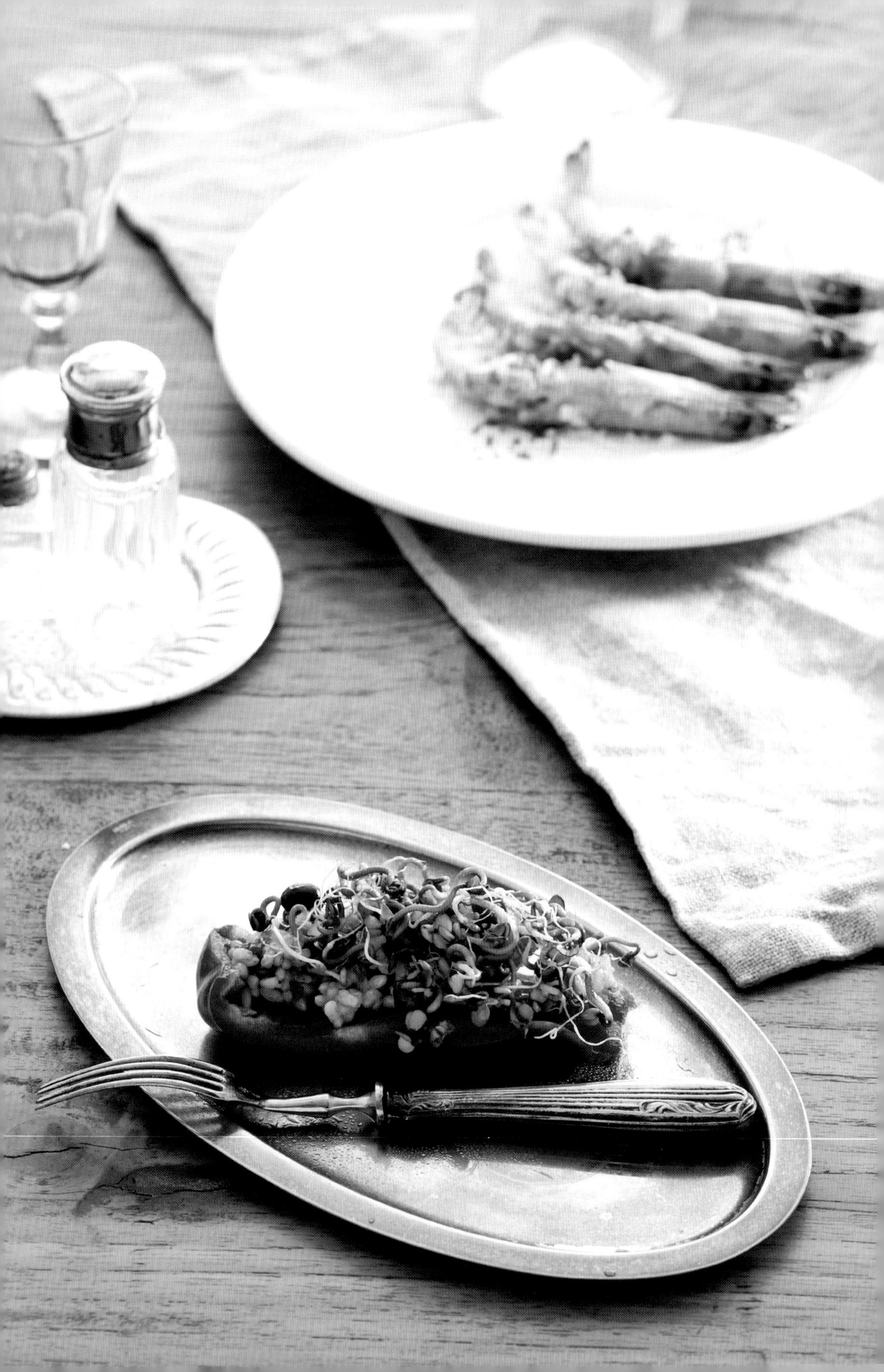

高钙清蒸蒜头虾

虾壳 和虾尾的钙含量丰富，建议一起食用。此外，虾煮熟时会转变成红色，是因为虾红素，而虾红素具有抗老功效，爱美的人不妨多吃。

以前我住在小阁楼，每逢下雨就会漏水，害我一到下雨天，心情就很差。尽管如此，却让我想起某道食物，那就是酥脆的炸虾，因为漏水的声音，就好像油炸声！不过我是用蒸的，因为油炸物真的是减肥大忌。

材料 虾6只，葱少许，蒜末2小匙

做法 ❶ 在虾的背上轻轻划一刀开背。❷ 将葱剁碎备用。❸ 将蒜末和葱末塞在虾开背的地方，蒸煮约3分钟，待虾变成红色后，即可食用。

加入一些姜汁，可提升海鲜的鲜甜味。

美白甜椒糙米饭

甜椒 依颜色的不同，所含的营养素略不同，不过共通点是，都含有β-胡萝卜素，有助维持肌肤弹性。此外，它的热量低，非常适合怕胖的人食用；与其他蔬菜相比，所含的维生素A、维生素C等营养成分更多，可抑制黑色素沉淀，具有美白抗斑的功效。

甜椒是我最喜爱的食材之一，色彩鲜艳，可兼顾视觉和味觉的双重要求。此外，甜椒的热量低，当夜宵吃也不会变胖，不论选哪种颜色，都能越吃越漂亮。

材料 黑豆30克，糙米100克，甜椒（可以依喜好选择红、黄、绿色的其中一种），苜蓿芽少许，香油1小匙，海盐、炒芝麻少许

做法 ❶ 将黑豆和糙米洗净泡软后，蒸煮成饭备用（也可加入约5克的紫米，增加口感）。❷ 将香油、海盐和炒芝麻均匀拌入①中。❸ 将甜椒对切并去籽备用。❹ 将②填入甜椒中，再摆上苜蓿芽，即可食用。

甜椒可以生吃，亦可用橄榄油拌炒后食用，或与鱼、肉类等具有油脂的食物一起摄取，提高身体的吸收率。

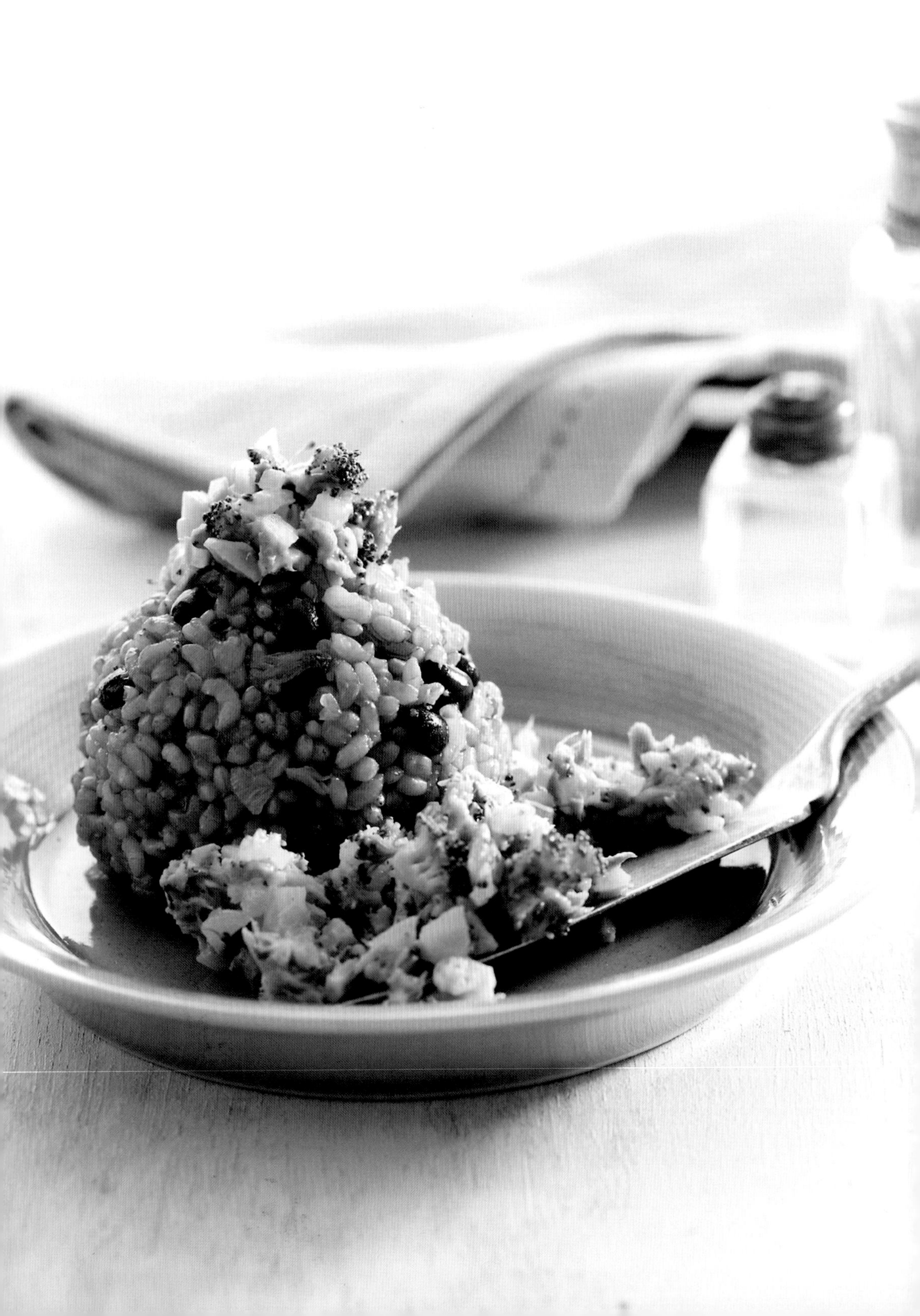

美肌黑豆金枪鱼饭团

金枪鱼 是低热量、低脂肪、高蛋白的优质鱼类，其富含DHA和EPA，能降低血液中的胆固醇，预防动脉硬化等疾病。此外，亦含有大量有益皮肤再生的硒，可防止细胞老化，添加弹性与光泽。

如果你问我：“喜欢吃什么？”我会回答：“都喜欢，无法选择。”食物当前，我总是优柔寡断。那是因为每道料理都很好吃！可是如果去便利店买饭团，我一定会选择金枪鱼蛋黄酱的口味。金枪鱼蛋黄酱饭团因为很受欢迎，常常会扑空买不到。为此，我决定研发在家也能做的健康饭团。

材料 糙米1碗，熟黑豆适量，金枪鱼30克，洋葱1／6个，西蓝花适量，豆腐蛋黄酱1小匙（做法见下方）

做法 ❶ 将事先煮好的糙米饭与黑豆混合，捏成圆球状备用。❷ 将洋葱和西蓝花切丁备用。❸ 将②和去除油分的金枪鱼下锅拌炒。❹ 将③拌入豆腐蛋黄酱中，再将它们填入捏好的糙米黑豆饭中，即可食用。

也可搭配烤过的海苔，增加口感；或切些辣椒放入，味道会更丰富。建议料理前，用棉布将金枪鱼包起，挤出油脂，或用滚水汆烫，降低热量。

+豆腐蛋黄酱

蛋黄酱是被减肥一族列为拒绝往来户的食材，因为它含有鸡蛋和色拉油等高热量的材料。因此，不妨试着用豆腐和橄榄油制作低卡的蛋黄酱吧！滋味毫不逊色哦！

材料 豆腐1／2块，橄榄油1／4杯，枫糖（也可以用蜂蜜取代）1大匙，巴萨米克醋1又1／2大匙，法式芥末酱1小匙

做法 ❶ 将豆腐的水分完全沥干备用。❷ 将所有材料放入搅拌机中，充分搅拌打碎后即完成。

降压栉瓜虾仁盖饭

某次，我梦到印象不错的男生夹了一块很大的栉瓜给我，我心想“为什么要给我栉瓜？”想着想着，我就醒了。原来是一场梦，或许是太想吃栉瓜了，所以我就在梦中送了一道栉瓜料理给自己。至于为何放虾，是因为刚睡醒时，就像一只煮熟的虾。

酱料材料 蒜末1／2小匙，芝麻1／2小匙，香油1／4小匙，海盐1／4小匙

材料 糙米饭1／2碗，栉瓜1／3根，虾2只，葱1／2根

做法 ❶ 将栉瓜对半切开，并将虾放在上面，蒸煮约10分钟；葱切成细末备用。❷ 将蒸好的虾和栉瓜切成厚片块状。❸ 葱末和酱料全部混合均匀备用。❹ 将②拌入③中，再摆到糙米饭上后即可食用。

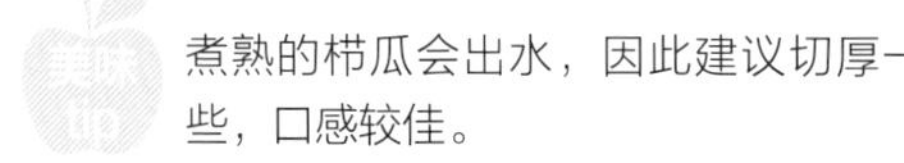

煮熟的栉瓜会出水，因此建议切厚一些，口感较佳。

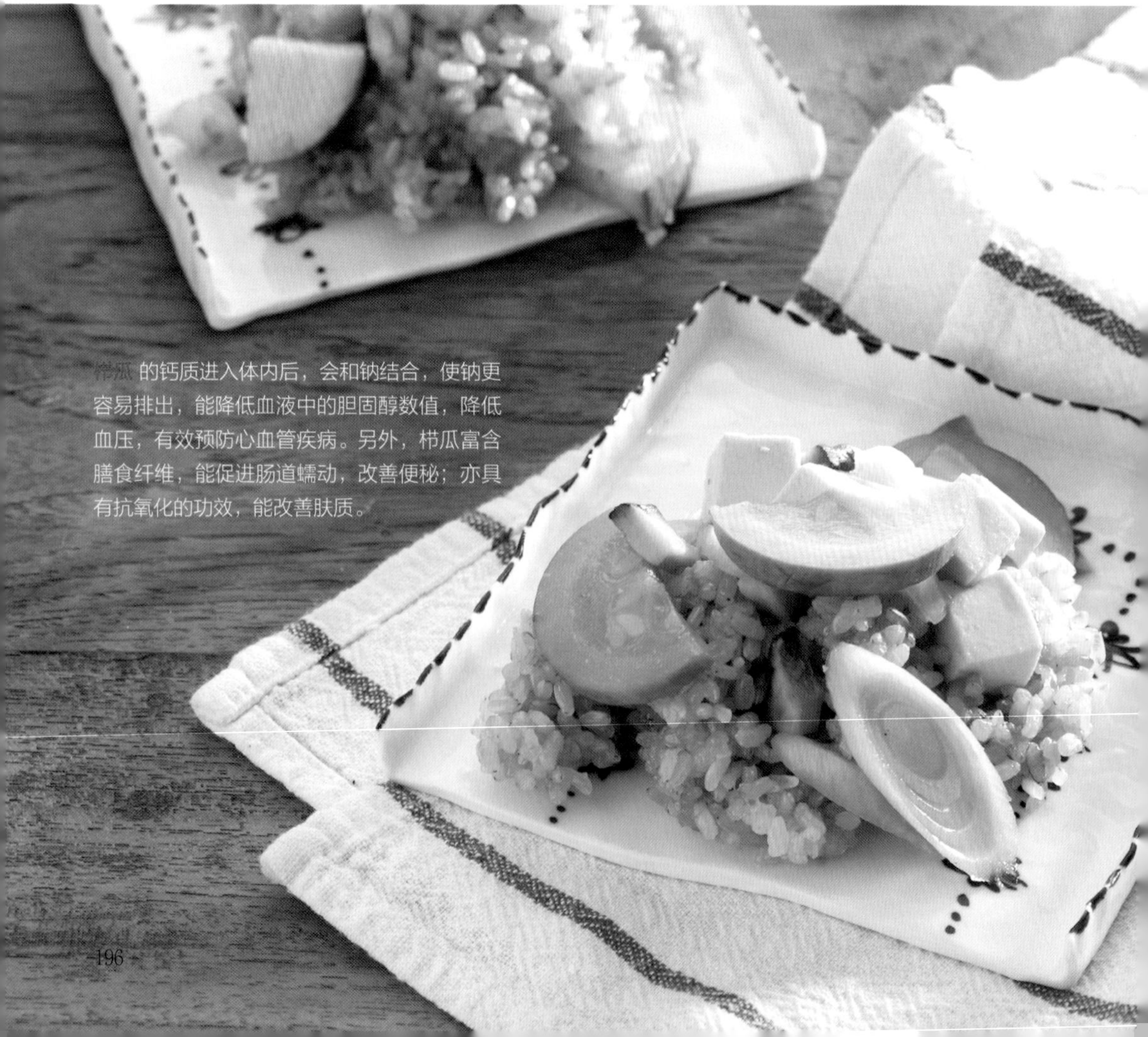

栉瓜的钙质进入体内后，会和钠结合，使钠更容易排出，能降低血液中的胆固醇数值，降低血压，有效预防心血管疾病。另外，栉瓜富含膳食纤维，能促进肠道蠕动，改善便秘；亦具有抗氧化的功效，能改善肤质。

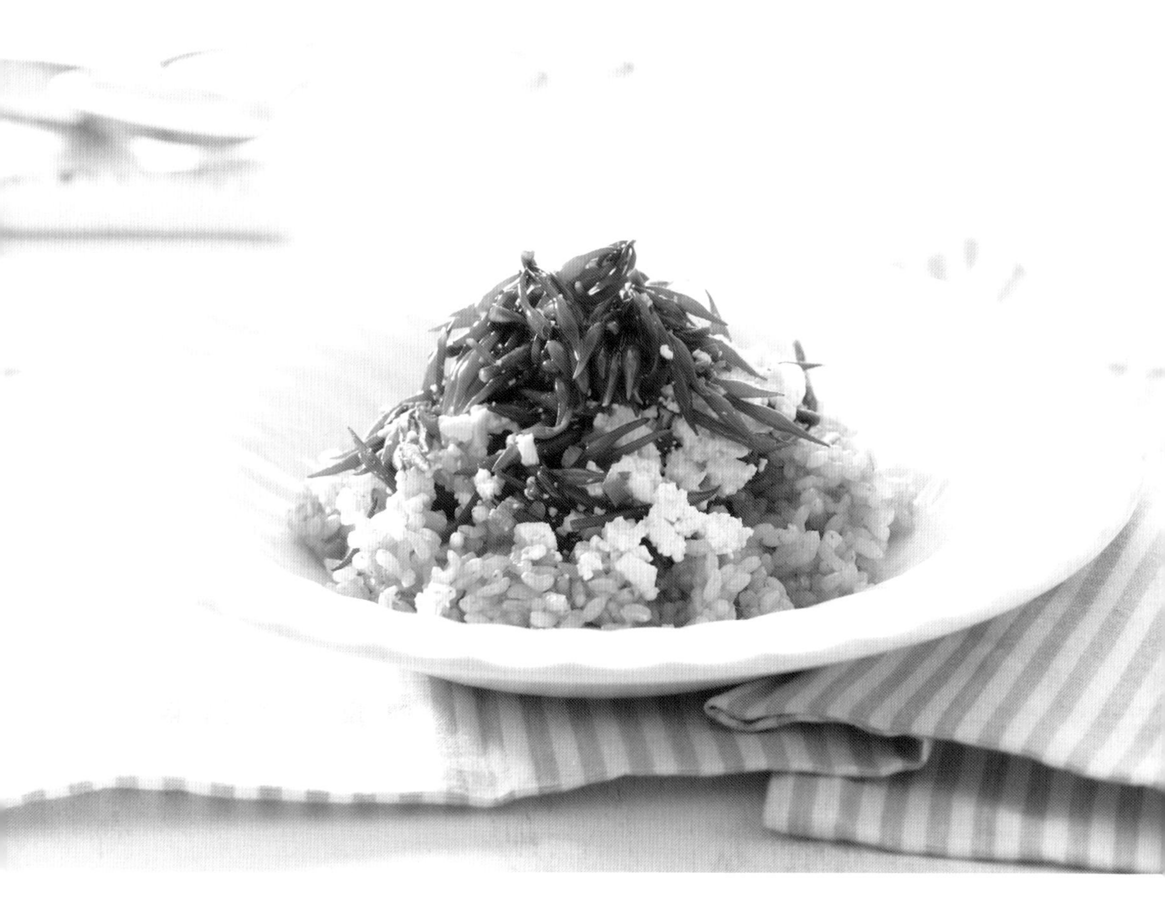

好气色羊栖菜盖饭

也可以用芝麻叶包着吃，味道更美味。此外，芝麻叶的铁是菠菜的两倍，含有丰富的维生素A和维生素C，爱美的人一定要常吃！

小时候，我从来不做家事，因为我很懒，以致我的指甲缝总有污垢。这话是什么意思？如果我勤劳地洗碗、打扫、洗衣服等，手也就会变得很干净。现在，将羊栖菜搓洗干净后再煮来吃，手上的污垢还有我体内不需要的脂肪和老废物质也都会跟着消失哦。

酱料材料 香油1小匙，蒜末1小匙，芝麻盐1／2小匙

材料 糙米饭1／3碗，豆腐1／2块，羊栖菜100克，小葱1根

做法 ❶ 将豆腐汆烫后捣碎成泥状；将小葱切成细末备用。❷ 将羊栖菜搓洗干净后，用滚水汆烫煮熟后取出，沥干水分备用。❸ 将酱料的所有材料混匀，再放入羊栖菜、小葱末和豆腐泥，搅拌均匀。❹ 将③放到糙米饭上即可享用。

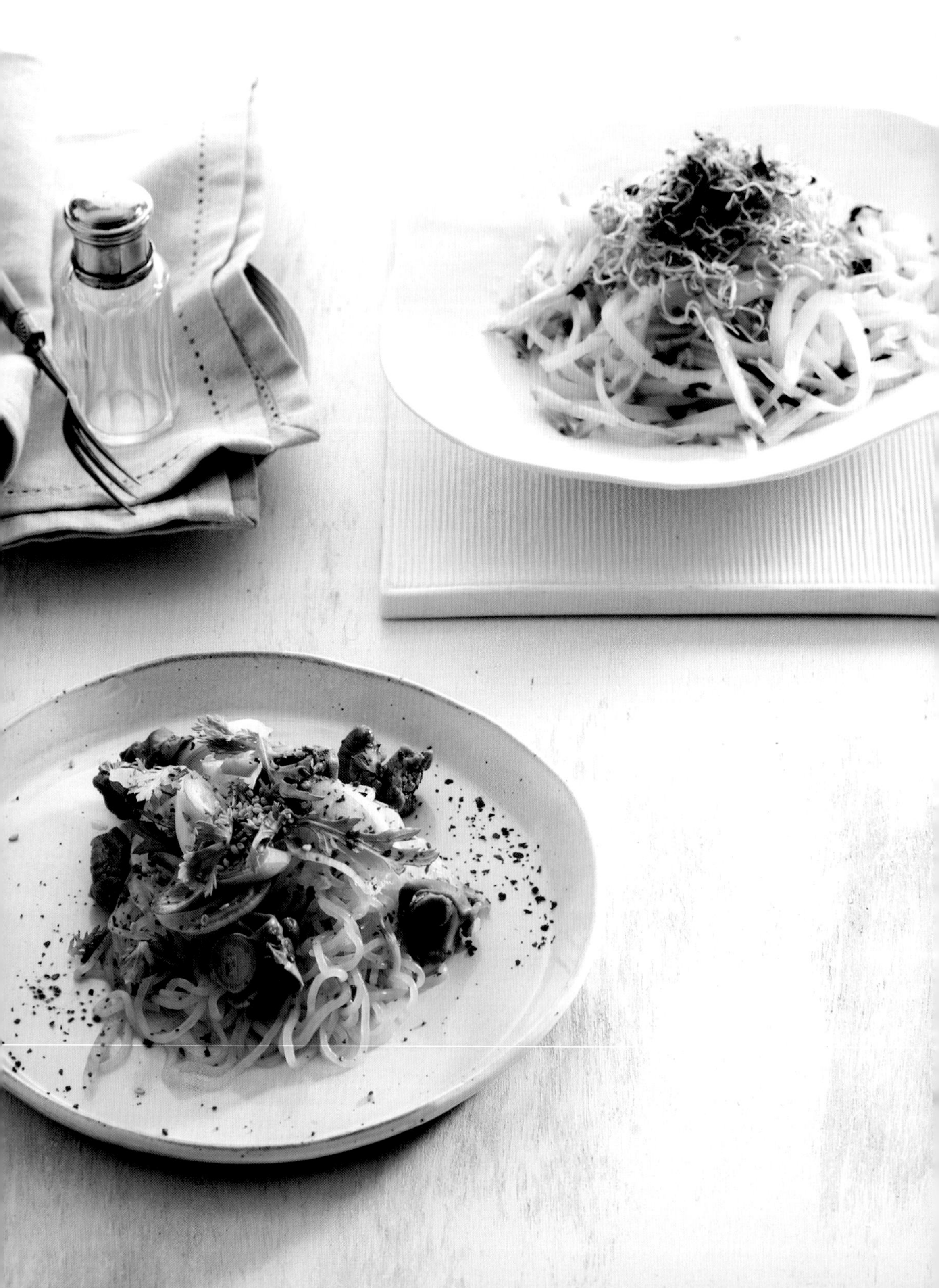

低卡绿豆凉粉面

绿豆凉粉 热量低，非常适合减肥。此外，绿豆具有消肿、抗氧化等效果，有益健康。不过，它属于凉性食物，下半身肥胖的人要避免大量食用。

某天一位朋友说，觉得全身笨重酸痛，拜托我提供一道可让身体恢复柔软度，且做法简单、又不会发胖的料理给他。就这样，我完成了朋友的指定菜单，这道绿豆凉粉拌面。朋友说："美珍，你真懂我的胃，真的！从今天起，我的理想型就是绿豆将军了。"

腌酱材料 低盐酱油1大匙，蒜末1小匙，葱末1小匙，梅子醋1小匙，香油1小匙，芝麻1小匙
材料 绿豆凉粉1／2块，小黄瓜1／4根，海苔1张

做法 ❶ 将绿豆凉粉切成细长条状，越接近面条的细度越好。❷ 将小黄瓜切成细丝；海苔撕碎或切成细丝备用。❸ 将①用沸水稍微氽烫，取出后再用冷水冲洗。❹ 将腌酱的材料全部混合均匀。❺ 将②、④及绿豆凉粉充分搅拌均匀后，即可食用。

可添加甜椒或胡萝卜等口感爽脆的蔬菜，增加绿豆凉粉软嫩的口感，会更美味。

凉拌螺肉蔬菜面

螺肉 是高蛋白、低脂肪的食物，此外，内含的牛磺酸可消除肌肉酸痛，具有缓解疲累、恢复体力等功效。

某天，我突然心血来潮，跑去海产市场逛逛，在那里看到活生生的螺。于是我就买了一些螺，变身为料理螺肉的"阿权师"，这道料理实在太好吃了！享用这道料理的陷阱就是，总让人小酌一杯，真糟。

酱料材料 醋1大匙，水2大匙，梅子醋1大匙，辣椒粉1大匙
材料 螺肉50克，蒟蒻丝100克，小黄瓜1／4根，茼蒿适量，洋葱1／6个，葱1／3根

做法 ❶ 将螺肉用沸水稍微氽烫；蒟蒻丝以清水煮熟备用。❷ 将小黄瓜切丝；茼蒿、洋葱和葱切成方便入口的大小备用。❸ 将洋葱和葱泡入冷水，以去除呛辣味。❹ 将酱料材料放入碗中搅拌均匀。❺ 将所有食材与④倒入碗中，拌匀后即可食用。

使用罐装螺肉时，必须先将水倒掉，再用热水浸泡约7分钟，可消除腥味。

权式快瘦炸酱面

闪着油亮光泽的炸酱面吃起来特别美味，但吃完后又会懊悔不已，因为它的热量超级高！这道权式炸酱面使用炸酱，取代含糖、用油炒过的甜面酱，（注：韩式炸酱面用的是甜面酱）大幅降低热量。减肥时，最适合吃它来转换心情了。

材料 猪前腿肉30克，洋葱1／3个，圆白菜适量，炸酱1大匙，水1杯，粉条20克，蒟蒻丝30克，土豆1／2个，清酒适量

做法 ❶ 将猪肉切成小块状，用清酒腌渍30分钟备用。❷ 将洋葱、圆白菜和土豆切成小块备用。❸ 将①下锅拌炒，待肉炒熟时，放入土豆块、洋葱块和圆白菜块拌炒。❹ 先将炸酱放入冷水中搅拌均匀后，再放入③的锅中，一起熬煮。❺ 分别将蒟蒻丝和粉条用沸水煮熟，取出后用冷水冲洗，使其更有弹性。❻ 将蒟蒻丝和粉条盛入盘中，再淋上煮好的④，即可食用。

可在汆烫蒟蒻丝的水中放入生姜，消除特有的气味。此外，如果将小黄瓜、莴苣、甜椒等蔬菜切丝，摆在上方享用，吃起来会更清脆。不过，蔬菜放太多时会出水，影响口感，必须拿捏好蔬菜分量。

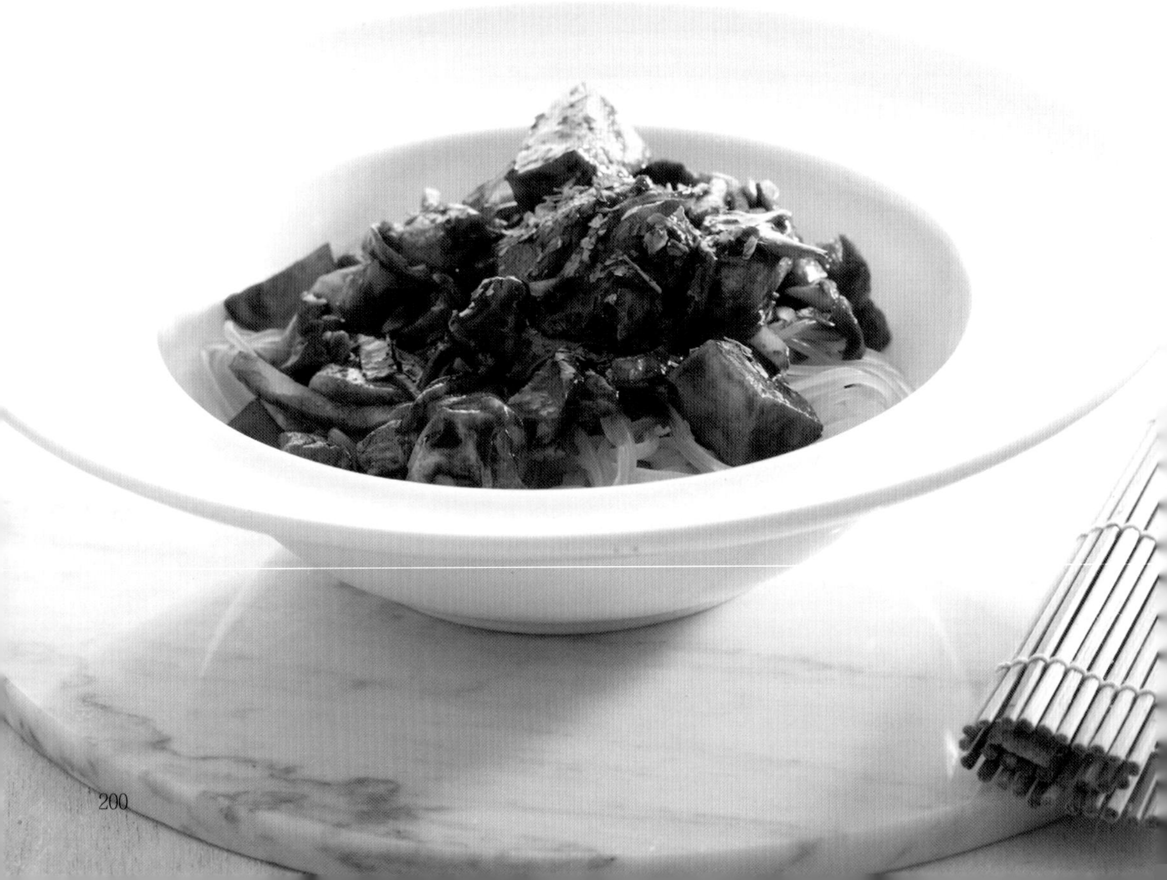

牛里脊肉 的脂肪比其他部位少许多，但风味十足，非常适合用来减肥；而牛肉富含必需氨基酸，是优良的蛋白质来源。但是，血液会因牛油而酸化，因此建议搭配香菇等含膳食纤维的食材，可预防血液中的胆固醇上升。

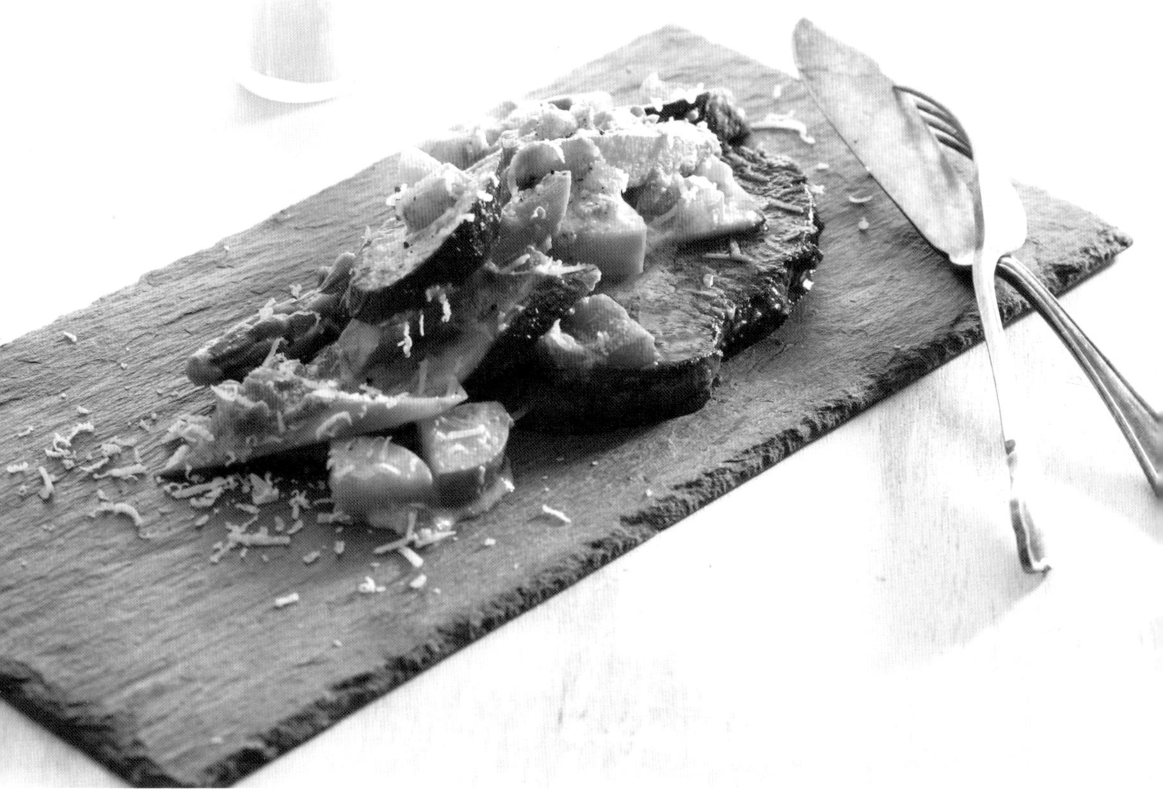

高蛋白豆浆牛排

可依个人口味，选择海盐或胡椒粉调味。

好怀念减肥全盛时期，妈妈每天为我特制的豆浆牛排，除了食物的香气，更装着妈妈满满的爱，随着妈妈的手传到我身上。如果以后我有小孩，也要像妈妈一样，准备这道充满母爱的料理，给我的孩子吃。

材料 牛里脊肉100克，杏鲍菇1／2个，蒜2瓣，栉瓜1／8根，茄子1／8个，甜椒和芦笋适量，橄榄油少许，洋葱末10克，番茄末20克，蒜末5克，豆浆100毫升，帕玛森奶酪粉1小匙

做法 ❶ 将栉瓜、茄子、甜椒、芦笋和杏鲍菇，切成方便入口的大小备用。❷ 依个人习惯，将牛排煎熟。❸ 将①放入锅中干煎，煎熟后取出备用。❹ 另起一锅，先倒入橄榄油，再放入洋葱末拌炒30秒，接着放入番茄末煮30秒，最后放入蒜末、豆浆和帕玛森奶酪粉炖煮。❺ 将④淋在③上，即可。

轻纤螺肉沙拉

减肥期间，有时真是痛苦的不得了！我试过唱歌、运动、大笑、大哭等，但我发现，直到亲自下厨后，心情才慢慢恢复平静。“饭”对身心而言，是最佳的补药，说得真好啊！

酱料材料 鱼露1大匙，柠檬汁2大匙，香菇末1大匙，香油1大匙，葡萄籽油1大匙

材料 螺肉150克，小黄瓜1／2根，综合生菜1份

做法 ❶ 先将螺肉汆烫至熟后取出，以冷水冲洗，再切成方便入口的大小备用。❷ 将小黄瓜切成块状；综合生菜洗净后，沥干水分备用。❸ 将酱料的材料全部放入碗中，充分搅拌均匀；再放入螺肉和综合生菜，拌匀后即可食用。

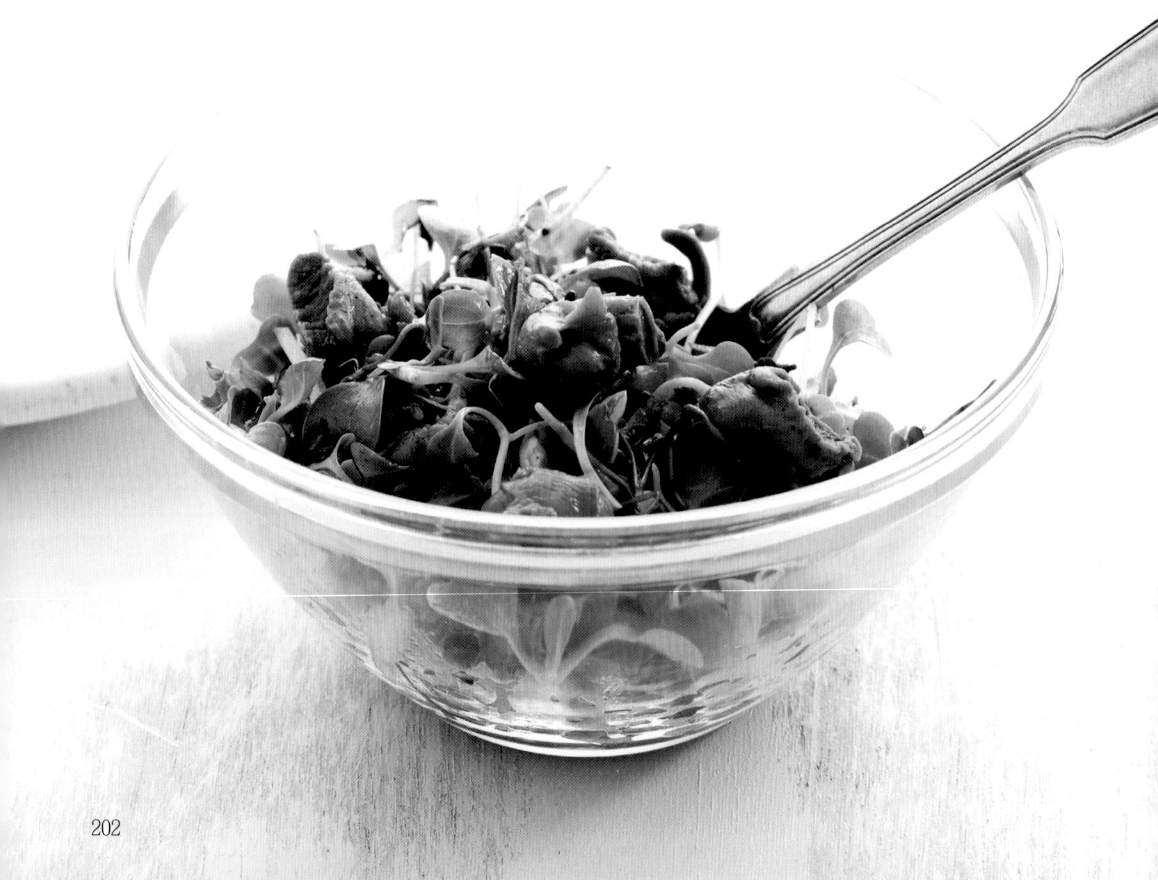

橡子凉粉 每100克只有40千卡，热量低且富含水分，饱足感十足；属于热性食物，对生理痛或虚冷征有显著改善效果。其次，橡子凉粉所含的单宁酸能帮助食物的消化和吸收，具有抑制脂肪吸收的作用。

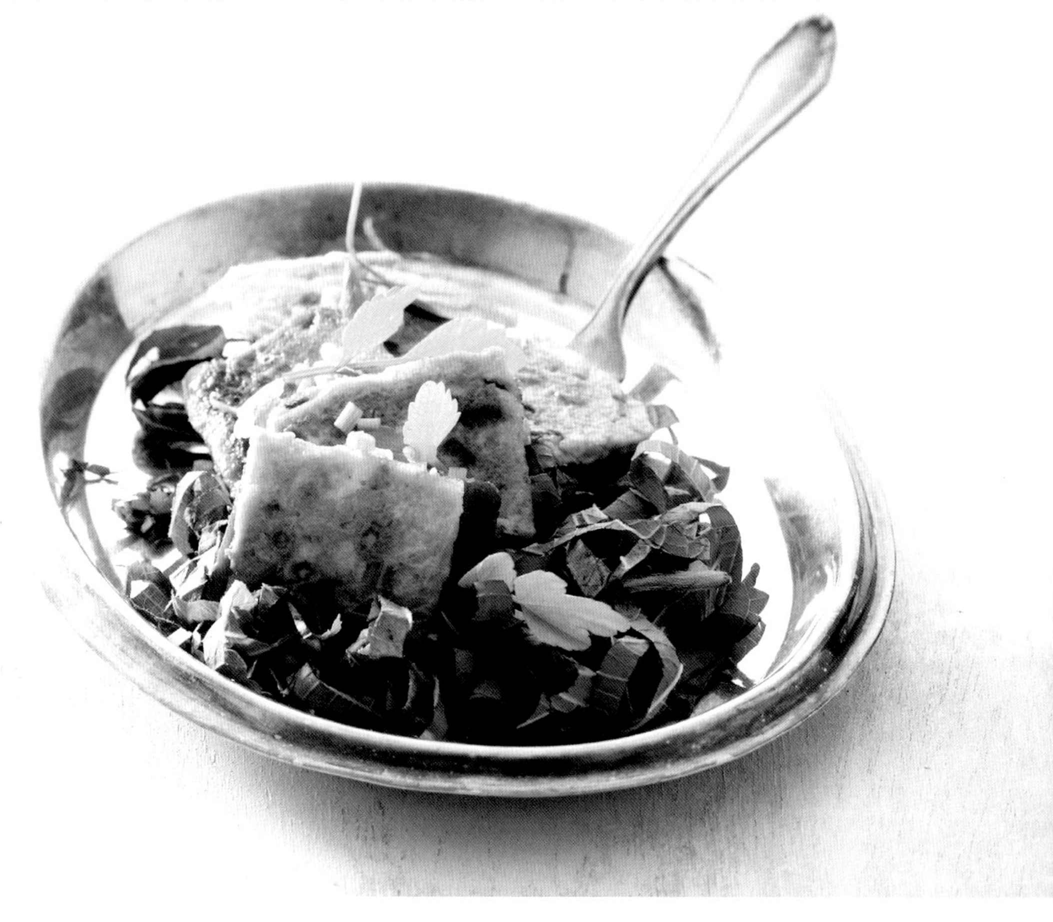

低卡凉粉煎饼

如果没有芹菜，也可改用青葱，亦很美味。

不论过去还是现在，我回家的第一件事就是开冰箱，这个习惯依旧没变。有一次我回老家，打开冰箱发现一包咖啡色的粉末，心想“这是什么？该不会是妈妈皮肤水当当的秘诀吧？”接着将它放入水中混匀，并涂在脸上。没想到，那竟是妈妈准备做给我吃的橡子粉啊！

材料 橡子凉粉100克（可至韩式食材专卖店购买），鸡蛋1枚，芹菜适量

做法 ❶ 将橡子凉粉切成方便入口的大小；芹菜切成细丝备用。❷ 将鸡蛋放入碗里打散，再将芹菜丝放入，与蛋液搅拌均匀。❸ 将橡子凉粉块裹上蛋液，放入锅中，煎至蛋液凝结后即可食用。

全营养豆腐韭菜饺

我一如往昔打开电视，看到综艺节目的艺人们不停喊着“饺子、饺子、饺子、饺子”，手指打开又合上，他们用手做出饺子形状，正在玩“饺子游戏”的划酒拳。而我的十根也下意识地跟着反复合上又打开……最后，我因难忍饥饿，完成了这道饺子料理。

材料 豆腐120克，猪肉泥30克，豆芽菜适量，泡菜1块，鸡蛋1枚，韭菜、洋葱、胡萝卜各10克，春卷皮7张，香油，海盐各1／2小匙

做法 ❶ 豆芽菜汆烫后取出，沥干水分；泡菜用冷水稍微冲洗即可。❷ 将①和韭菜、洋葱、胡萝卜切成细丝备用。❸ 将豆腐用厨房纸巾包住按压，去除水分后捣碎备用。❹ 将猪肉泥下锅拌炒至熟，取出放凉备用。❺ 将②、③、④、鸡蛋、香油、海盐放入碗里，充分搅拌均匀。❻ 将春卷皮泡在热水里，使其软化后取出。❼ 将⑤放在⑥上卷起，再用蒸锅蒸熟后，即可食用。

春卷皮有圆形和四方形两种，为了好包、不破掉起见，建议用四方形。

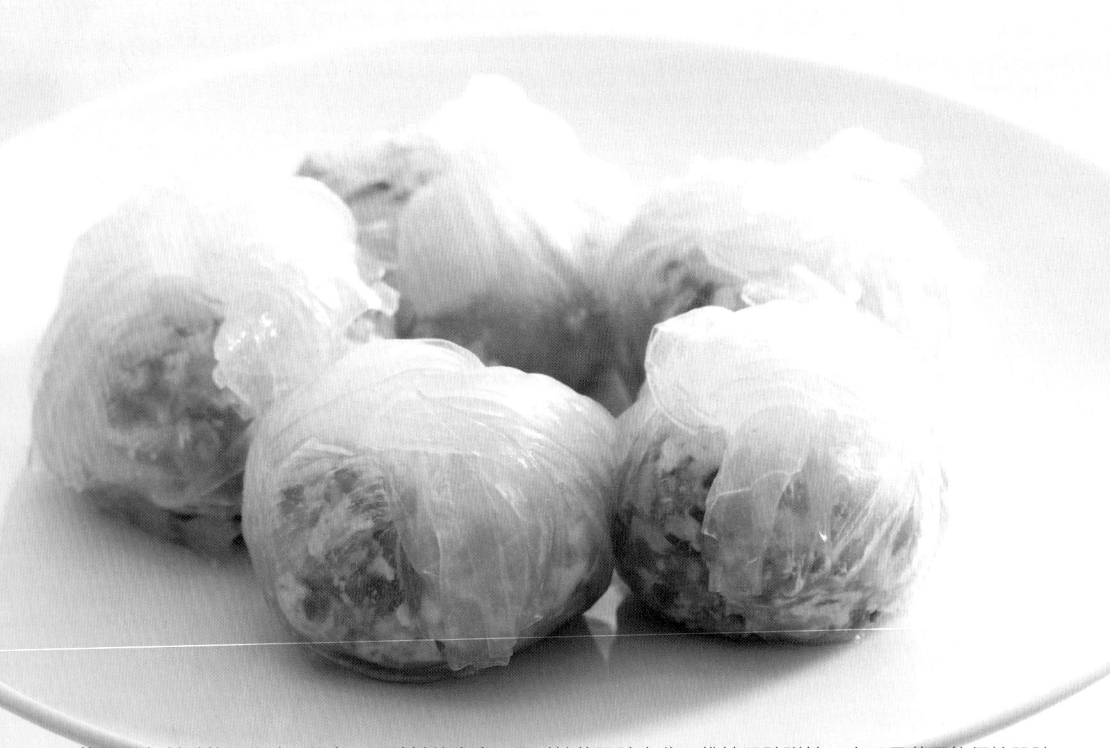

黄豆 的氨基酸能活化胶原蛋白，预防皱纹产生，同时锁住肌肤水分，维持肌肤弹性；大豆异黄酮能保护肌肤；而维生素及不饱和脂肪酸则能快速修复受损的皮肤组织。

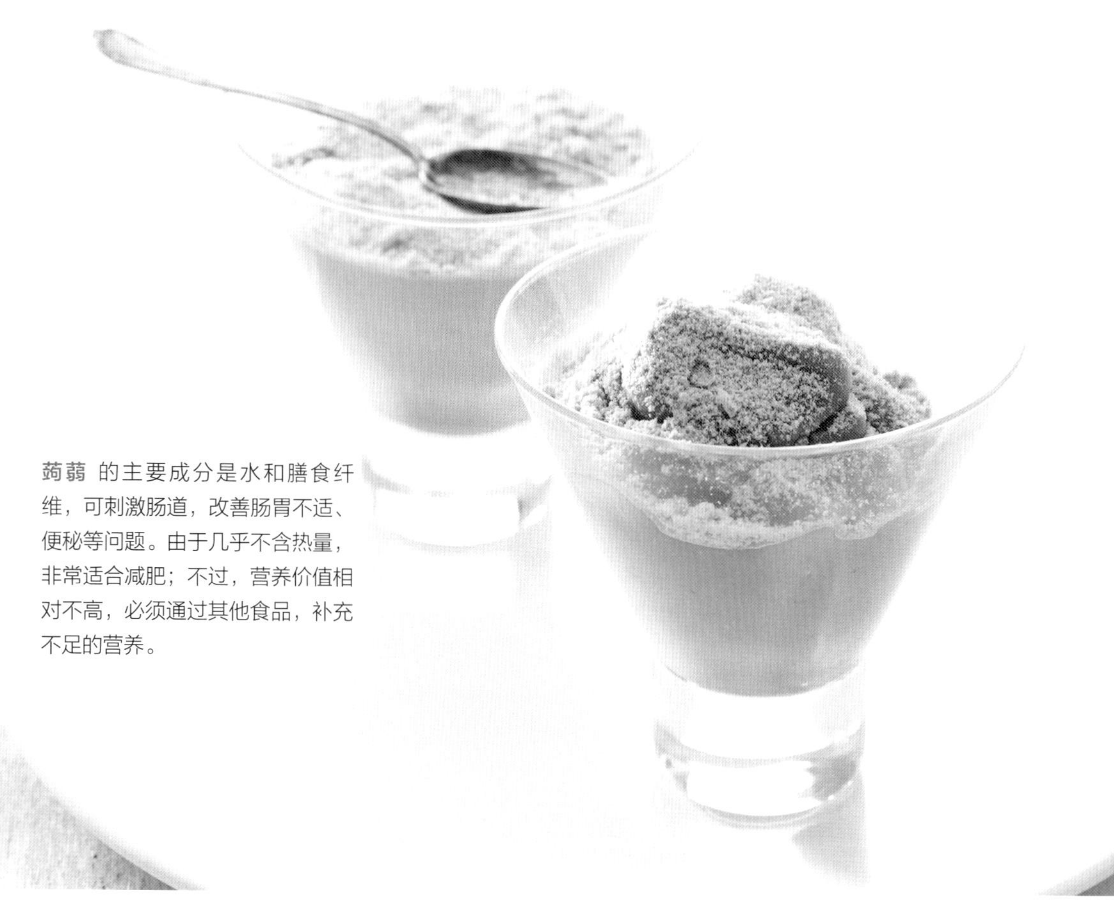

蒟蒻 的主要成分是水和膳食纤维，可刺激肠道，改善肠胃不适、便秘等问题。由于几乎不含热量，非常适合减肥；不过，营养价值相对不高，必须通过其他食品，补充不足的营养。

日式黄豆蒟蒻糕

如果想让外形更漂亮，可先将糕体用保鲜膜包起冷藏，待冷却后再沾粉即可。此外，为了消除蒟蒻特有的涩味，建议料理前放入滚水中稍微煮过。

开始减肥后，我疯狂爱上辣炒年糕，开始以吃年糕取代“饭”，结果不仅吃不饱，也没变瘦。后来才知道，年糕中含的米量不多，却含有砂糖等添加物，爱上年糕等于是“糖中毒”。我无法抛弃年糕的美味，因此研发这道口感相似，并以香蕉取代砂糖的甜味，热量却很低的蒟蒻糕。

材料 蒟蒻250克，淀粉3大匙，糯米粉2大匙，香蕉1／2根，清曲酱、黄豆粉适量，海盐、醋少许

做法 ❶ 将醋倒入沸水中，再将蒟蒻放进锅中，稍微汆烫后取出，放凉备用。❷ 将放凉的蒟蒻下锅拌炒。❸ 将拌炒后的②用搅拌机磨成泥状，并放入淀粉、糯米粉、海盐和香蕉后，再磨一次，让所有食材充分混合。❹ 将③放入微波炉中加热1分钟，取出后搅拌均匀，再放入微波炉中加热1分钟。❺ 将④切成方便入口的大小，沾上清曲酱粉和黄豆粉，即可食用。

蜂蜜南瓜消脂球

某天，朋友突然打电话给我，说心情不好想喝杯烧酒，并明确指定要吃烤小肠。减肥的人怎么能吃烤小肠呢？于是我特别用南瓜和蜂蜜蛋糕做成丸子，心想“香甜的蜂蜜蛋糕肯定能帮助朋友减压”。心情失落只是暂时的，尝过甜丸子的朋友说：“你的料理比烤小肠好吃多了”

材料 南瓜1个，蜂蜜蛋糕40克

做法 ❶ 将南瓜蒸熟至软烂；将蜂蜜蛋糕磨碎备用。❷ 将蒸好的南瓜捣碎成泥，用手捏成圆球状。❸ 将②的南瓜球裹上磨碎的蜂蜜蛋糕后，即可食用。

美味tip 南瓜是属于高GI值（血糖生成指数）的食物，易增加脂肪的合成率，建议与GI值低的牛奶一起享用，以降低升糖指数。此外，也可以用红薯取代南瓜，一样美味。

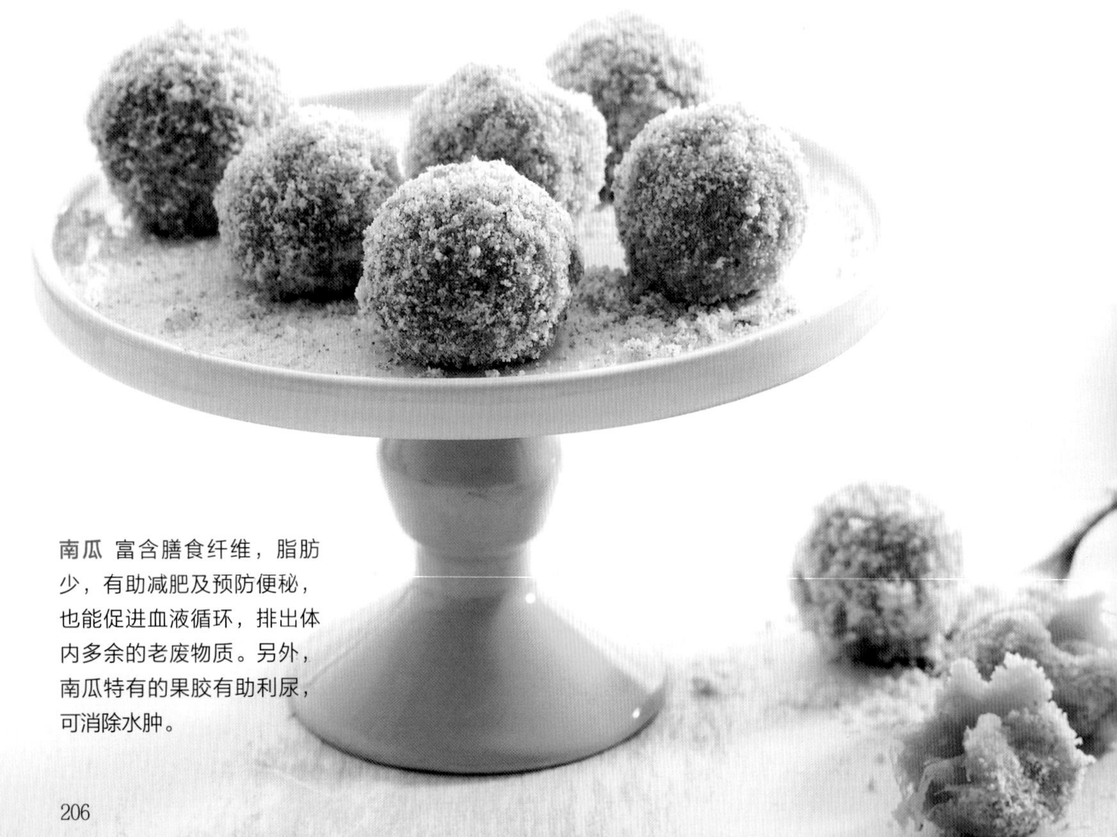

南瓜 富含膳食纤维，脂肪少，有助减肥及预防便秘，也能促进血液循环，排出体内多余的老废物质。另外，南瓜特有的果胶有助利尿，可消除水肿。

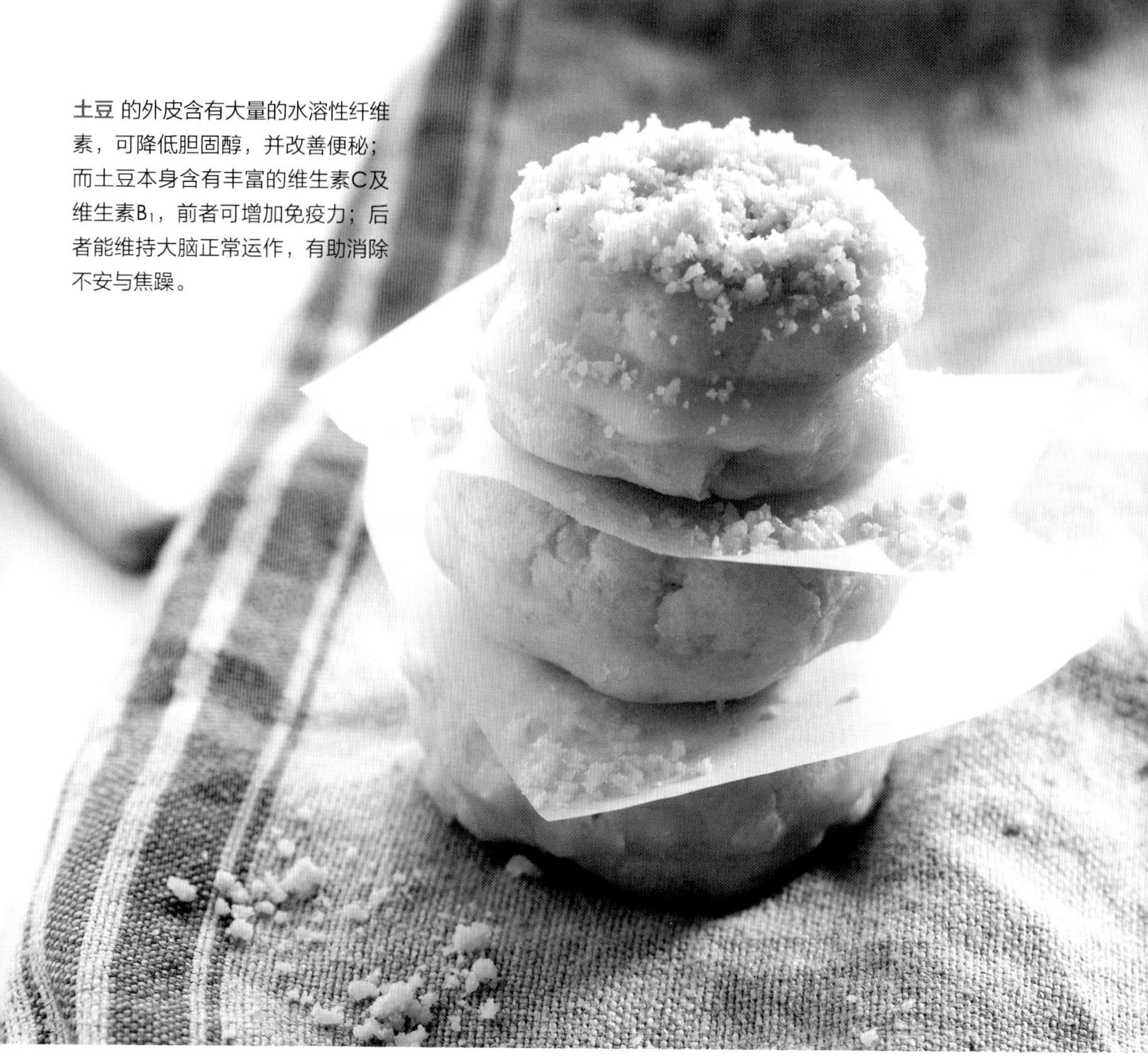

土豆 的外皮含有大量的水溶性纤维素，可降低胆固醇，并改善便秘；而土豆本身含有丰富的维生素C及维生素B_1，前者可增加免疫力；后者能维持大脑正常运作，有助消除不安与焦躁。

好心情土豆煎饼

可将蒸好的土豆分成两份，一份完全捣碎成泥状，另一份则切成块状拌入，享受不一样的口感。

减肥的唯一副作用，就是容易郁郁寡欢，经常觉得很BLUE！其实，并非肚子饿让人忧郁，而是大脑里的血清素不足。因此，减肥时建议大家多吃含有丰富色胺酸的鸡蛋、豆腐、香蕉、牛奶、花生、鱼、蛤蛎等食物。这就是为什么我要在土豆煎饼上洒花生的原因，吃了心情会变好啊！

材料 土豆1个，低脂奶酪1片，花生适量

做法 ❶ 将土豆蒸熟，取出放凉捣碎成泥状。❷ 将低脂奶酪稍微切成薄片状；花生磨成颗粒状备用。❸ 取一些土豆泥放在手上，将切好的低脂奶酪放在上面，再捏成圆饼状。❹ 将③放在平底锅上稍微煎一下，待低脂奶酪溶化即可。❺ 将花生颗粒随意撒在煎饼上，即可食用。

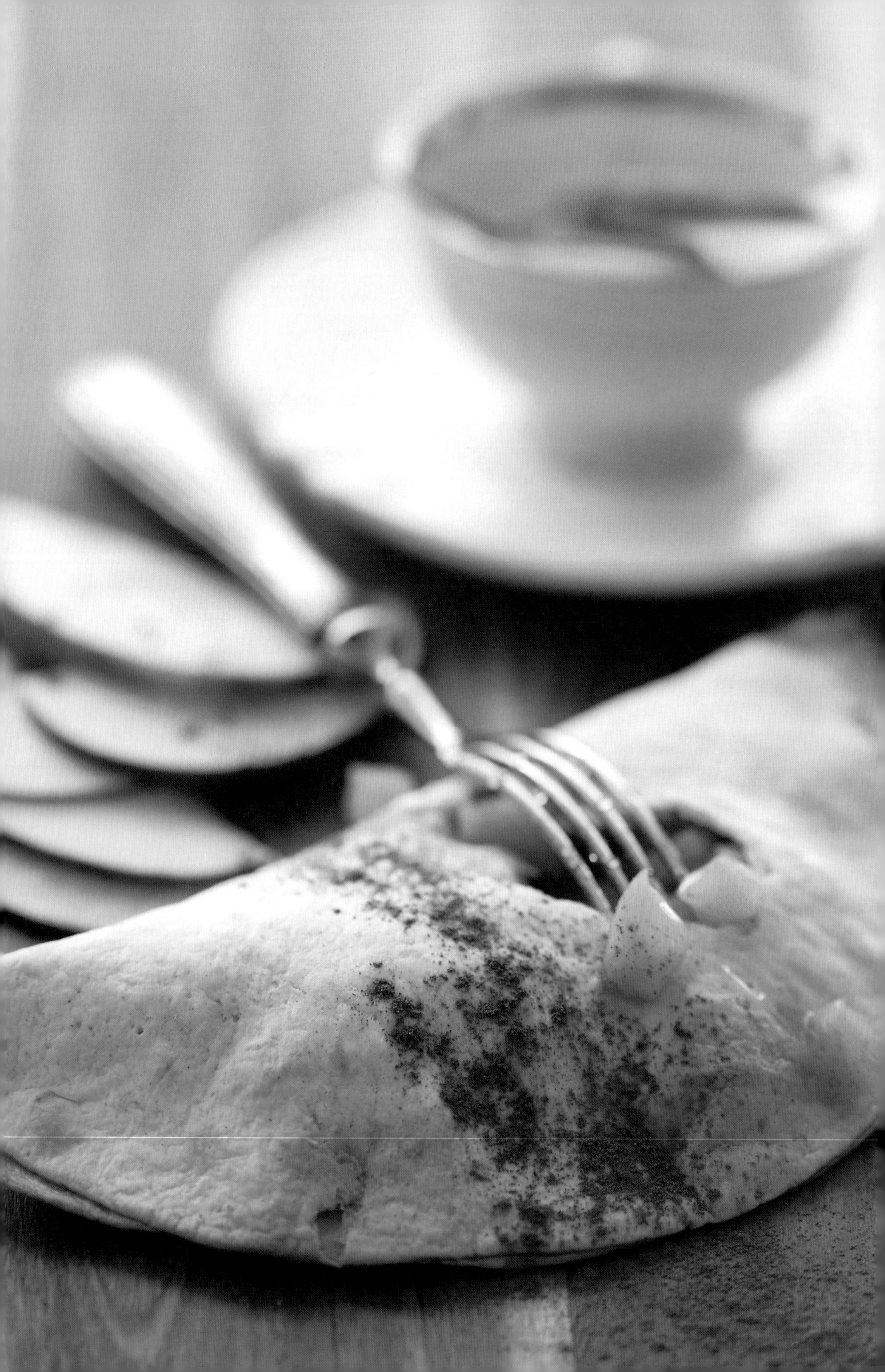

墨西哥高纤苹果派

苹果 含有大量的维生素C，可提高抵抗力。此外，苹果富含水溶性纤维素“果胶”，可改善便秘及抑制食欲，因此，建议早餐前吃半个苹果，有助减肥。

乔布斯曾说：“我不是为了钱而工作，而是认真工作后才变有钱。”权美珍则说：“我不是为了健康才吃苹果，而是因为苹果好吃，所以吃了很多；因为吃了很多苹果，才变健康。”

材料 墨西哥薄饼1张，苹果1／2个，肉桂粉1大匙，蛋清1个，低聚糖1小匙

做法 ❶ 将苹果切成小块状备用。❷ 将苹果块和低聚糖一起下锅拌炒，再放入肉桂粉炒熟。❸ 将②放入墨西哥薄饼里再对折饼皮，边缘抹上蛋清，再用叉子压紧。❹ 在墨西哥薄饼上方挖洞，放入预热180度的烤箱中烤10分钟，烤至表面略带焦黄色即可。

也可用水饺皮或黑麦面包代替墨西哥薄饼；如果使用黑麦面包，建议先压扁再料理会更好吃。

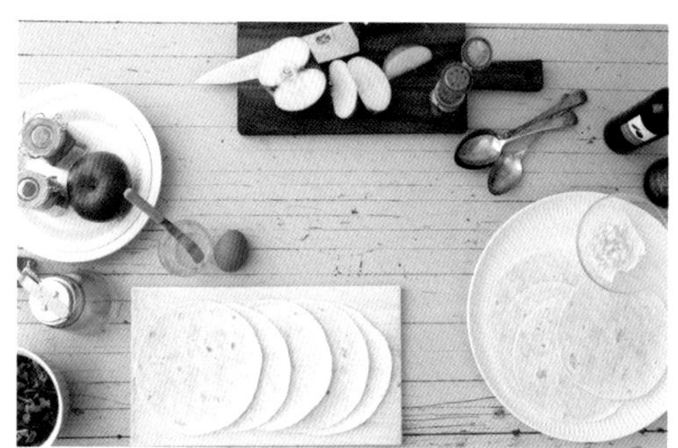

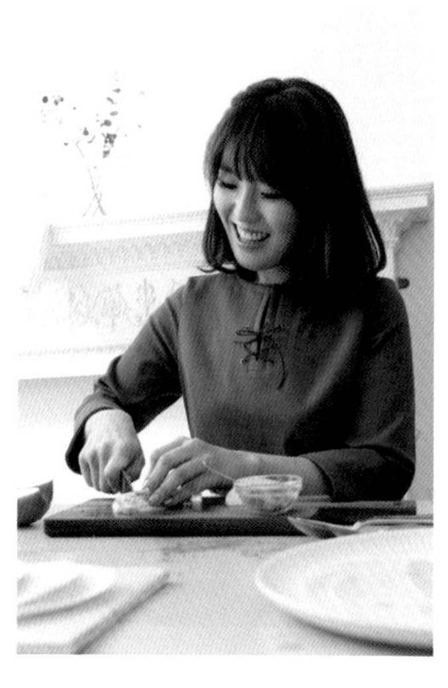

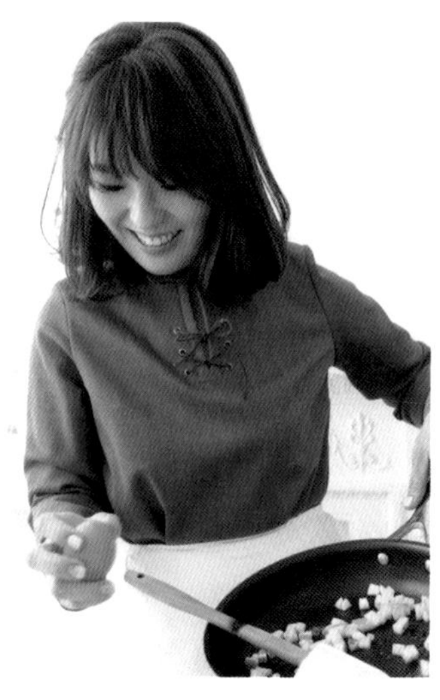

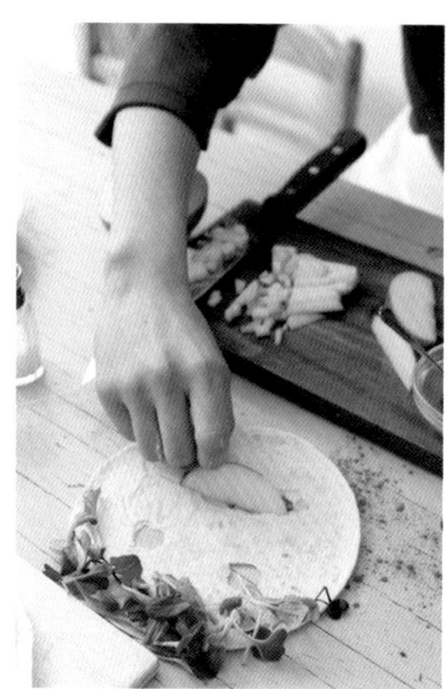

红烧核桃牛肉煲

妈妈特地买国产核桃给我吃，说可以养颜美容。当我打开来后才发现，原来还没去壳的核桃长这样，好难剥啊！不久妈妈Line我："核桃都吃完了吗？"我回她"嗯"的表情符号，没想到妈妈居然传来生气的表情符号……。于是，我只好回传自己摊开报纸坐着、剥核桃来做小菜的照片，以示清白。虽然很麻烦，但包含妈妈的爱，我不会轻易浪费的。

材料 牛腱50克，核桃1个，蒟蒻50克，蒜2瓣，姜1块，香油1／4小匙，低盐酱油1大匙，水3大匙，梅子醋1小匙

做法 ❶ 将牛腱和蒟蒻切成一口大小的块状备用。❷ 将蒜和姜切成薄片备用。❸ 将牛腱块、蒟蒻块、蒜片、姜片、低盐酱油、水和梅子醋一起放入汤锅中，炖煮至软烂。❹ 将核桃放入锅中，稍微搅拌后关火，再拌上香油即可食用。

事先用滚水稍微汆烫核桃，可消除生涩味。

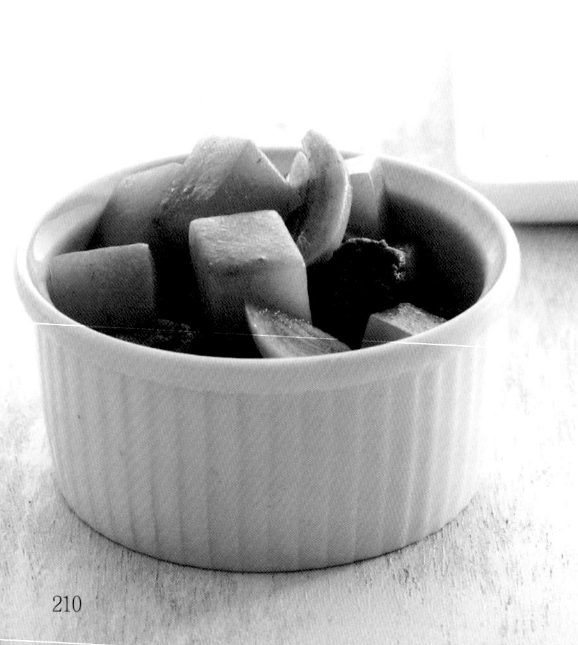

核桃 富含脂质、蛋白质、维生素E和维生素B_1，有益肌肤健康，并可防止老化及掉发。虽然热量较高，却有许多优良的不饱和脂肪酸，特别适合在减肥时当作脂肪的摄取来源。许多人不喜欢核桃内皮的涩味，会先剥皮再食用，不过内皮含抗氧化物质"白藜芦醇"，可强化血管弹性，建议一起料理食用。

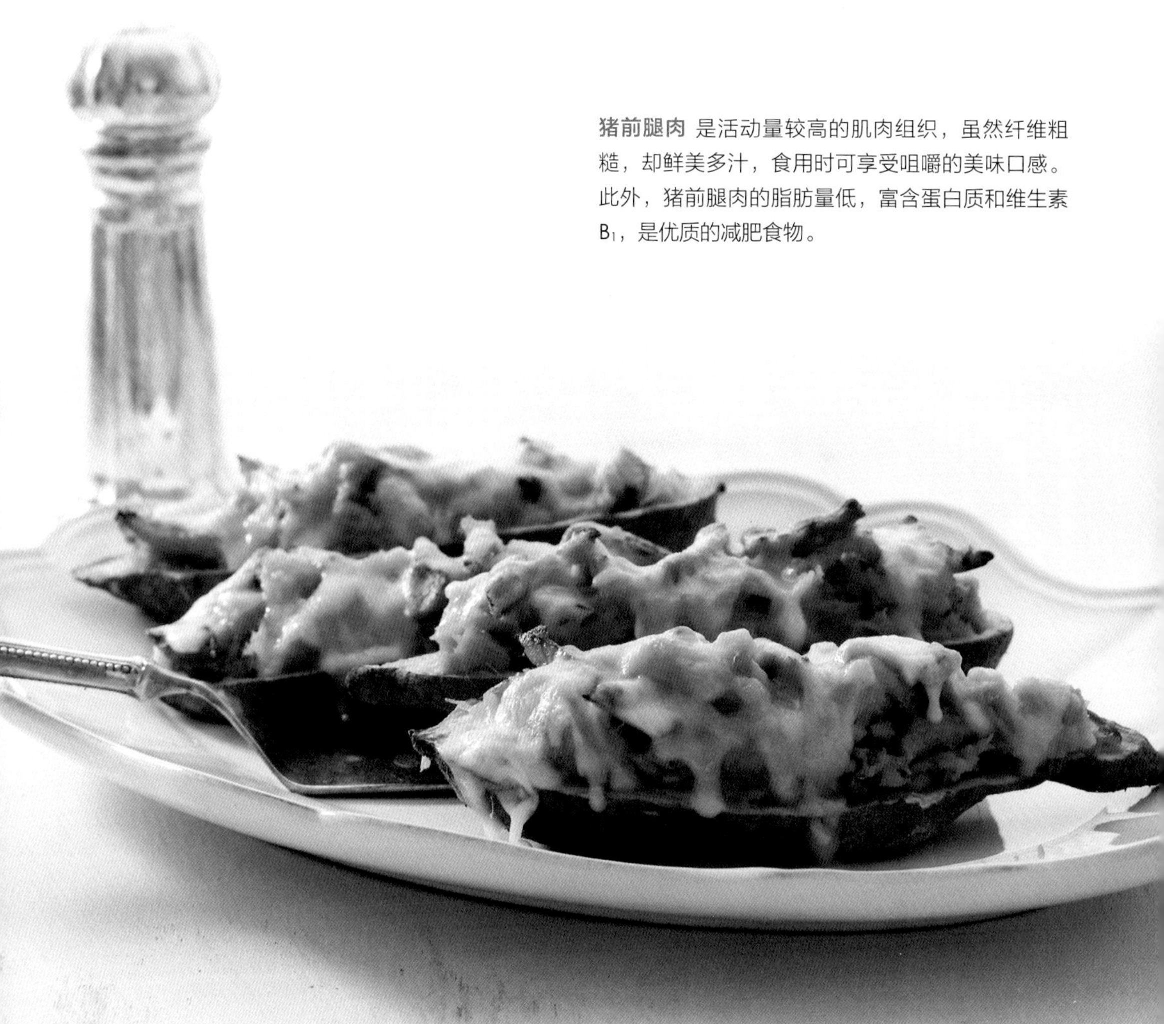

猪前腿肉 是活动量较高的肌肉组织，虽然纤维粗糙，却鲜美多汁，食用时可享受咀嚼的美味口感。此外，猪前腿肉的脂肪量低，富含蛋白质和维生素B_1，是优质的减肥食物。

低脂奶酪猪肉比萨

除了红薯，也可改用南瓜和土豆等其他根茎类食物，亦很对味。

爱上某个人或某样东西，充分感受对方的爱，再用心体会并改变自己，并使对方为自己改变。减肥、改变饮食习惯等，犹如改变一个人的人生般重要。减肥后，我选择亲近红薯、南瓜、土豆等健康食物，偶尔才和比萨、汉堡、炸鸡等垃圾食物打交道，于是，我的人生也改变了。

材料 红薯1个，洋葱2个，蘑菇2朵，甜椒少许，猪前腿肉50克，低脂奶酪1½片

做法 ❶ 将红薯带皮煮熟后切成对半，放凉后将红薯肉挖出，保留外壳。❷ 将洋葱、蘑菇、甜椒和猪肉切成方便入口的大小，再将全部的材料一起下锅拌炒。❸ 将①挖出来的红薯内馅也放入②中一起拌炒，并填入红薯壳中。❹ 低脂奶酪切丝后，撒在红薯上，再放入微波炉中加热；或是放入预热200度的烤箱中，烤到低脂奶酪溶化为止，即可食用。

低卡蓝莓燕麦棒

减肥后，连身份证都必须换掉，因为如果我拿103公斤时的身份证出来，根本没人会相信照片上的人是我，而是看到名字才说："啊，权美珍原来就是你呀，我真的认不出来。"这是我献给为我拍新身份证照片的摄影师，一点小小心意的营养点心。

材料 燕麦120克，蓝莓100克，鸡蛋1枚，低聚糖30克，杏仁20克

做法 ❶ 将鸡蛋和低聚糖放入碗中，充分搅拌均匀。❷ 将杏仁磨成细碎的颗粒状。❸ 将碎杏仁颗粒、燕麦和蓝莓放入①中混合搅拌均匀。❹ 在烤盘上铺上烘焙纸，将③压成适当大小的块状后，摆进烤盘内，彼此保持一定间隔。❺ 放到预热200度的烤箱中烤约13分钟，直到外表呈现焦黄色为止，即可食用。

美味tip

建议分次烘烤，先烤5分钟放凉，再烤5分钟放凉，接着再烤3分钟，不但不会烤焦，还会更酥脆可口。

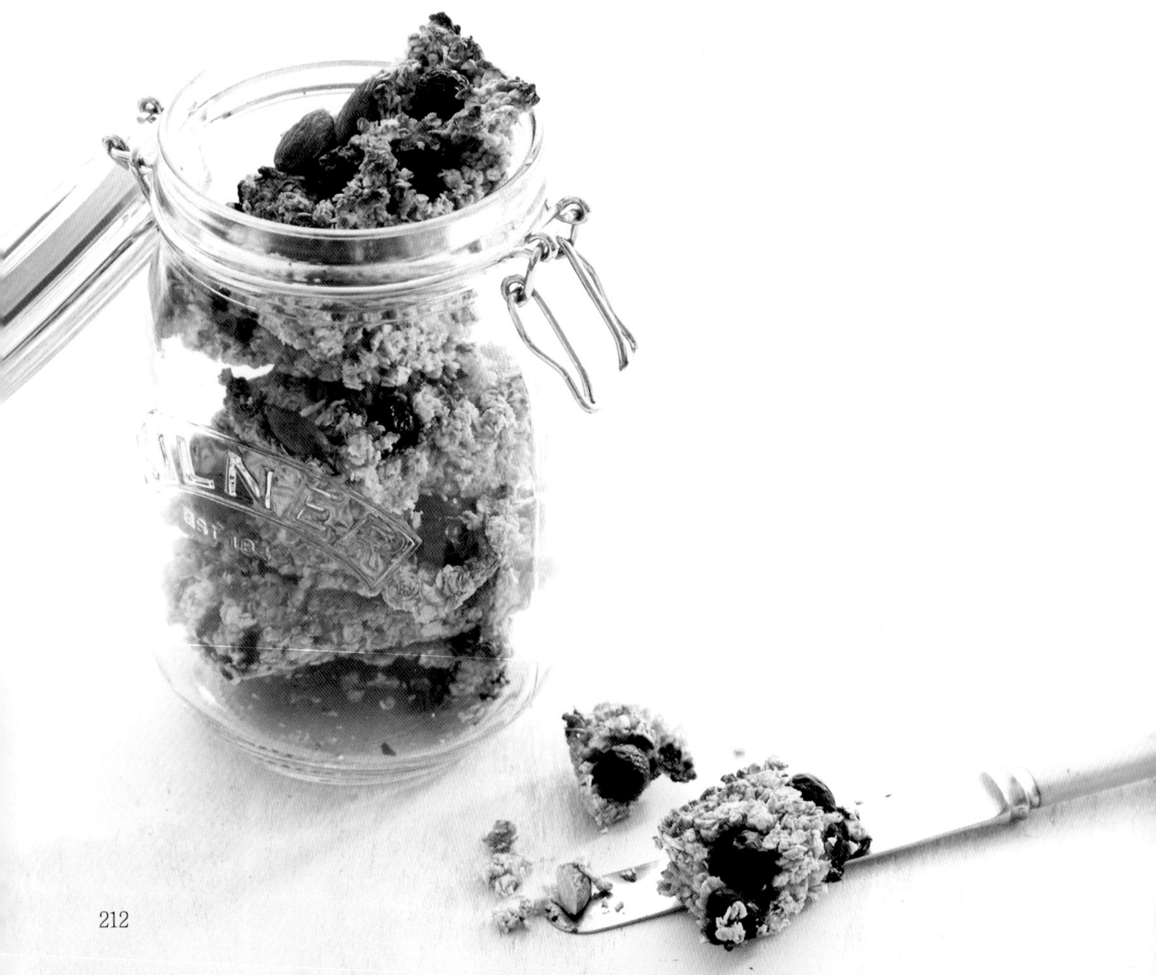

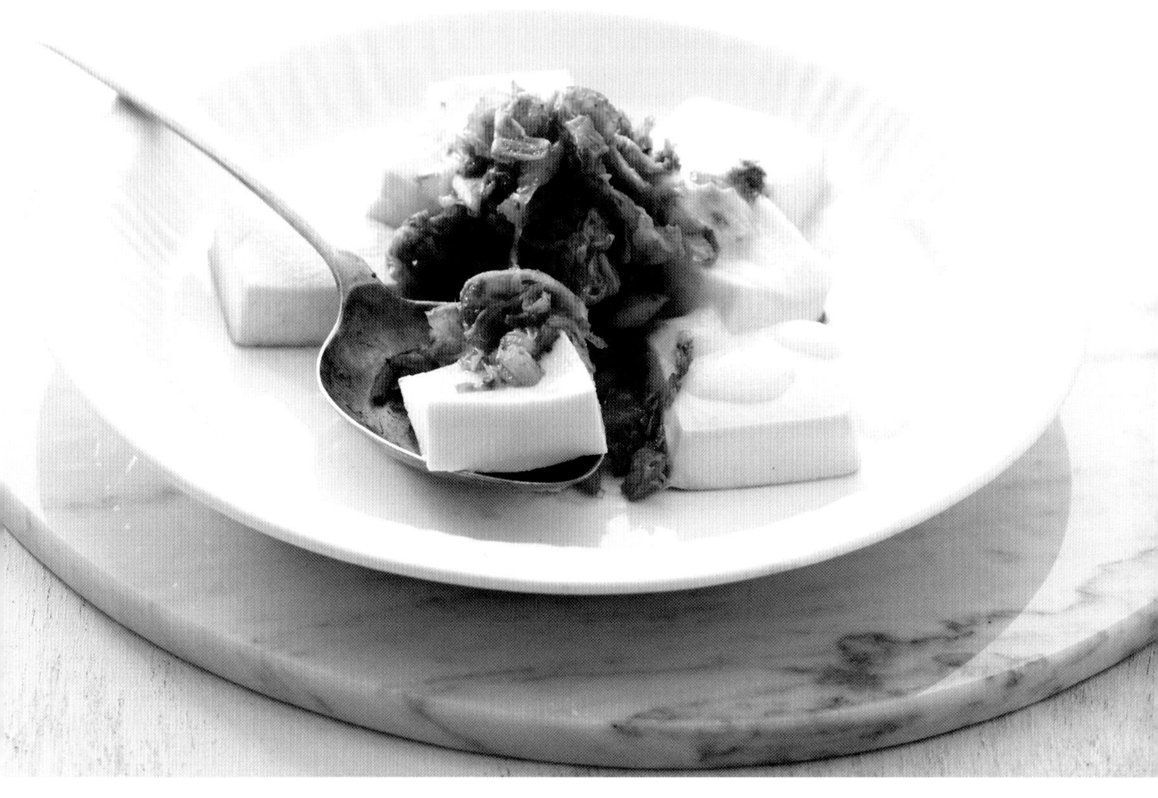

高酵泡菜豆腐

建议使用耐油煎的老豆腐，较不易碎。此外，虽然泡菜是富含维生素、乳酸菌和膳食纤维的健康食品，但钠含量偏高，建议稍微用清水洗过后再吃。

当我好不容易集满信用卡红利点数，可以免费看电影时，坐在我两旁的都是情侣！每当恐怖画面出现时，女生们总会发出“啊！”的声音，男朋友就会赶紧抱住她说“没事，有我在”。可恶，害我看电影的兴致都没了，心情无力又沮丧。话说这道泡菜豆腐上的莫扎瑞拉奶酪软绵绵的，就像一个大大的拥抱，啊，好好吃呀！

材料 豆腐1／2块，泡菜1块，莫扎瑞拉奶酪1大匙

做法 ❶ 将豆腐切块，铺在盘子上。❷ 将泡菜切成细丝，摆在豆腐上。❸ 再将莫扎瑞拉奶酪撒在2上。❹ 放入微波炉中，加热约2分30秒，直到莫扎瑞拉奶酪融化后即可食用。

抗流感焗烤红薯

我非常喜欢听《尽量别妨碍邻居》这首歌，旋律简单且易学，会让我产生莫名的勇气。每次我感到心情沮丧时，就会大唱这首歌和大吃这道焗烤红薯。

材料 红薯1个，牛奶200毫升，低脂奶酪1片，西蓝花适量

做法 ❶ 将红薯切成薄片；西蓝花切成方便入口的大小备用。❷ 将①盛入焗烤盘中，再倒入牛奶；低脂奶酪切碎后，均匀撒在烤盘中。❸ 将②放入预热220度的烤箱中，烘烤约8分钟，直到表面呈现金黄色为止，即可食用。

将西蓝花切成小朵后，用加粗盐的沸水稍微氽烫，再用冷水冲洗，可减少维生素C的流失。西蓝花梗的营养价值极高，建议一起烹煮食用。

西蓝花 富含维生素A，能消除血液中的活性氧，净化血液。此外，活性氧会加速老化，而西蓝花所富含的硒则能中和活性氧，减缓细胞老化；其所含的维生素C是柠檬的2倍，可预防感冒，对肌肤健康及改善黑眼圈皆相当有益。

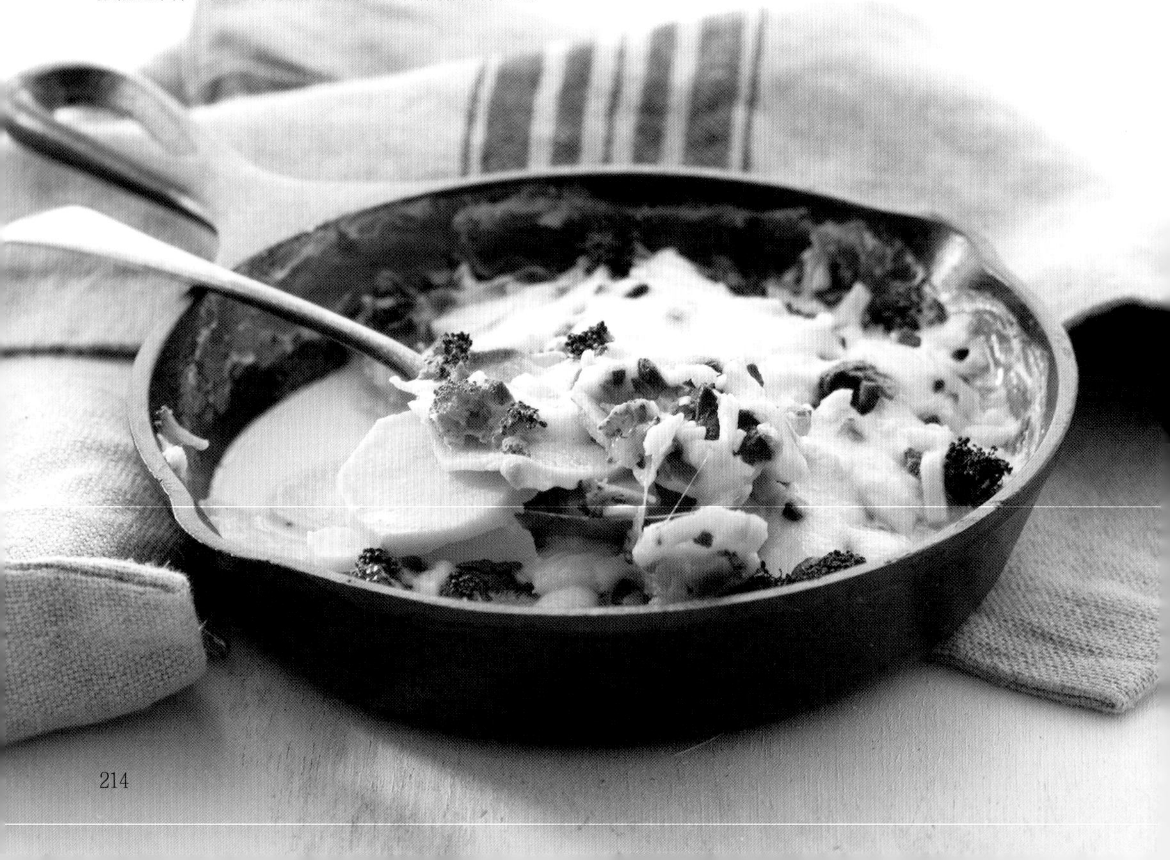

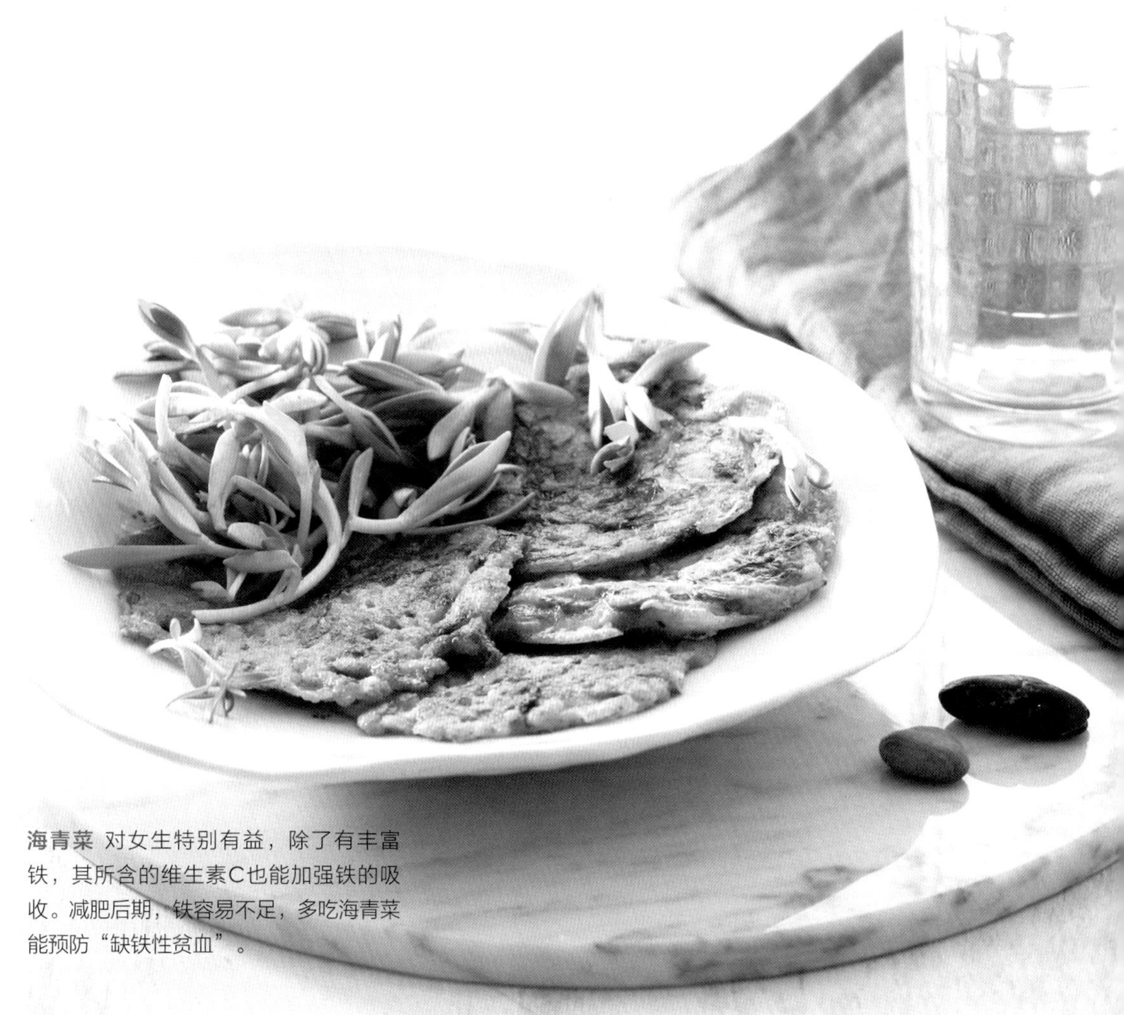

海青菜 对女生特别有益，除了有丰富铁，其所含的维生素C也能加强铁的吸收。减肥后期，铁容易不足，多吃海青菜能预防“缺铁性贫血”。

补血海菜煎饼

海青菜会出水，因此必须拿捏好水量，以免煮得过烂，影响口感。也可加入白萝卜丝，味道会更清爽。

虽然我爱的是男生，可是每次看到笑容腼腆、爱笑的女生，总会忍不住多瞄一眼，就像看见爱犬延深或小婴儿时，内心不自觉露出笑容，好可爱啊。最近，只要看到健康食材，我也会有相同感受，像是海青菜，光听它的名字，就让我充满活力。

材料 海青菜60克（一把），荞麦面粉3大匙，水5大匙，海盐、橄榄油少许，小黄瓜1／2根

做法 ❶ 将海青菜用流动的水冲洗干净，再拧干水分；将小黄瓜切成细丝备用。❷ 将荞麦面粉、水和海盐混合在一起，搅拌均匀。❸ 将①放入②中搅拌均匀。❹ 在平底锅中倒入一点橄榄油，再将③放入锅内，煎成金黄色后即可食用。

南瓜健骨蒸蛋

《搞笑演唱会》的美男代表宋荣吉哥哥，曾经送我一个南瓜娃娃。那是某次我和荣吉哥、金秀荣哥去游乐园，但几乎所有的游乐设施我都不能玩，因为我的腰围超过40寸的限制范围，所以荣吉哥买了南瓜娃娃安慰我。我收下南瓜娃娃后，含泪回家做了这道南瓜料理。

材料 南瓜1个，鸡蛋1枚，牛奶1大匙，各种蔬菜（可自行选择加或不加）

做法 ❶ 将南瓜顶部切个洞，保留南瓜盖，再用汤匙挖出南瓜子。❷ 将牛奶和鸡蛋，放入碗中打散。❸ 将喜爱的蔬菜切成方便入口的大小备用。❹ 将②和③放入挖空的南瓜里，再盖上南瓜盖，并用蒸锅蒸约15分钟。

可搭配综合生菜一起食用，
别有一番风味。

牛奶 所含的胶原蛋白属于蛋白质的一种，能和钙质、维生素B_2一起作用，以强健骨骼，预防骨质疏松。只要血液中的钙浓度高，便会阻断体内的脂肪累积，帮助减肥。

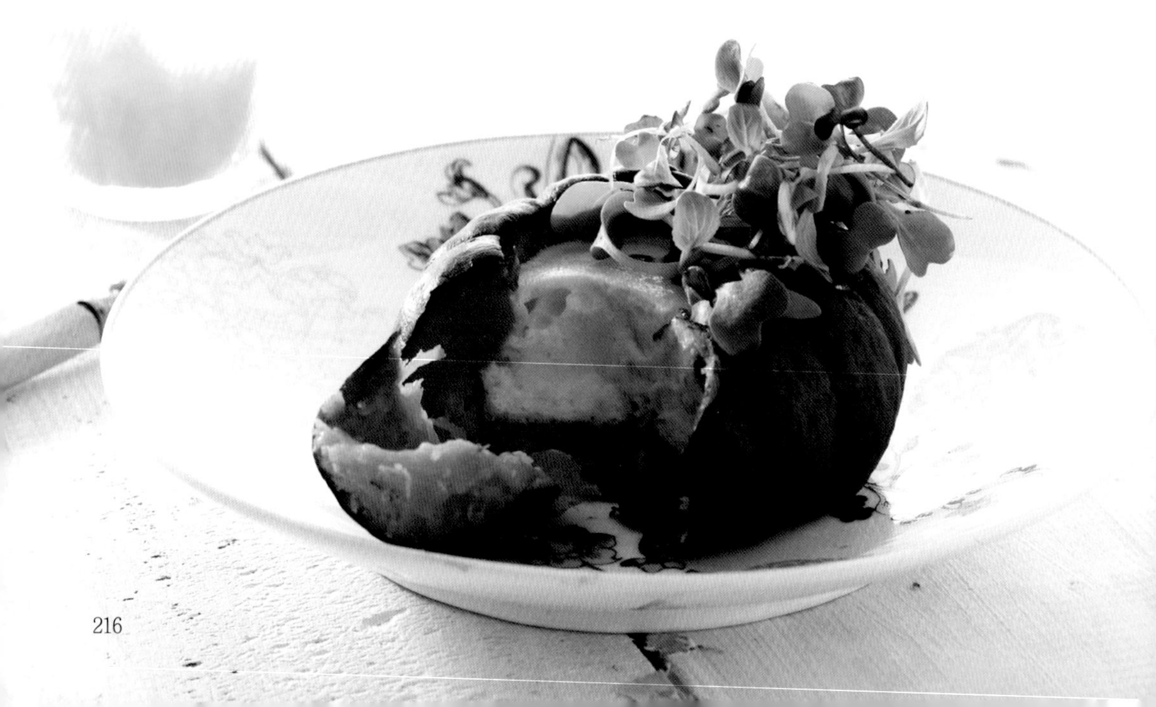

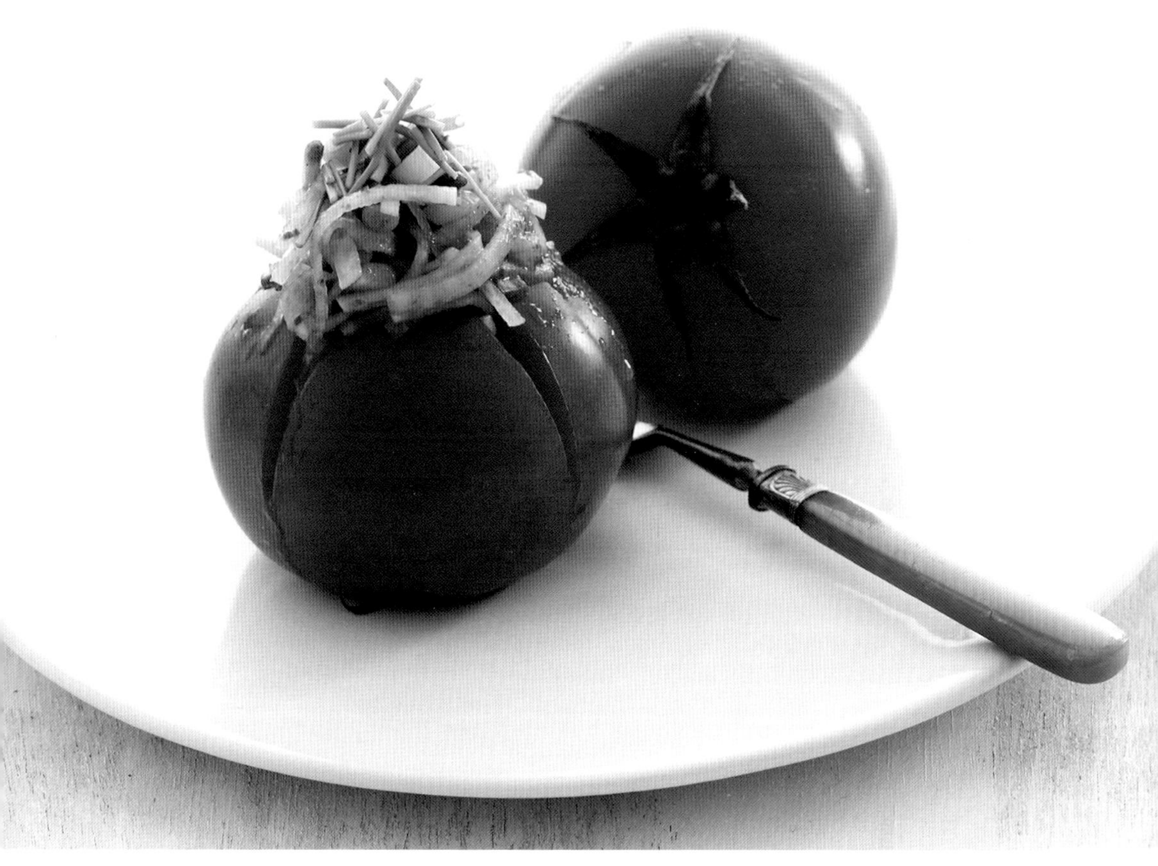

低盐泡菜番茄

番茄要选蒂头新鲜、果皮有弹力、颜色深且有光泽的。建议用未完全熟成的番茄料理，可避免甜度过高且较新鲜。比起大番茄，200克左右的中型番茄最适合用来做料理。

我非常喜欢泡菜，但开始减肥后，我不仅要调整盐分摄取量，还必须少吃泡菜。为此，我特别研发这道番茄泡菜。相较于一般泡菜，番茄泡菜清脆可口、低钠，口味也较不刺激，清脆的口感和番茄特有的香气，能有效抗压。

材料 番茄1个，辣椒粉1大匙，珠葱1根，芹菜2根，白萝卜20克，梅子醋1大匙

做法 ❶ 在番茄上切十字，稍微切开。❷ 将白萝卜切丝；珠葱和芹菜切成方便入口的大小备用。❸ 将辣椒粉和梅子醋放入碗里，再拌入白萝卜丝、葱和芹菜。❹ 将③放在切十字的番茄上方，即可食用。

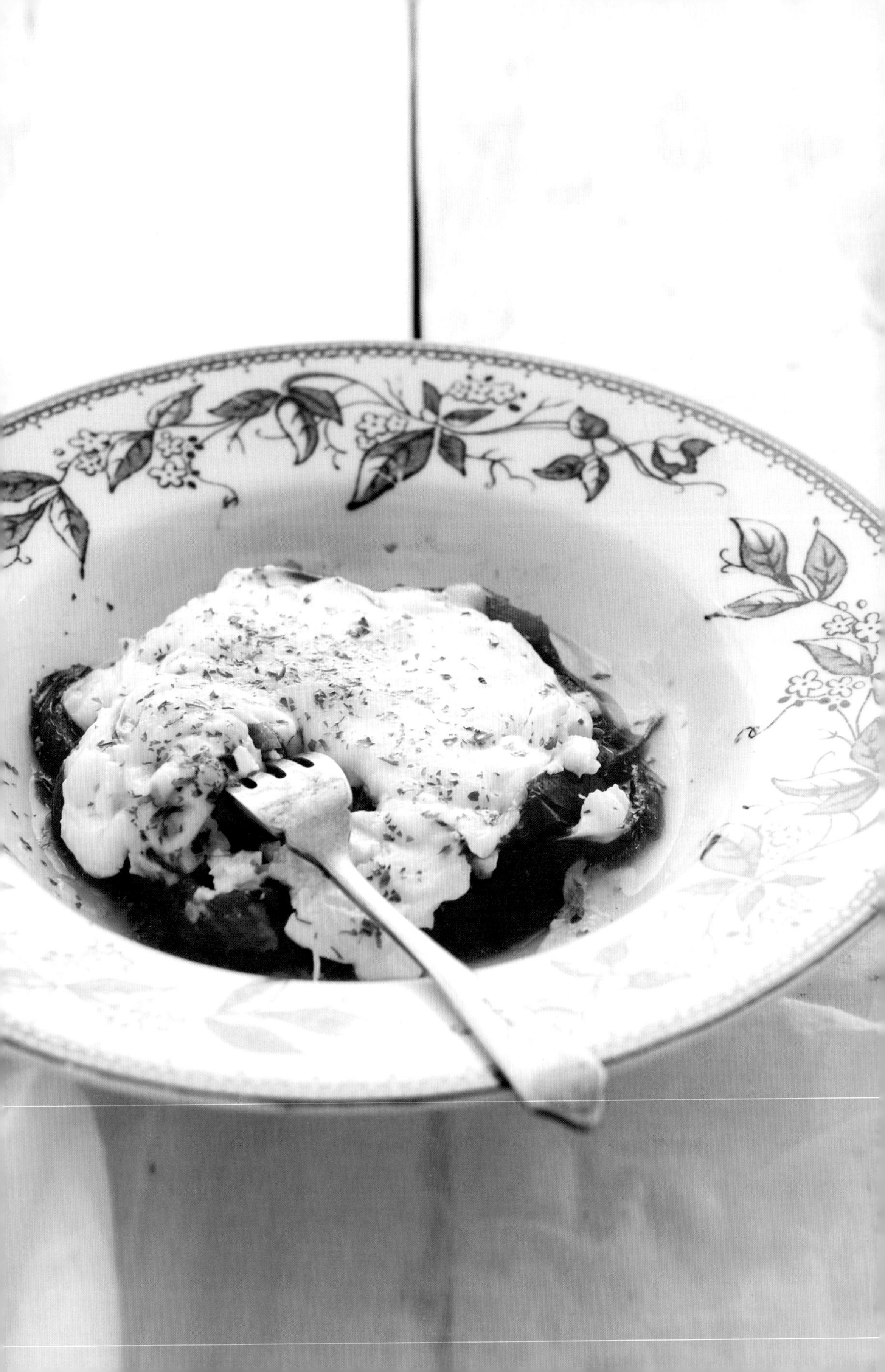

烤优纤红番茄

酸奶 属于发酵食品，含有大量乳酸菌，能促进肠道蠕动，排出体内老废物质。同时，能补充减肥时体内可能缺乏的钙或蛋白质。将水果放入酸奶里一起享用，就是一道既美味又健康的营养点心。

第一次的新鲜感，那份心情总令人悸动与难忘。“新鲜”能使“首度问世”“尚未成熟”“不完全”等意义更上一层楼。这是我买下人生第一台烤箱那天，急着想料理而问世的第一道菜！既新鲜又令人悸动，光听就让人心跳不已的“第一次”。初恋、第一个道歉、还有我的第一个烤箱。

材料 番茄1个，原味酸奶1杯，低脂奶酪1片，香草粉少许

做法 ❶ 将番茄切片；低脂奶酪切成细丝备用。❷ 将低脂奶酪丝放入原味酸奶中混合均匀。❸ 将②放到切好的番茄片上。❹ 撒上香草粉，放入预热200度的烤箱中烤10分钟，直到低脂奶酪完全溶化，即可食用。

番茄不要切得太薄，才会好吃又有口感。

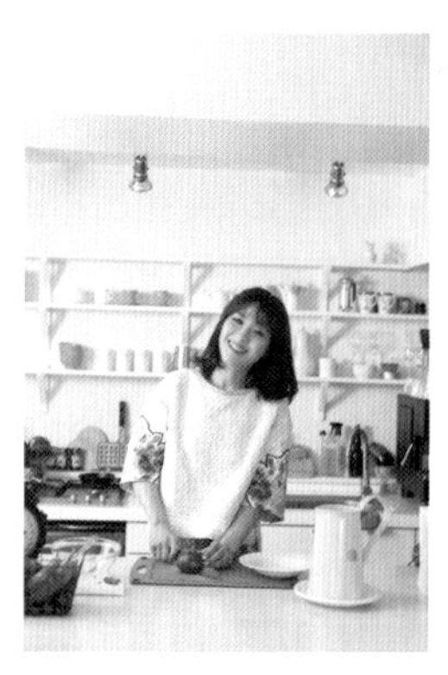

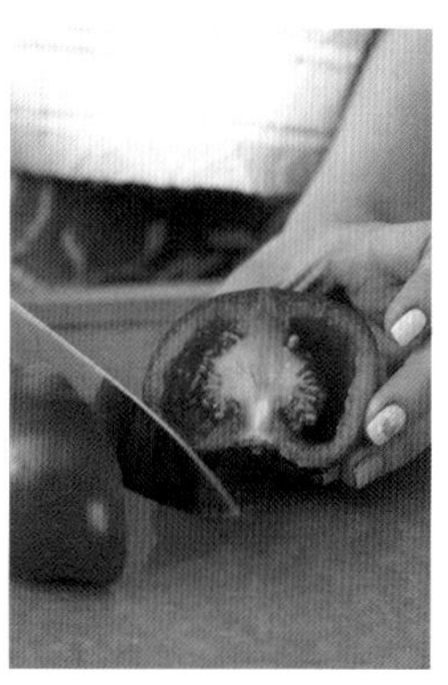

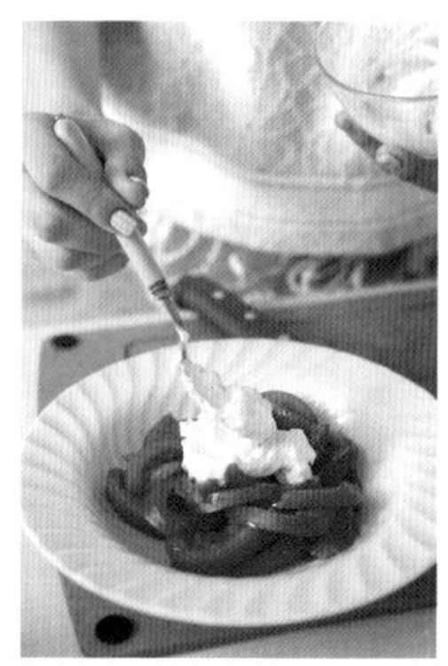

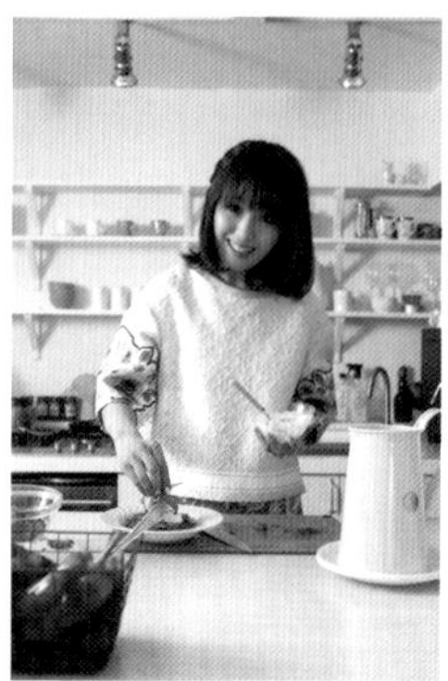

小番茄抗氧沙拉

虽然我现在穿得下白裤子，但我不只要“穿得下”，还要“穿得很时尚”。于是，我高喊“加油！”，并拟订减肥菜单，崭新日子就此开始，这道菜就是那份菜单中的沙拉料理。时间过去了，现在的我早已能穿白裤子上街了。

材料 小番茄15个，综合生菜适量（一把），洋葱1／8个

做法 ❶ 将小番茄去蒂，划十字后用沸水稍微汆烫一下。❷ 将综合生菜以冷水洗净，并沥干水分备用。❸ 将洋葱泡入冷水中，去除呛辣味后剁碎备用。❹ 将小番茄、洋葱和综合生菜盛入碗里，即可食用。

将番茄汆烫后，去除外皮再料理，可让酱料更容易入味。

+自制低脂沙拉酱

东方油醋酱

酱油3大匙，橄榄油、柠檬汁、芝麻盐、梅子醋各1大匙，蒜末2小匙，醋1小匙，海盐、胡椒粉少许

蜂蜜酸奶酱

原味酸奶1／2杯，柠檬汁1大匙，蜂蜜1大匙，欧芹末1小匙

新鲜柠檬酱

柠檬汁1大匙，橄榄油1大匙，海盐、胡椒粉少许

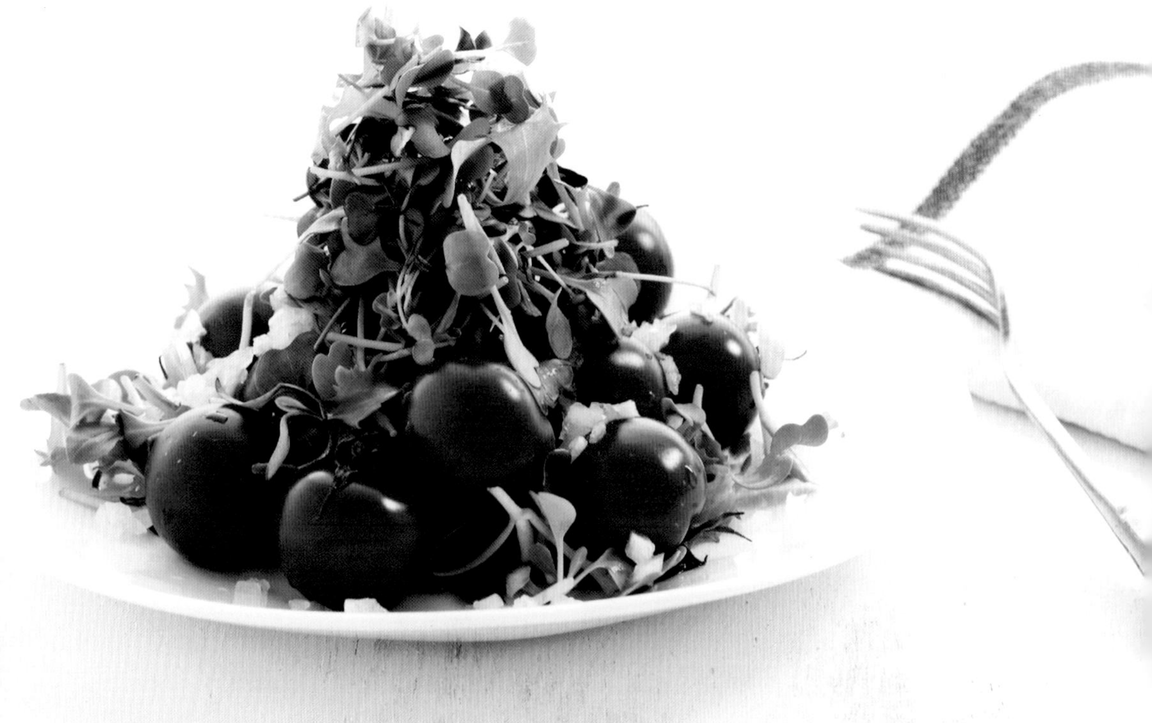

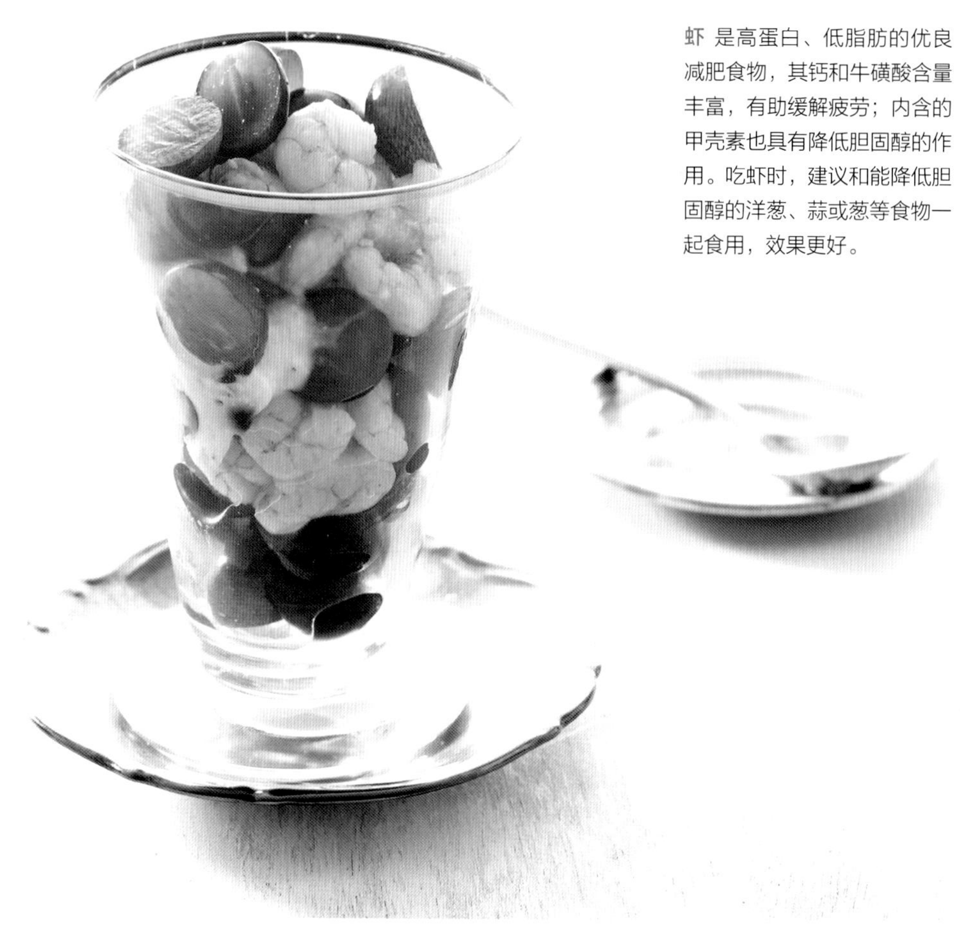

虾 是高蛋白、低脂肪的优良减肥食物，其钙和牛磺酸含量丰富，有助缓解疲劳；内含的甲壳素也具有降低胆固醇的作用。吃虾时，建议和能降低胆固醇的洋葱、蒜或葱等食物一起食用，效果更好。

凉拌美颜葡萄虾

建议使用软皮葡萄，并连皮一起吃。如果使用的是硬皮葡萄，建议剥皮，单纯食用果肉就好。虾壳和虾尾含有大量钙质，建议一起食用。

我从小到大除了“猪”这个绰号外，也曾被叫“虾”，因为我常驼背走路。其实，在我众多的绰号中，唯一喜欢的就是“葡萄”。因为我姓“权”，所以叫“权葡萄”。我觉得一粒粒紧密相连的葡萄很可爱，所以才特别喜欢这个绰号。来我家玩吧，咱们一起吃这道料理！

酱料材料 豆腐蛋黄酱2大匙，洋葱末1／2小匙，柠檬汁1大匙，橄榄油1大匙，胡椒粉1／4小匙

材料 虾150克，葡萄12～15颗

做法 ❶ 将虾用沸水汆烫后，再用冷水冲洗，沥干水分备用。❷ 将葡萄洗净后对切备用。❸ 将酱料材料放入碗里混合，再放入虾和葡萄搅拌均匀。❹ 再把③放入漂亮的玻璃杯中，即可享用。

小黄瓜排毒沙拉

凌晨时分，我正看着电影《爱正好》，这部电影从一开始就令人感觉很舒服。它不仅让我自省，也让我再次感受到，总是有人设身处地为我着想，真的是一件很幸福的事。就像这道再晚吃，隔天也不用担心水肿、发胖的小黄瓜沙拉，总是这么贴心！

材料 小黄瓜1／3根，红甜椒1／3个，苜蓿芽1把

做法 ❶ 用削皮器将小黄瓜和红甜椒削成薄长片状。❷ 再依序将小黄瓜片、红甜椒片摆盘，最后摆上苜蓿芽即可。

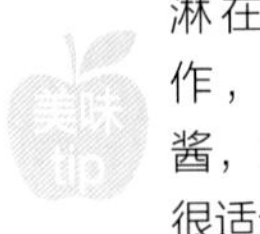

淋在沙拉上的淋酱可自行制作，选用本篇介绍的低脂淋酱，或P220的东方油醋酱，均很适合。

+自制低脂淋酱

酱油2大匙，洋葱末、柠檬汁各1大匙，香油1小匙

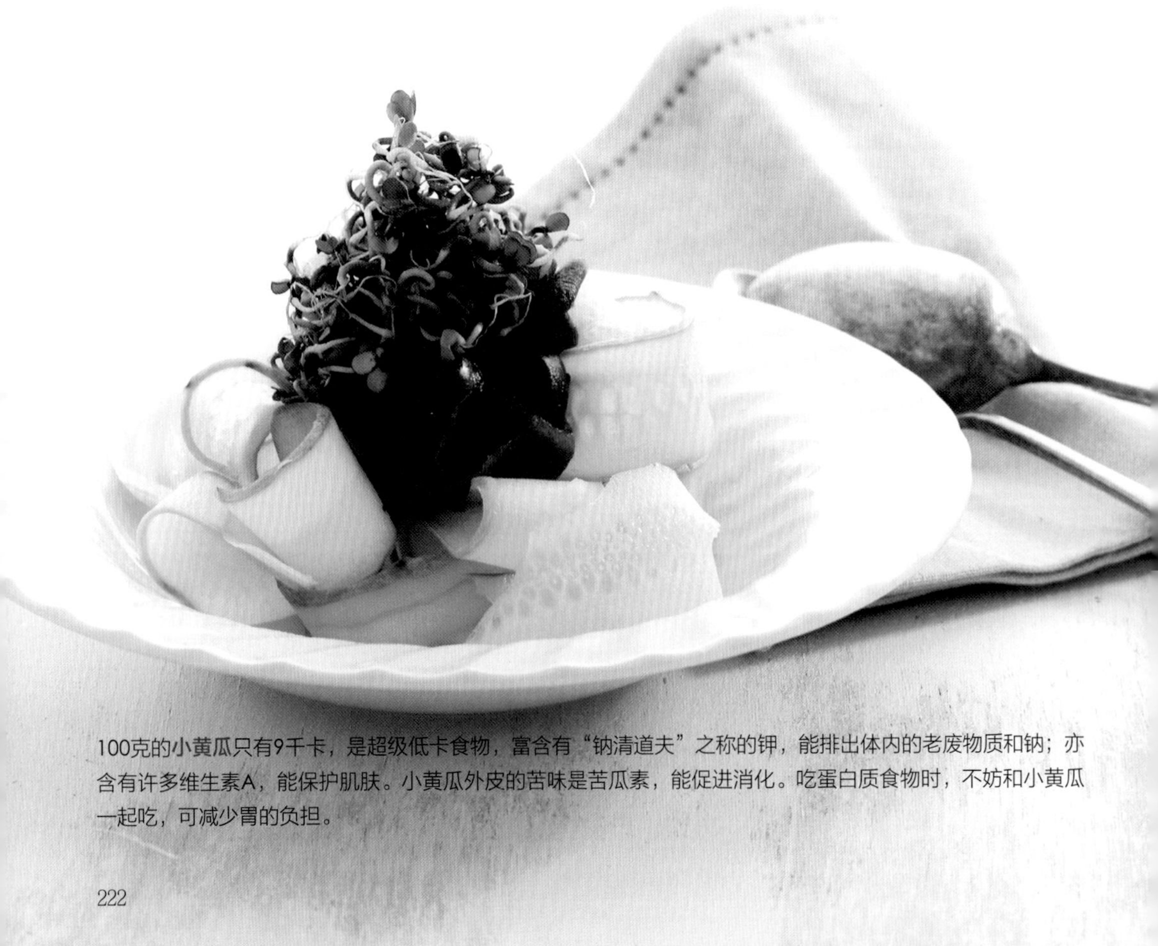

100克的小黄瓜只有9千卡，是超级低卡食物，富含有“钠清道夫”之称的钾，能排出体内的老废物质和钠；亦含有许多维生素A，能保护肌肤。小黄瓜外皮的苦味是苦瓜素，能促进消化。吃蛋白质食物时，不妨和小黄瓜一起吃，可减少胃的负担。

芝麻 含有维生素E，有抗氧化作用。芝麻中的植物性不饱和脂肪酸能提供肌肤营养，适合取代动物性脂肪。不过其热量偏高，必须注意食用量。

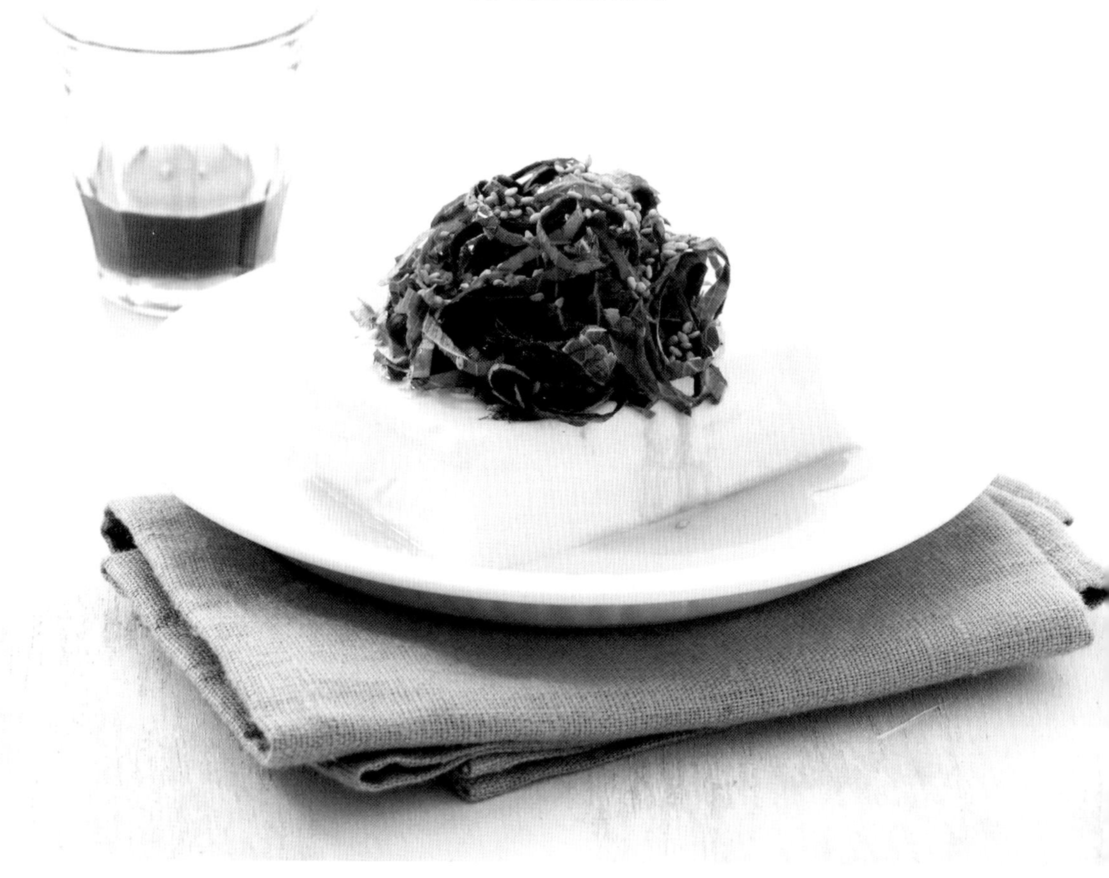

自然风芝麻豆腐

我已经习惯吃又咸、又辣、又甜的刺激性食物了，起初根本无法适应清淡的健康料理，所以才会大量使用带有香气的芝麻叶或蒜等食材，来弥补味道。不过，尝过自然的味道后，我原本爱发牢骚、不安，甚至是爱抱怨的性格，竟然都消失了。没想到，对温和又清淡的食物产生感情后，连性格也变纯洁、和善了。

酱料材料 芝麻1小匙，香油1／2小匙，蒜末1／2小匙
材料 嫩豆腐1／2块，芝麻叶5片

做法 ❶ 芝麻叶切成细丝备用。❷ 将嫩豆腐、酱料材料和芝麻叶丝充分混匀后，即可食用。

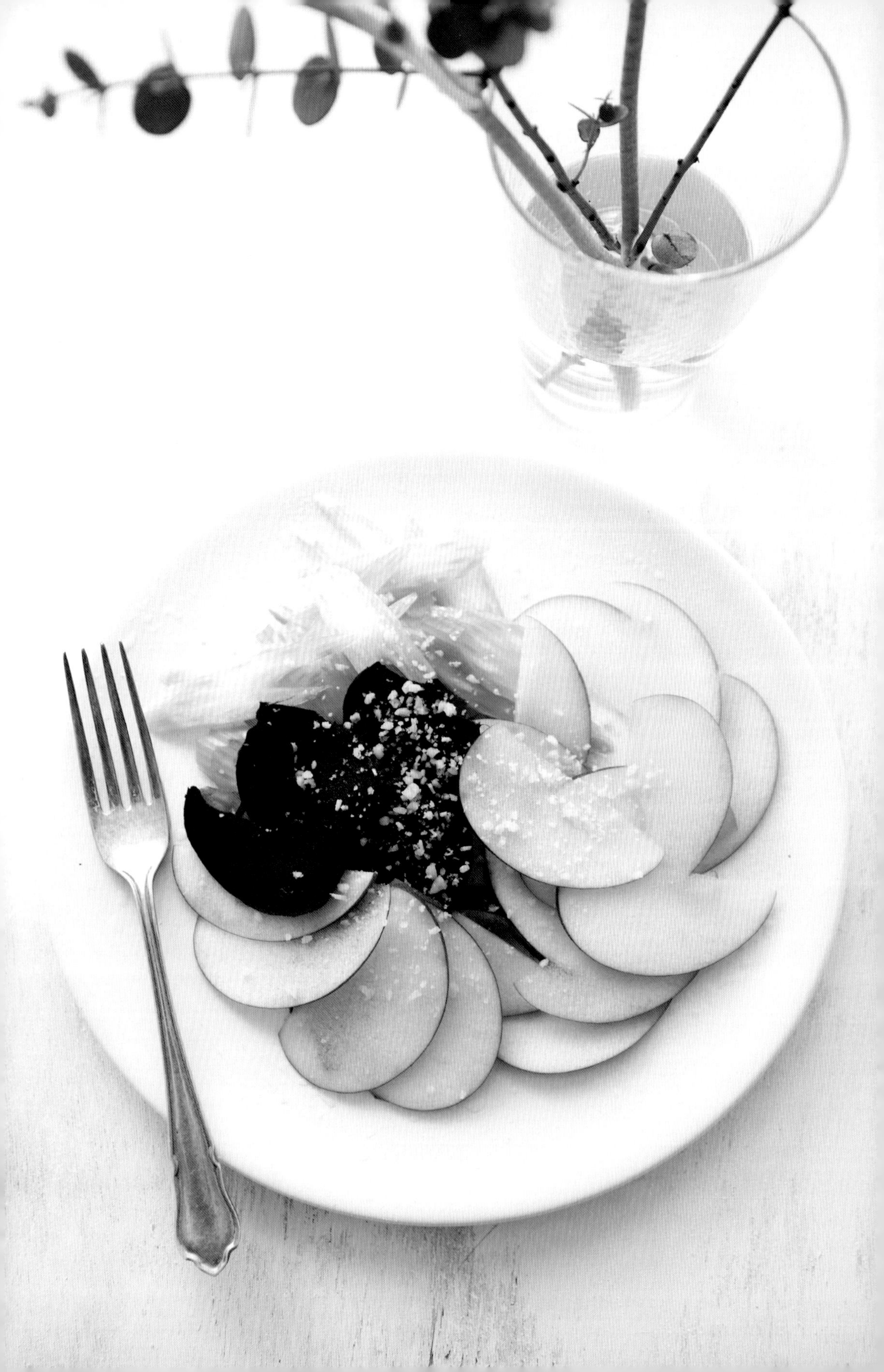

抗癌苹果甜菜根沙拉

某天家里停水，连我买回来的矿泉水也全部喝完了，此刻我却非常口渴，刚好看到买回来很久却一直没吃的甜菜根和芹菜。于是，我用甜菜根搭配芹菜和苹果，再加上清爽的柠檬汁，完成这道新鲜可口的沙拉。甜菜根特有的清甜滋味和芹菜的爽脆口感令我为之惊艳，莫非停水是上天的旨意，为了让我和这道沙拉相遇？

材料 苹果1/2个，甜菜根1个，芹菜1根，柠檬汁1大匙

做法 ❶ 摘除芹菜上的芹菜叶，再用削皮器将外皮较粗的纤维削掉后，切段备用。❷ 将苹果和甜菜根切丝，或切成薄片备用。❸ 将②和①相互混合后，再拌入1大匙的柠檬汁腌5分钟，即可食用。

+自制低脂沙拉酱

酸奶芝麻酱

低脂原味酸奶1/2杯，芝麻1大匙

酸味橄榄油酱

柠檬汁1大匙，橄榄油1大匙，醋1小匙，胡椒粉少许，欧芹末1/2小匙

蜂蜜杏仁酱

蜂蜜1大匙，杏仁末1/2大匙

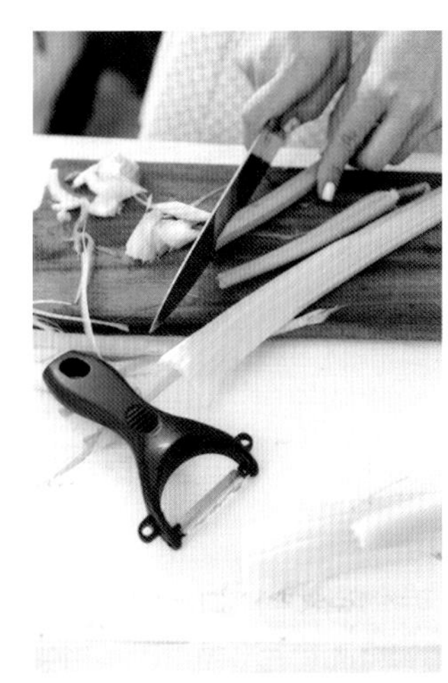

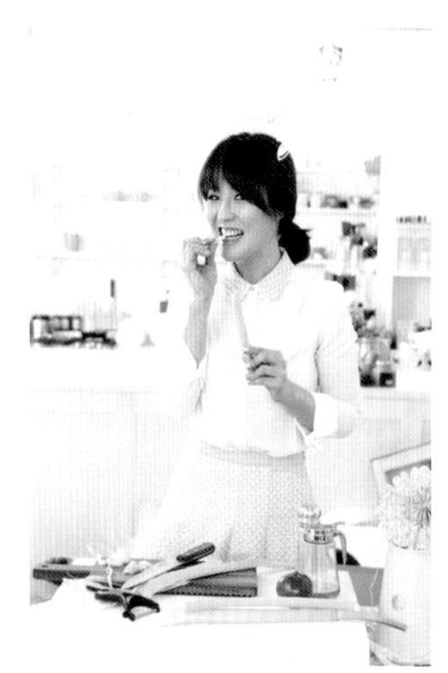

芹菜 富含膳食纤维，且糖类和脂质含量低，另外也具有利尿及美白皮肤的功效。此外，芹菜亦含有褪黑激素，能缓解失眠。

甜菜根 热量低、脂肪少，也含有大量铁，能预防贫血；丰富的纤维素可预防及缓解便秘，减少胆固醇。

亮眼胡萝卜猪排

现在，许多人看到我都会产生“你也会跷腿？”“你会蹲坐？”“你也有锁骨？”的疑问。肥胖时期所认识的他们，对于我现在的样貌感到陌生又不可思议；其实，我也对自己的“改变”感到不可思议。以前爱吃外卖的我，竟然爱上自己下厨！今天又要煮什么呢？我有种今天的料理也会大获成功的预感！

材料 胡萝卜1／2根，猪前腿肉70克，蓝莓1大匙，杏仁10颗，肉桂粉1小匙

做法 ❶ 将猪肉汆烫后，切成方便入口的大小备用。❷ 将胡萝卜切成细丝备用。❸ 将猪肉块、胡萝卜丝、蓝莓和杏仁盛盘，再撒上肉桂粉拌匀后，即可食用。

胡萝卜 中的β-胡萝卜素能增加肌肤弹性，养颜美容。此外，也富含能促进新陈代谢的维生素C，以及改善黑眼圈和明亮眼睛的膳食纤维和钙质等。

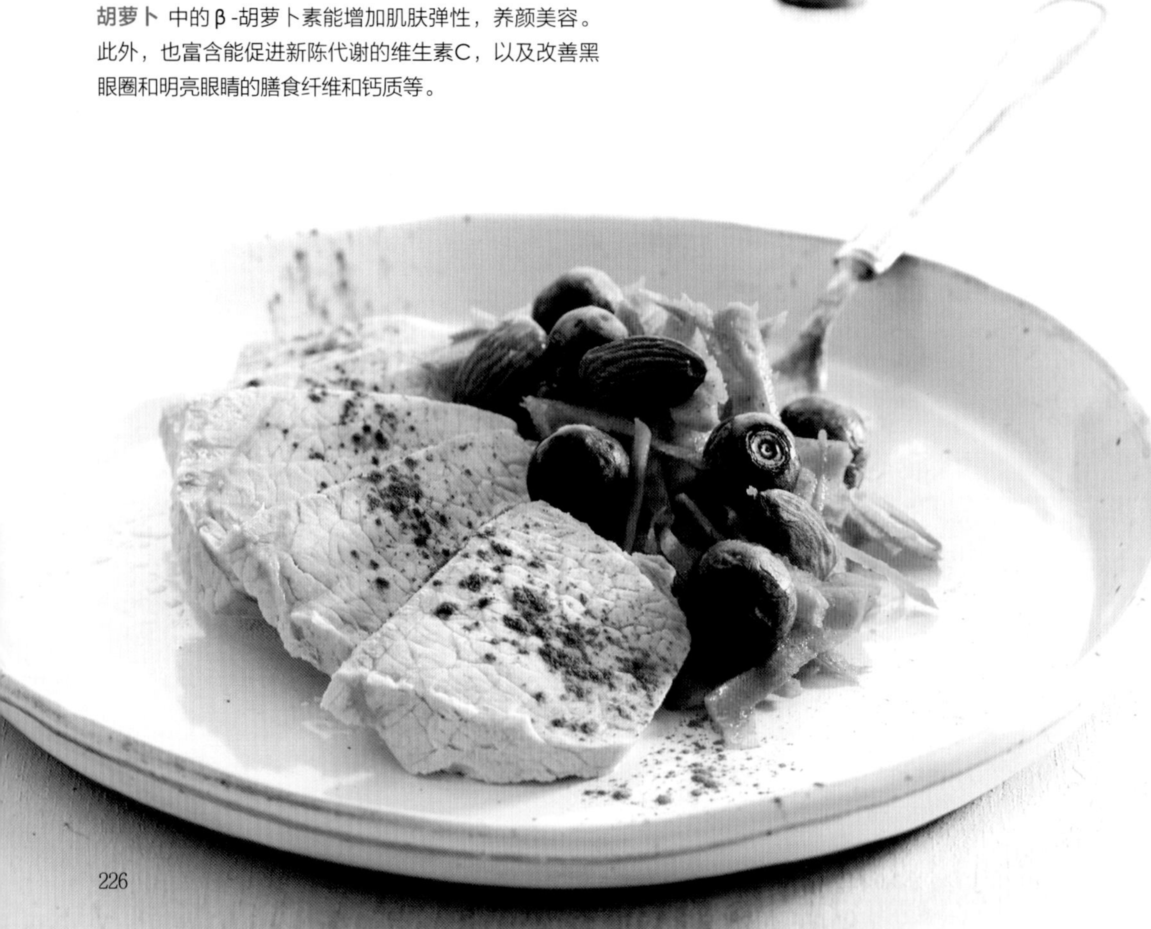

牛油果 富含矿物质和维生素，能养颜美容，其丰富的钾亦有助于排出钠。
柳橙 含丰富的维生素C，能抗氧化，达到强化免疫力及净化血液的作用。

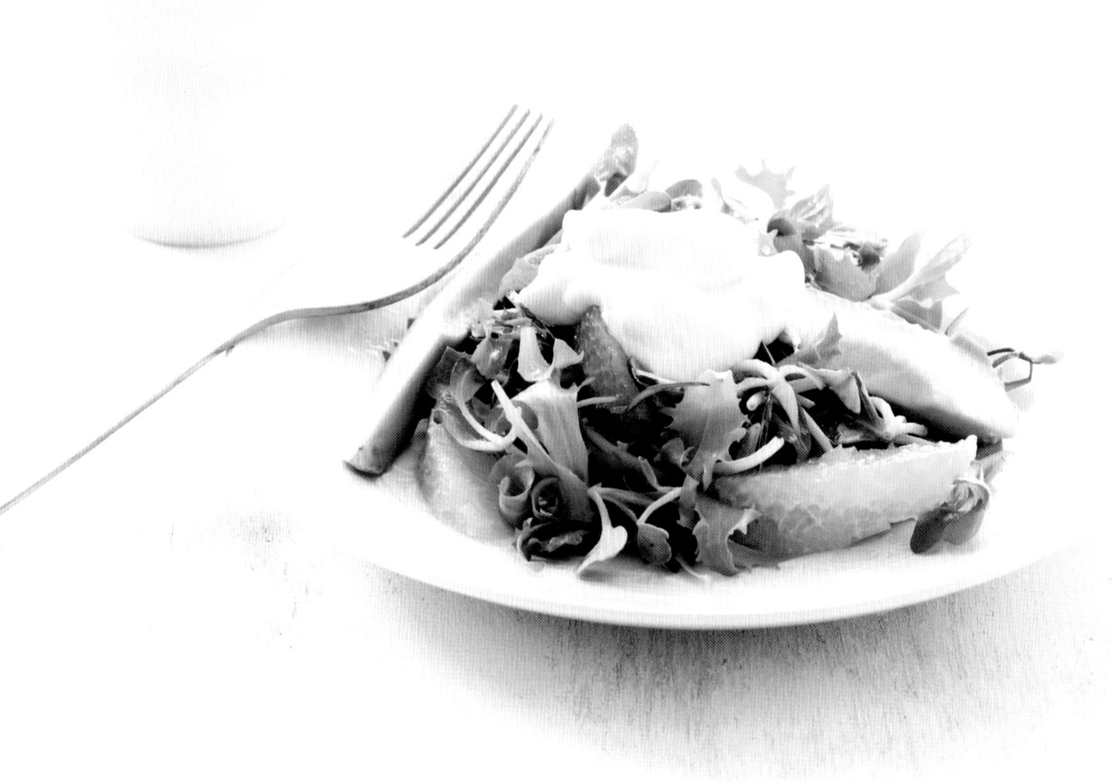

柳橙牛油果甜沙拉

注意！由于未熟的牛油果味道苦涩，难以下咽，请一定要使用熟透的牛油果制作沙拉。

+自制低脂沙拉酱

酸奶坚果酱

原味酸奶3大匙，杏仁片1小匙

柠檬梅子酱

梅子醋2大匙，葡萄籽油1大匙，柠檬汁1大匙

在读到关于牛油果的故事时，我因喜爱“森林中的奶油”这句话，而将牛油果买回家。然而……不过就是草的味道嘛。了解后才发现，其魅力会依熟成度和搭配材料的不同，而天差地别。

材料 柳橙1／2个，牛油果1／2个，综合生菜适量（1把）

做法 ❶ 剥掉柳橙皮，取出果肉备用。❷ 将牛油果切成和柳橙差不多的大小备用。❸ 将综合生菜洗净后，沥干水分。❹ 再将综合生菜铺在盘子上，依序摆上柳橙及牛油果，即可食用。

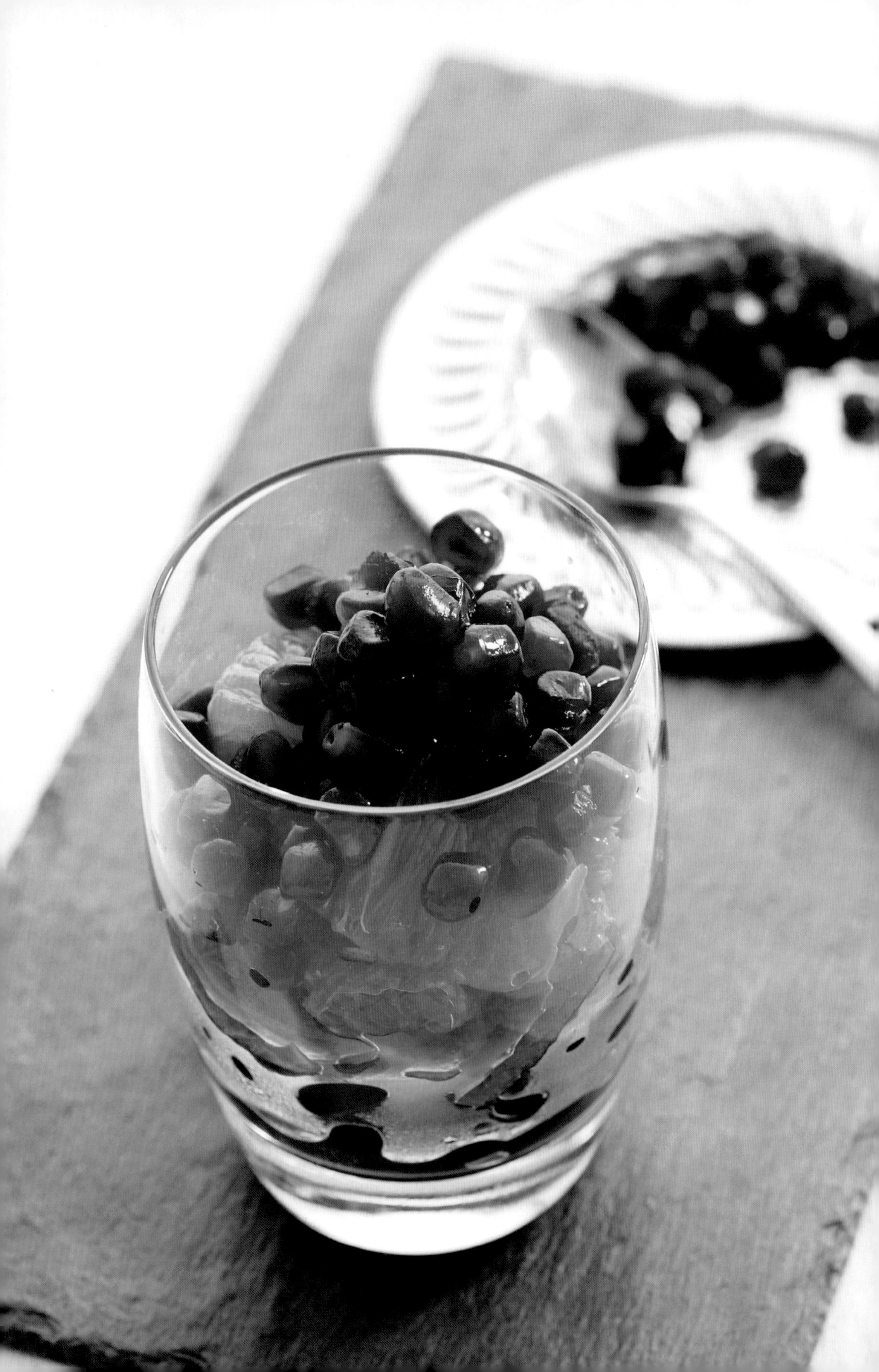

香柚石榴美胸沙拉

以前吃饭时，我的食物总会撒出来；或刷牙刷到一半，牙膏滴出来时，总会滴在鼓起的肚子上，因为我的肚子比胸部还要突出。我以为，我的胸部因家族遗传，还算丰满，没想到瘦下来后，连胸部也缩水了……我听说葡萄柚有丰胸效果，所以制作这道料理。拜此所赐，至少能守住我的胸围。

材料 葡萄柚1个，石榴1/2个，黑豆适量

做法 ❶ 将黑豆泡水后，再用沸水煮熟。❷ 剥掉葡萄柚皮，仅取出果肉备用。❸ 将石榴果肉取出，并与葡萄柚、黑豆盛盘后，即可食用。

+自制低脂沙拉酱

酸奶坚果酱

原味酸奶3大匙，杏仁片1小匙

柠檬梅子酱

梅子醋2大匙，葡萄籽油1大匙，柠檬汁1大匙

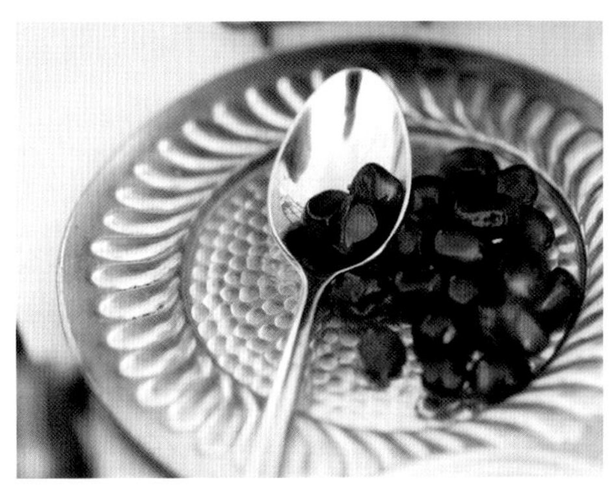

葡萄柚 的热量低，内含丰富的维生素C和维生素P（生物类黄铜），能使胸部组织再生，促进乳房发育。
石榴 中含有能促进乳腺发育的激素；而黑豆的蛋白质和植物性雌激素则有助乳房成长。

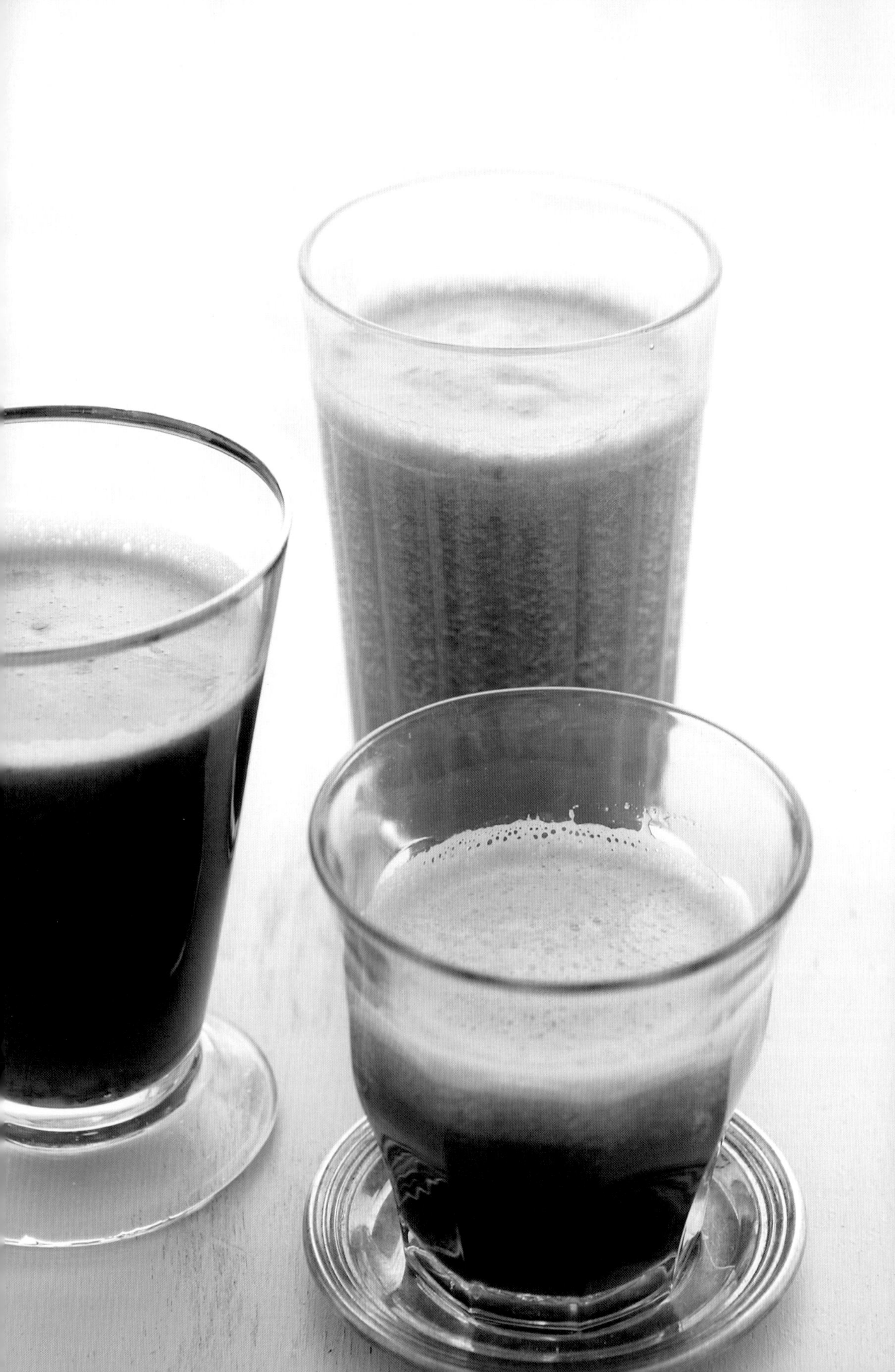

超燃脂排毒蔬果汁

我能与“排毒蔬果汁”相遇，我想都是神的旨意。“排毒蔬果汁”具有排出体内毒素的效果，且能促进新陈代谢，并消除便秘，达到减肥、增进免疫力、促进血液循环、改善肌肤及维持皮肤弹性等功效。虽然必须经过采买蔬果，处理后再水煮、保存，最后打成汁等繁琐的步骤，但持之以恒的结果就是，每个见到你的人都会说“你变漂亮了”。即使我没有化妆，他们也会说，“你现在出门也会化妆啦？”“你又瘦了是吗？不要再瘦了！”我对这些赞美感到雀跃不已。

辛苦绝不会白费，一定会得到回馈，我亲身感受到身体的变化，因此，每天喝排毒蔬果汁已成为“权式生活”的一部分。本篇公开的王牌食谱，是我能减肥成功的最强武器，也是让我越来越美丽的健康饮品，请和我一起快乐品尝吧！

请记得加入适量的水，让搅拌机转动得更顺利哦！

每天都能喝的健康蔬果汁

全营养蔬果汁

材料： 圆白菜1把，番茄1个，香蕉1／2根，西蓝花、胡萝卜、苹果各1／4个，梅子醋适量

做法： ❶将圆白菜洗净后放入沸水中汆烫，再沥干水分；将西蓝花切成适当大小，同样以沸水汆烫，取出后沥干水分备用。❷将番茄、香蕉、胡萝卜和苹果切成适当大小后，和①的材料及梅子醋，一起放入搅拌机打成泥。

找回活力的蔬果汁

材料： 柳橙1个，胡萝卜、甜菜根、生姜各1／2个，柠檬1／4个

做法： ❶将材料处理干净。❷除了柠檬外，其余的材料全部打成泥。❸将②装入杯中，再挤入柠檬汁。

打造V字小脸的蔬果汁

材料： 番茄1个，胡萝卜1／2根，紫甘蓝5片，梅子醋1／2小杯

做法： ❶将材料处理干净。❷将所有食材放入搅拌机中打成泥。

消除疲劳的蔬果汁

材料： 菠萝圈1片，番茄1个，草莓5颗，西蓝花1／2棵

做法： ❶将西蓝花汆烫后取出，沥干水分备用。❷将其他材料处理干净，与其他食材用搅拌机打成泥。

提升代谢力的蔬果汁

材料： 红葡萄200克，紫甘蓝50克

做法： ❶将全部材料处理干净。❷用搅拌机打成泥。

养颜美容的蔬果汁

材料： 蜂蜜1大匙，苹果1／2个，甜椒1／2个，番茄1个

做法： ❶将全部材料处理干净。❷用搅拌机打成泥。

强健发质的蔬果汁

材料： 香蕉1根，黑豆3大匙，菠菜4片

做法： ❶将黑豆泡水半天后煮软（也可一次煮好再冷冻保存，要吃时再取出）。❷将全部材料处理干净。❸一起放入搅拌机打成泥。

提升免疫力的蔬果汁

材料： 葡萄柚1／2个，胡萝卜1／3根，番茄1个，蓝莓1大匙

做法： ❶将全部材料处理干净。❷用搅拌机打成泥。

少数人喝完排毒蔬果汁后，会便秘，这是因为肠道内的乳酸菌太少，因次，我建议喝温热的排毒蔬果汁并搭配乳酸菌，便可除便秘的疑虑。
刚开始喝蔬果汁时，或许会产生起疹子或头晕目眩等现象，这是因为肝脏的解毒、免疫力、抗压性等功效不同，身体的适应程度也有所不同。这时，可加入少许梅子醋或乳酸菌一起食用，便能解决问题。有些人喝完后会不断放屁，也是因为蔬果正被肠道里的微生物分解所导致的现象，毋需担心，请放心饮用吧！

学习老姐的生活，我也意外变瘦了！

老姐是个聪明人，从小精通各种才艺：参加绘画比赛得奖；参加写作比赛也得奖。她独占了爷爷、奶奶的关爱，就连爸妈也以老姐为第一优先；在学校和朋友之间，老姐也是人气王。为此，我很喜欢招惹老姐，但比起身材魁梧的她，我太矮小，碍于悬殊的体重差异，我总是被老姐扑倒，投降求她饶我一命，以结束争吵。

其实，我非常羡慕这样的老姐，所以从小她做什么，我就做什么。

小学时，老姐被选为全校会长，而我也在升上六年级那年，拼命地当选全校会长；老姐从存钱筒偷走500元、被老妈教训时，我也从存钱筒里偷了1000元，然后也被老妈骂得狗血淋头；老姐因视力变差而戴眼镜时，尽管我视力好得很，却在检查视力时谎称看不到，而戴了眼镜，因为我觉得戴眼镜的老姐很神气。19岁那年，和老姐一起来到首尔生活，我依旧效仿老姐，因此我也跟着变胖了。

我一直以为我是吃不胖的体质，就算狂吃高热量食物还是很瘦，爸妈看到我这位始终吃不胖的瘦巴巴儿子，也十分担心。没想到跟着老姐过着不规律的生活后，不到两年的时间，我就被厚厚的脂肪缠上，变成175厘米、90公斤的大肥猪。不仅衣服不合身，个性也变得孤僻。伴随着肥胖的到来，我甚至在军官考试中，被诊断是患有“白细胞数值异常”的血肿体质。

我实在很痛恨变成猪的自己和老姐。胖了好几年，有许多不便之处。本来不会打呼，却开始打呼了、动不动就觉得累、去任何地方都搭计程车。跟着老姐一起变胖，害

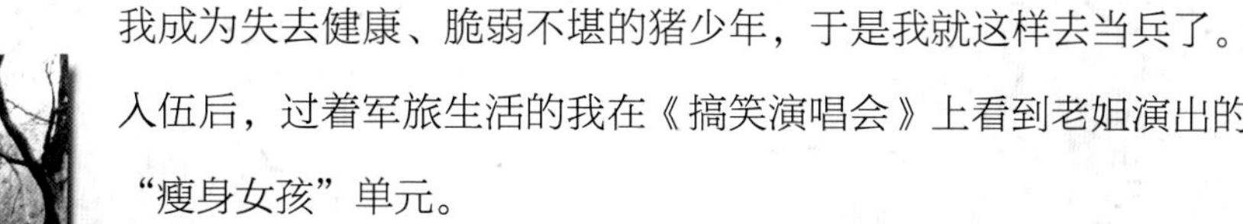

我成为失去健康、脆弱不堪的猪少年，于是我就这样去当兵了。入伍后，过着军旅生活的我在《搞笑演唱会》上看到老姐演出的“瘦身女孩”单元。

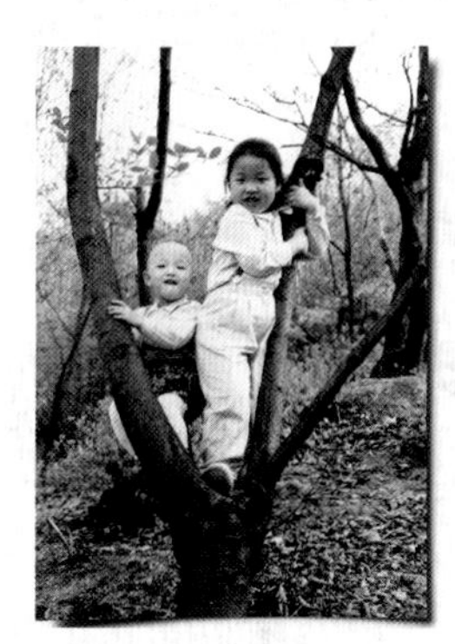

“哦，老姐要减肥？办不到啦，权美珍要怎么减？”我心想。

可是，一周一周过去了，看到老姐日渐减轻的体重，我吓了一大跳；惊吓之余，从小效仿老姐的好胜心再度油然而生，于是，我也展开与脂肪的斗争。

那真的是我姐吗？骗人的吧！

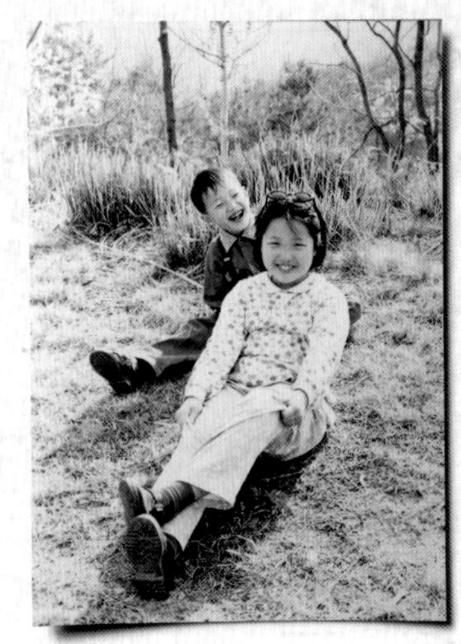

入伍后的第一个休假，老妈抱着我、问我过得好不好，在她后方，我看见站在玄关的老姐。尽管在他人眼中，她依旧是胖嘟嘟的女生，但我俩却都被彼此瘦下来的模样吓着了。

时间就此流逝，当我退伍返家、喊着“忠诚”并与老姐热情相拥时，原本103公斤的老姐竟然变成51公斤的娇小女生，扑进我的怀抱里。

瘦身后，我俩畅所欲言。我们不仅吃得更健康，就连去餐厅吃完饭后，也会一起到公园慢跑。我们赢得健康。而我权时俊依然是老姐的跟屁虫。我希望除了我之外，能有更多人效仿老姐，我也会为大家打气的，加油、加油、加油！

——老姐的跟屁虫 **权时俊**

美珍，你是爸爸最棒的女儿

你的第一本书中，只收录了妈妈的信，令我有些吃醋；不论在节目、广播、访谈或书中，你总是常常提到妈妈，这也令我感到有些……喔不，是非常吃醋！平常和妈妈分享更多秘密这件事也让我很吃醋。所以，当你拜托我写封信给你时，我相当的开心，因为真的好久没写信给女儿了。

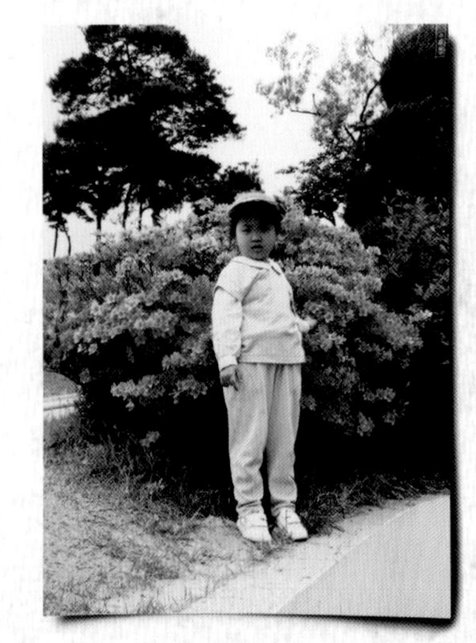

你还是小婴儿时；你第一次叫爸爸、妈妈那天；你从婴儿车上掉落、身上首次沾到泥土那天；第一次刻印章等琐碎小事，爸爸我都有记录，并连同照片一起做成回忆录。没想到，在这个时候可以派上用场了。

美珍打从一出生起，就圆滚滚的，你是个既憨厚又乖巧的孩子，所以面对令人操心的弟弟时俊，我经常对他说：“你是我从桥下捡回来的，如果不听话，就把你还给亲生父母！”但这句话，我从未对你说过，因为根本不需要跟你说，爸爸怎么舍得把我的宝贝女儿交给别人呢。

就这样，乖巧的你某天竟然说想当广播员，而爸爸只希望你身体健康、拥有一份平凡工作就好，你虽然嬉皮笑脸地说着你的梦想，但是爸爸头一次看到如此坚毅的眼神，我知道你没有在开玩笑，是真心的。纵使我想劝你“不可能坚持到最后”，但你似乎执意走上这条路，我想我也无法拦你了。

爸爸未实现梦想的遗憾，就交给你了！

爸爸小时候也有梦想，却碍于爷爷反对，没办法挑战。如果全力以赴后没成功，至少不会感到遗憾，但我连试都没试过，所以至今仍耿耿于怀，有些遗憾。我不想等你老了之后，也有这种感觉，于是说服反对的妈妈，且不论街坊邻居怎么说，我仍将世上最宝贝的女儿送到首尔。女儿啊，你可知道这需要多大决心？每天，只要没有听到你已到家的消息，爸妈根本睡不着。

事实上，并不是我觉得你会成为令人感到骄傲的女儿，才将你送去首尔，而是抱着“让你亲自去见见世面，之后累了就会回来”的想法。尽管爸爸无法替你做些什么，但我知道，美珍未来肯定会朝着正确方向努力，对此我深信不疑。马不停蹄地完成自己的梦想后，一定又会有新的梦想并努力实现它，我对这样的你刮目相看。随着岁月流逝，我这坚强的女儿依旧为了充实自我而努力。

现在想想，要是你跟爸爸一样，是吃不胖的体质，那就糟了！这样或许就没有今日的美珍了。谢谢你不挑食、给什么就吃什么；谢谢你像变色龙一样，一再变身；谢谢你身体健康；谢谢你既聪明又懂事。你总说，比起说你漂亮，你更爱别人说你很有魅力！愿你日后也能秉持这个态度，继续加油，面对前途无限的黄金时代。

我爱你。

——不完美、但深爱女儿的**爸爸**

即使成功也不忘初衷，这就是我最真诚的女儿

女儿呀！人生的内心深处，最重要的就是常保真心，现在的你，就是因为保有真诚，才成为减肥的代名词。不论在哪个领域，身为头号人物是多么风光的一件事！尽管事后说起来很容易、很简单，然而遥想当时，却是何其痛苦。

虽然你总是问我，这场与自己的减肥斗争，究竟要到何时；也无法理解为何要一辈子与令人怨声载道的减肥为伍，但你却做到了。你是妈妈的骄傲！你真的是我亲生的吗？你着实令人敬畏！可是，我为何会感到如此揪心？

印象中的你，只要一片饼干就能轻易收服。听见“给你饼干”这句话，你就会又是跳舞、又是唱歌、又是读书、又是照顾弟弟。只是给你一片、又不是给你一整包，而你却开怀大笑，仿佛拥有全世界。

大学演讲时，你在一个小时里，台风稳重，口条清楚有理。但是，那时我却无法放下心、好好为你鼓掌。减肥刚结束后，尽管你为饮食压力所困，但现在却能将那些方法传授给正饱受痛苦的人们，我的女儿真幸福。

非得紧紧握在手中，才属于你的东西，那并非真正属于你；即使暂时松手，它仍留在你身边，才是真正属于你的啊！活着就要尽兴。

愿我的女儿美珍：一辈子都能带着闪闪发亮的少女眼神活下去，内心能像现在一样充满真心。接下来的日子，我们也要相偕携手、一同奔跑。你是妈妈永远的伙伴！我爱你。

——因你而骄傲 **妈妈**

我是全家体重最重的人，而手上拿的水壶则是为了减肥。

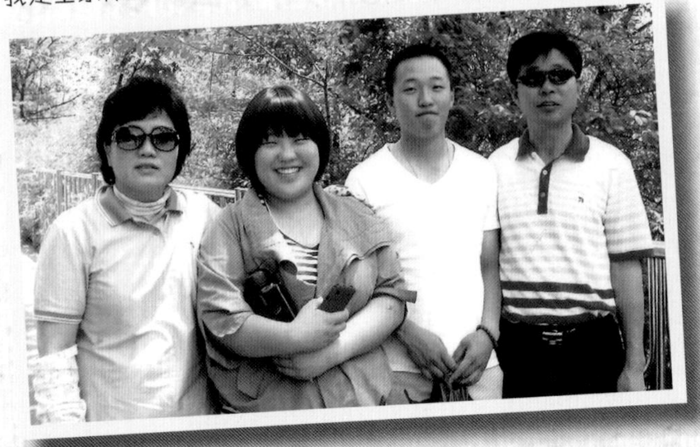

Epilogue

没有你们，就没有现在的权美珍

现在，我正值美好的27岁。

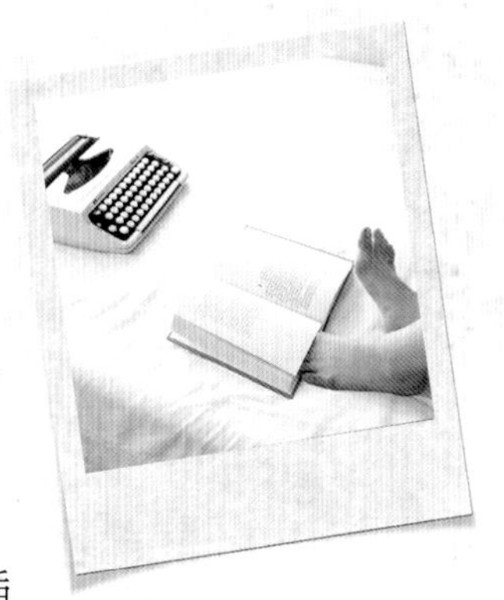

初三时，度过了第一次的青春期；2011年7月人生第一次减肥时，度过了第二次的青春期；去年夏天发行我的第一本书，度过了第三次的青春期；现在撰写第二本书时，我正过着第四次的青春期。事实上，这本书比原先约定的截稿日还晚了近一个月才交稿。除了工作行程和吃饭时间外，我的屁股几乎和椅子合二为一，每天专心写文章、画插图。用汗水写出的挑战结晶，当然要无懈可击，更要谨慎和敏锐。

这27年的日子，一天、一年地过去，越是了解这个世界，越是觉得世上没有我独自一人能完成的事。我由衷感谢在我身边、接纳我捉摸不定及霸道不讲理的人，谢谢你们。

权美珍在164厘米、103公斤时，搞笑是她的工作，肥胖是她的武器。靠着严苛的减肥餐和运动，她脱胎换骨，现在变成164厘米、50.5公斤。

尽管减去了52.5公斤的体重，但我为自己付出的努力及意志、从各位身上得到的关爱与支持、幸福与快乐、耐心与陪伴等，却是无法计算公斤数的神圣宝物。真心谢谢你们将如此至高无上的宝物赐给我。

拜此所赐，即使滑了一跤，我也能站起来；即使跌倒在地，我也能站起来；即使膝盖磨破了，我也能站起来，再次尝试。只要想象过去的往事、即将到来的故事、首次邂逅的缘分，我的心就会噗通噗通地跳动。

啊！我还要向一些东西道谢。

感谢苹果每日早晨赠送我的美好瞬间；也要感谢偶尔运动前喝的美式咖啡，为我的利尿作用带来力量；也要感谢当我暴躁或忧郁时，让嘴里充满甜蜜滋味的黑巧克力所带来的伟大力量；感谢从没故障的电脑，并和我一起完成这两本的写作工作。（你尽力了！哈哈！）

最后，要对103公斤的美珍说，我无时无刻都会记得你！

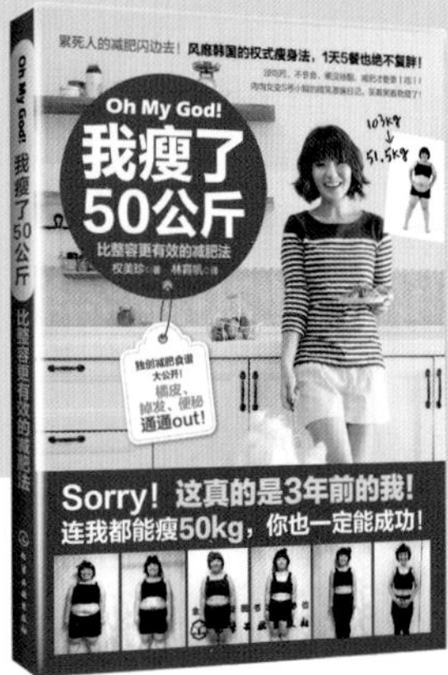

看完《我瘦了50公斤——比整容更有效的减肥法》后，

来自读者们的“感动大回馈”！

Best of Best!

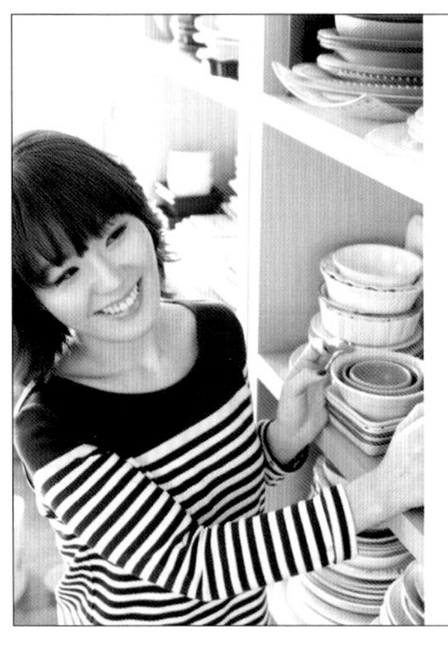

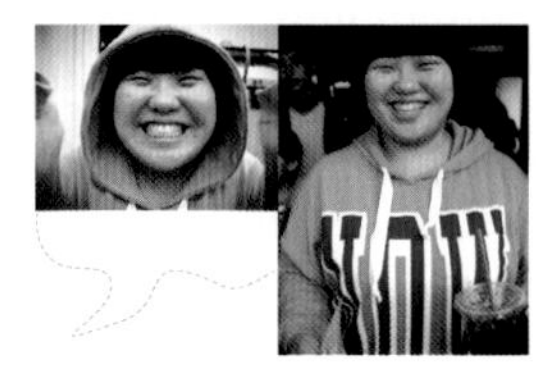

从小的绰号就是“猪”，直到胖到呼吸困难，才决心要减肥

P3 从小的绰号就是“猪”，直到胖到呼吸困难才决心要减肥

读文章时，我心想，“哦，她跟我一样耶，我也曾这样过，原来大家都一样……”和我的个性和生活习惯相似，都曾过着“吃喝人生”，如今她却变得如此美丽，让我燃起“我也能做到”的希望。

为了吃，为了健康！女孩们，还是“动起来”吧！

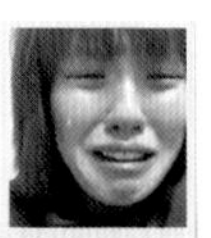

P29 为了吃，为了健康！女孩们，还是“动起来”吧！

看见美珍哭泣的照片时，令我相当揪心，因为那就像我运动时的心情。事实上，为了忍受旁人的碎语，有时我甚至会一个人躲起来。连在一旁观看我减肥的妈妈，也为我的辛苦感到心疼。美珍哭泣的模样好像在喊着“妈妈，我可以放弃吗？”她的妈妈看到这张照片后，不知道会有多难过呢？

忍不住想狂吃时，我用这9招预防变成大食怪

P60 忍不住想狂吃时，我用这9招预防变成大食怪

我边读时边用红笔标注重点：包括“防止暴饮暴食的方法”“防止复胖的方法”“战胜停滞期的方法”等内容。《我瘦了50公斤——比整容更有效的减肥法》真的收录了许多减肥朋友或一般人感同身受的苦恼问题，不仅产生共鸣，也十分受用。

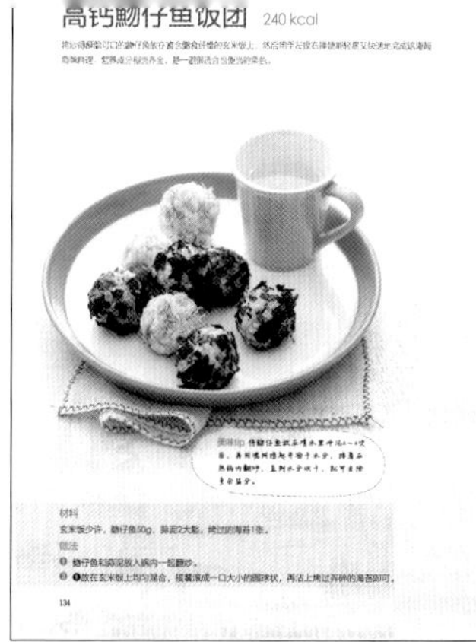

P134 高钙鲫仔鱼饭团

我现在依然会做这道料理，尤其适合在忙碌的早晨制作。只要前一晚先准备好炒鲫仔鱼，拿出后搭配海苔，5分钟就完成，是非常美味的料理。

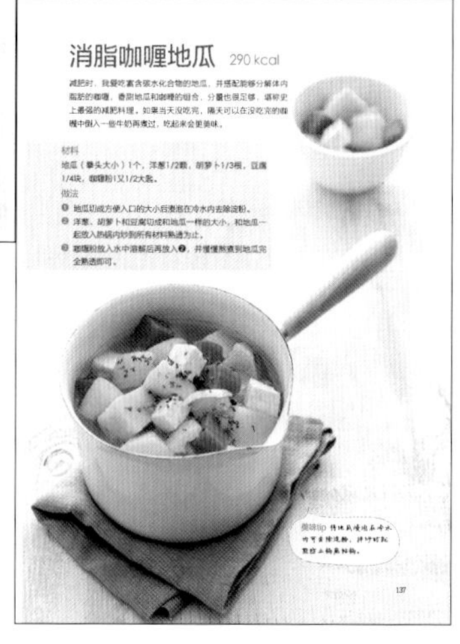

P137 消脂咖喱地瓜

一般在家煮咖喱时，我只会注意蔬菜量，可是，将一整碗饭倒入满是蔬菜的咖喱中，分量会变得十分惊人，这是我从没想过的事。这份食谱除了常见的蔬菜外，还添加地瓜、豆腐等食材，以减少米饭的排取量，不仅能减轻身体的负担，也能借由蔬菜填饱肚子，真是太棒了！

P194 夏日沁凉冰沙

我只用番茄和冰块打成冰沙，但味道真的令人惊艳！太好吃了。或许尝过后，大家都会选择“权美珍牌冰沙”来取代热量高的冰淇淋或饮料吧！想吃冰淇淋或喝饮料时，吃这个最适合了！对正在减肥的人来说，这真的是很棒的创意料理。

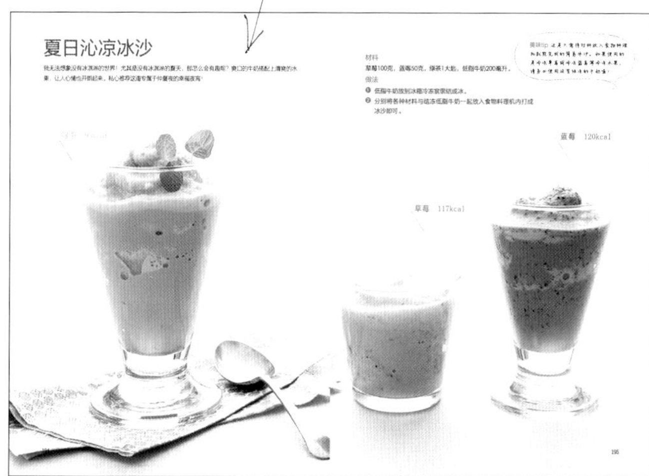

P108 洗澡也是减肥的好时机！在浴室就能做的瘦身操

我每天都会进行“双腿打直”的运动，感觉只要在洗头时做这项瘦身操，似乎真的能刺激大腿后侧肌肉。我相信，只要集合这些小习惯，一定能雕塑出美丽背影。做任何事都持之以恒，不是很重要吗？将减肥生活化，就是最棒的瘦身。

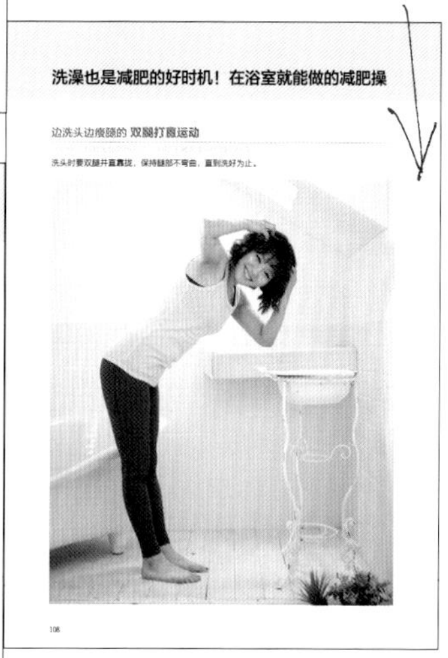

P102 睡前也要动一动！躺着就能瘦的“睡前瘦身操”

“睡前瘦身操”真的很受用，是很棒的腹部和腰部运动。看起来虽然简单，实际上却非常累人，必须使用全身的力量，这是我减肥或运动时，经常做的动作。由于能有效雕塑最难瘦的腹部、臀部、背部，因此，可说是减肥时的必要瘦身操。

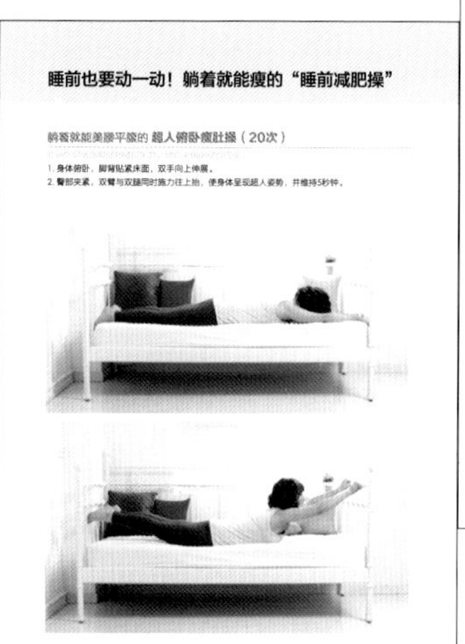

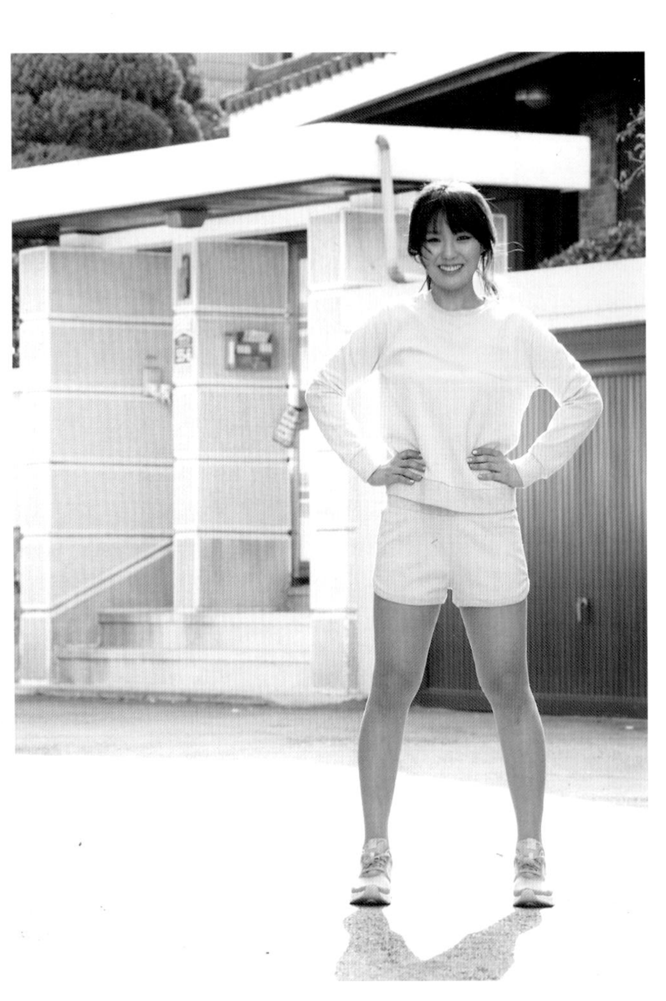